近现代名中医未刊著作精品集

门纯德中医临证要录

（附：名方广用）

门纯德　著

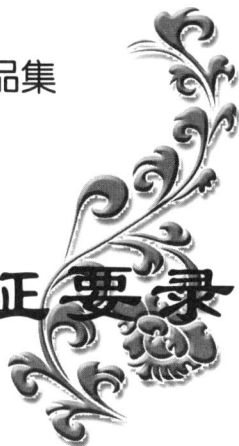

人民卫生出版社

图书在版编目(CIP)数据

门纯德中医临证要录(附:名方广用)/门纯德著. —北京:
人民卫生出版社,2010.1
ISBN 978-7-117-12159-0

Ⅰ.门… Ⅱ.门… Ⅲ.中医学临床—经验—中国—现代
Ⅳ.R249.7

中国版本图书馆 CIP 数据核字(2009)第 210160 号

人卫智网	www.ipmph.com	医学教育、学术、考试、健康,
		购书智慧智能综合服务平台
人卫官网	www.pmph.com	人卫官方资讯发布平台

门纯德中医临证要录
(附:名方广用)

著　　者:门纯德
出版发行:人民卫生出版社(中继线 010-59780011)
地　　址:北京市朝阳区潘家园南里 19 号
邮　　编:100021
E - mail:pmph @ pmph.com
购书热线:010-59787592　010-59787584　010-65264830
印　　刷:三河市尚艺印装有限公司
经　　销:新华书店
开　　本:710×1000　1/16　　印张:17.75
字　　数:298 千字
版　　次:2010 年 1 月第 1 版　　2024 年 1 月第 1 版第13次印刷
标准书号:ISBN 978-7-117-12159-0
定　　价:36.00 元
打击盗版举报电话:010-59787491　E-mail:WQ @ pmph.com
质量问题联系电话:010-59787234　E-mail:zhiliang @ pmph.com

出版者的话

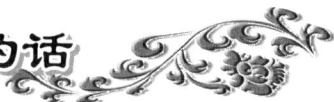

在我国近现代中医界曾经活跃过一大批学验俱丰,在当时享有盛誉、产生过重要影响的中医大家。他们或蜚声全国,或名重一方,为中医事业的发展贡献了毕生精力。他们在临证之余多有著述,然而,其中许多著作(如手稿、内部交流稿等)因种种原因在作者生前直至现在都未能出版,以致先贤在长期临床实践和寝馈深思中积累的宝贵学识与经验被埋没、被遗忘,有的甚至已经失传,实属中医事业的一种损失。如以"作者生前其作品未能刊行"初步确立"未刊"的定义,历史上许多名著在一段时间内都曾经是未刊作品,明代本草学家李时珍的《本草纲目》就是一例。因此,中医界的未刊著作应该引起我们的高度关注。

诚然,以实事求是和谨慎客观的态度来考量我们目前搜集到的名中医未刊著作,不能说每一部都是精品,但其中确实不乏有重要学术价值和临床指导价值者。它们凝聚了中医先辈一生的学术精华,尊重它们、珍视它们,进而整理出版它们,是中医编辑工作者的光荣使命。为此,我们策划了"近现代名中医未刊著作精品集"丛书,拟将上述作品在精选的基础上分辑出版,以飨读者。精选的标准为:作品有较高的理论价值和临床指导价值,其学术观点及临证经验等系经过作者长期临床实践提炼而成,既来源于临床实践,又能很好地指导临床实践,以目前的中医发展水平来衡量,仍有其科学性、独特性、实用性,对中医工作者和学习者有重要参考意义,对中医事业的发展有重要促进作用。为确保以上目标的实现,我们对符合上述目标初步入选的作品又分别报送当前中医界知名专家评审,在专家的具体指导下确立最终书目。

鉴于许多中医名家的未刊作品多在其弟子或家人、友人处,另有部分保存在中医临床、科研机构或各地图书馆当中,故殷切希望社会各界人士能提供有关稿件及信息,让我们共同努力,使一批批的名中医未刊著作得以问世,使先贤英名不朽,学验流传,徽音累属,慈惠无穷。

人民卫生出版社

2009 年 10 月

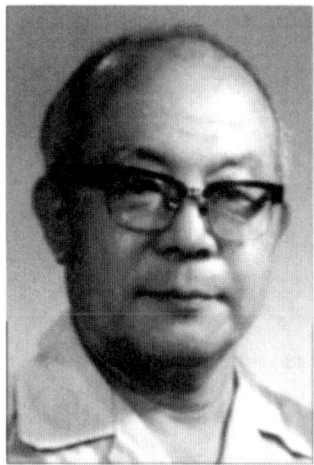

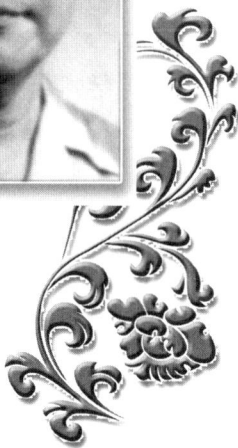

门纯德（1917—1984），字秉洁，河北蔚县人。山西省著名中医临床家、教育家。曾任山西省第五届、第六届人大代表，中华全国中医学会山西分会常务理事，山西雁北地区中医学会副理事长等职。先生为山西著名中医耆宿，有山西中医临床"北门"之誉。在应用经方治疗慢性疑难杂病，尤其是血栓闭塞性脉管炎、银屑病、肿瘤等方面颇具见地，疗效显著。主要著述有：《中医学基础》、《中医治疗学》、《名方广用》等。

先生1917年出生于河北蔚县，14岁时以全县第一的成绩考入国立工业职业学校，学习纺织。因目睹旧社会乡间缺医少药、劳动人民有病无治之苦，以及庸医杀人的悲痛情境，遂于毕业后弃工从医，专研医道。先生当时17岁，凭借倾囊购得的医学典籍，开始了漫长的自学之路。因无师承和家学，他只能依靠自己的力量在医学道路上不断摸索、前进。在苦读数年之后，先生于1937年正式行医于乡里，十几年的临证之后，成为当地的名医。建国初期，先生响应政府号召，停办了私

门纯德

（1917—1984）

人诊所,出任山西广灵县人民医院中医师。1957年,被调晋北卫生人员训练班任教员兼业务班主任,负责晋北中医师的培训。他不畏辛劳,先后撰写并讲授十几门中医基础及临床课程,赢得了学生们的爱戴与尊敬,成为山西中医早期教育的实践者和探索者。1962年,先生调至大同医学专科学校,先后任教员、讲师、副教授,至辞世前先生是山西唯一的中医副教授。先生于1978年率先在大同医专创办了山西省高等中医专科教育,至今已培养了数千名中医高等专业人才。先生在五十多年的临床实践中,以高尚的仁德为各地患者义务诊病数十万人次,且分文不取。先生留下的八百余本数千万字的临床诊疗笔记,记录了数万例的疑难病诊治过程。尤其是救治急危重症,先生有胆有识、颇具见地,许多动人的故事至今仍被人们传颂着。先生一生忙于诊务,著述甚少,所留下的遗著大多是在十年动乱期间写下的,其中《名方广用》已被后人整理出版,并多次再版。其他著述正在整理中。先生的学术思想和临床经验至今仍被学界广为引用,有的还被编入全国统编教材。1985年国家出版的《中医年鉴》专篇记载了先生的生平业绩。

先生在辞世前一天还应邀在太原为来自各地的学子们做了多场学术讲座,终因劳累过度于1984年8月24日突发脑出血辞世。1998年8月,社会各界在大同隆重举办了"门纯德先生学术思想纪念会",国家中医药学会、山西省卫生厅以及先生生前好友著名学者刘渡舟先生等发来贺信,高度评价了先生的学术思想和治学精神。来自各地的学子和各界代表四百余人参加了纪念和学术交流会。先生的学术思想影响深远,弟子遍及各地,至今人们仍能看到先生"兴阳法救治疑难重症"、"联合方组论治慢性病"、"方精药简治疗杂病"等宝贵经验的继承和发扬。

作者自述

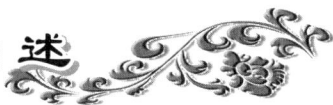

　　我临证五十年来一直有个心愿，就是把我的临床经验原原本本传给下一代，我们中医后继乏人的情况已解决了不少，但在技术方面，还是应该更进一步的提高。今天以录音的形式将我多年来的临证体会记录下来，毫无保留，以供后人参考借鉴。我准备谈以下一些问题：①用兴阳温经祛寒法治疗一些疑难病；②用大剂养阴法治疗无名高热病；③用大剂清热解毒方药治疗一些热毒证；④整体观和辨证的重要性，祛邪和扶正的关系，异病同治、同病异治以及中医望、闻、问、切四诊的连贯性及它们的辨证关系；⑤我为什么要用联合方组治疗慢性病、疑难病；⑥方精药简，我为什么要运用小方及运用小方治疗大病的一些经验；⑦研治疑难病（如肿瘤、尿毒症、胆结石等）的经验；⑧专题：脉管炎（脱疽）的研治体会；⑨专题：银屑病（牛皮癣）的研治体会；⑩自拟方的临床效果；⑪在教学中的一些体会，包括教学方法、教学观点等；⑫医生应抱什么样的医疗态度的问题；⑬向上级领导谈几点意见，题目叫做"发展祖国医学必须继承祖国医学"。

门纯德中医临证要录

门纯德 著

门理章　门军章　门九章　李　霞　整理

前　言

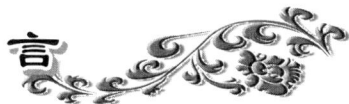

　　先父离世已二十余载,这二十多年来,先父的同事、学生、弟子及患者常常向我及我的家人表达他们对先父的怀念,亦常言希望我们子女们将先父的生前资料加以整理,付梓以利后人参阅、学习,使更多的患者受益。多年来,我们一边学习继承先父的学术思想和临床经验,一边认真整理先父的遗著文稿、诊疗笔记和录音资料,以待出版。终于2008年底应人民卫生出版社约稿,将先父的录音稿《门纯德中医临证要录》整理成书由该社出版发行。先父生前忙于诊务,著述不多,影像资料更是缺如,但可幸的是先父留下了26盘珍贵的录音带,这是1983年8～9月份由先父主讲,时任先父助手的我亲手录制完成的,这也是我对父亲学术思想记忆最深刻的一次整理和学习。本录音原名为《门纯德中医临证理法方药杂谈》,由我的三哥门军章主任医师于1990～1992年初录,再由李霞博士于2008～2009年精录、整理,后经我与兄长门理章教授、门军章主任医师及先父的多位弟子的审定而成。

　　此书总结了先父50余年的临证经验,其中如兴阳法、联合方组和经方治疗多类疑难重症等学术思想和临证经验颇具见地。先父在整套资料录制完成后,曾高兴地对我说:“有了这套录音带,我的经验就不会随着我的离去而消失,我可以‘死而不已’了。”其实“不已”的不仅是他的临证经验,更重要的是他始终如一的对患者高度负责的态度和高尚的医德。临证50余载,他以自己的言行为学生和弟子们树立了最好的榜样。愿此书的出版能使熟识先父的同道们加深对他的了解,亦使对他陌生的读者走近他的人生,通过他的讲述去感知他对中医事业的无限热爱和他一生所寄的中医精神。

　　《名方广用》是先父生前所著,于1989年由我与兄长门理章、门军章及先父的弟子们共同整理,1990年由科学技术文献出版社重庆分社出版发行。该书深受广大读者欢迎,多次再版,并被多家学术媒体转载、参阅,获得很高的学术评价。很多中医学子与中医爱好者多次来信询问此书的再版时间,有些细心的读者还来信指出了此书的几处刊印纰漏,此次应广大读者的要求,由李霞博士对全书进行了精心点校,附于《门纯德中医临证要录》其后,以完整地反映先父的学术思想。且《名方广用》中所列诸方在《门纯德中医临证要录》中亦有详尽的论述,此二书可相互映照,前后参研,以资同道。

先父从医从教,几十年如一日,焚膏继晷,孜孜以求;对待病人,不分贫富贵贱,一视同仁,诊治精心;治学严谨,做学问一丝不苟,有疑必问,有问必究;淡泊名利,志存高远,师德高尚,桃李满枝;热爱学习,一生知行一致,永远是我们学习的榜样。在该书出版之际由衷地感谢山西省卫生厅中医管理局和人民卫生出版社给予的大力支持和帮助,同时感谢李霞博士的精心点校和整理。作为先生的后代和弟子,我们谨以此书的整理出版缅怀和纪念先生,同时也献给无数热心中医事业的同仁们。

门九章

2009 年 7 月

目　　录

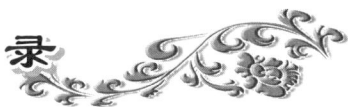

5

一、兴阳温经祛寒法(兴阳法)

(一)"兴阳法"的创始原因

首先谈谈我为什么要使用兴阳温经祛寒法。其实,并不是我好用热药,而是出于以下四个原因:

一者,现在医院多了,热性病多去医院就诊,而找我的病人属于阳虚、寒性病的比较多一些。二者,目前的情况是,人们运用寒凉药胆子大,运用温热药胆子小,认为热药危险,寒药保险。所以,一些疑难病几个月、几年都治不好,最后找到我。这样导致一种现象,好像我善用热药。其实不然,只是由于一些疑难病确实属于寒证,非兴阳温经祛寒方药不能奏效。三者,我认为人体阴阳都很重要,但相对之下,阳气则更为重要。《内经》曰:"春生夏长,秋收冬藏"。从季节来衡量药的效能,则温药应春,热药应夏,凉药应秋,寒药应冬;从阴阳来衡量四季变化的规律,则春夏属温、属阳,秋冬属寒、属阴;从看待人的生死的角度来说,张景岳曾说过:"阳来则生,阳去则死。"社会上有句俗语,把人死了称为"命归阴",还没有听说过"命归阳"的说法。近代的陆渊雷也说过:"人多死于亡阳",因亡阴而死者虽不能说没有,但确实不多。四者,任何疼痛均是不通的表现。经曰:"不通则痛,痛则不通",如西医讲的"炎症",表现为红、肿、热、痛、功能障碍。障碍者,不通也。从物理角度讲,寒则凝,热则化,凝则不通。我研究的"血栓闭塞性脉管炎"是西医病名:闭塞者,不通也。中医称"脱疽"或"脱骨疽":疽者,阻也;阻者,不通也。气属阳,血属阴,气行则血行,气滞则血瘀。临床许多疾病,都存在着不通。如冠心病,西医说是由于冠状动脉阻塞,中医说是阳气(胸阳或心阳)不通了。因此,治疗上就要通,通就要行气、活血。而气行则血行,故行气更为重要,行气就意味着通阳。无论急性病、慢性病,都要想到人体的阳气。阳气虚、阴寒凝结的病,治起来比较快,因为"无形之阳易生,有形之阴难复",但如果失治,死亡也快。而慢性阴虚病变,虽然阴难速补,治疗缓慢,但不至于出现暴亡的危险。

以上所讲的四个原因,说明我为什么要用"兴阳温经祛寒法"治疗疾病,但这并不等于我不注重阴气,只是介于上述的一些情况,我对兴阳的一点体会。古人在注重人体阳气的同时,也照顾人体的阴气。如张仲景的"真武汤"、"附子汤"等方剂,在一派扶肾阳、兴脾阳的药物之中,用生白芍便是照顾人体的阴气。还有"当归四逆汤"、"乌头桂枝汤"等,也是如此。所以,在大兴阳时,一定要顾及到人体的"阴"。

(二) 什么是"兴阳法"

首先谈谈阳气的重要性。《素问·生气通天论》曰:"阳气者,若天与日,失其所则折寿而不彰,故天运当以日光明。"我的个人看法是"人生当以阳气运",人要活着,必须依靠阳气的正常运转。张景岳云:"天之大宝,只此一丸红日;人之大宝,只此一息真阳……阳惟畏其衰,阴惟畏其盛。非阴能自盛也,阳衰则阴盛矣。凡万物之生由乎阳,万物之死亦由乎阳。非阳能死物也,阳来则生,阳去则死矣。"所谓阳,就是指人体的一切活动,包括我们的呼吸、运动、感觉系统等。所以,正如前面提到的,人死之后,人们常说为"命归阴",没有"命归阳"的说法。可见,阳气是非常重要的。鉴于这个情况,加之上面我体会的几个原因,按比例说,70%的病例,我是运用了兴阳温经祛寒法。

那么,什么是兴阳温经祛寒法呢? 所谓"兴阳",就是振奋阳气的意思。我认为一般的"阳"不能称为"补",有些人无论写文章、讲课、谈话,都谓之"补阳",这是不恰当的。"补"是给予物质,如"补血"等。"阴"应叫做"滋阴",它是半有形半无形的,也就是给予津液的意思。而"阳"叫"扶阳"也可,但称"兴阳"最好。有些杂志上叫"温阳"也还可以,但亦不恰当,因为"阳"本身就是热的,而且"温"字又不是个动词,所以叫"兴阳"较恰当,"扶阳"亦可。"阳"是在阴的基础上产生的功能,功能就不能叫"补",所以应采用"振奋"、"兴"、"扶"等词语。我多年实践体会到"无形之阳易兴,有形之阴难复","阳可骤兴而阴需渐复",故较之补阴,兴阳收效更快,兴阳得当可迅速扭转病势。临床若能注重护阳、兴阳,便是把握了关键。因而,我在临证时十分重视患者的阳气,且常用兴阳法救治急危重症,往往效如桴鼓。

(三) "兴阳法"的辨证运用及举例

由于时间的关系,我下面就来谈谈运用"兴阳温经祛寒法"治疗的几个病例。

1. 冠心病危症

第一个举个胸痹心痛的急症或叫危症,现代医学叫做冠心病。这位同志

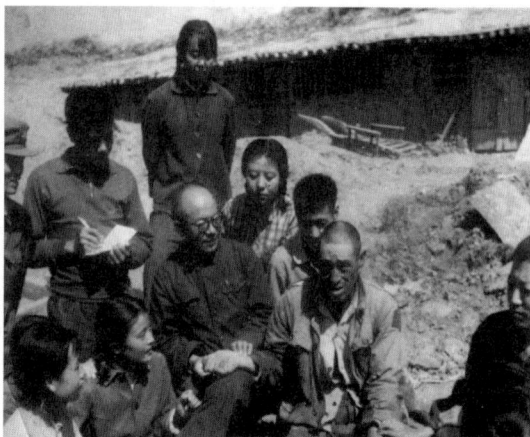

门纯德先生在乡间为农民义诊（20世纪60年代）

叫江某，56岁了，是驻同部队某军的副参谋长，是位老干部。1971年某月的一天，军卫生所的两名军医前来把我接至他家中。当时见他半靠于沙发上，颜面青黑，前额有小汗珠子，手冰冷至腕，有意识但是意识很模糊，问他什么症状，他表达不清。我一摸脉，脉搏几乎没有。患者病情急重，送医院已来不及，恐怕上车就有危险。当时家里有许多医护人员，我于是发问："你们能不能马上去抓中药？"其中接我的那两位军医立即回答："行！"我立即开方，并嘱他们赶紧去抓药。

　　冠心病，属于中医的"胸痹"或"心痛"的范畴，而此患者就属于"心痛"。他在此次发病的半年前，就经常左侧心前区疼痛，这一次是出现了急性症状。心痛，都是由于心阳虚，而我又把它分为两种，一种是心阳不振，一种是心阳衰微。到了心阳衰微的阶段，就必须回阳救逆。按照仲景的方法，当用"四逆汤"，我当时用的是"通脉四逆汤"：附子三钱（生制各半）、干姜三钱、炙甘草二钱、葱白九根。我当时一直在患者家中观察病情的变化，待药抓回、煎好后，又嘱咐家属帮其缓缓灌下，患者也很配合。约40分钟后，患者眼神转活，头汗亦减少，他用手抓住了我切脉的手，脸上浮现出些许笑容。我当时很高兴，心想："这人能救过来了。"又过了一会儿，人们将他搀扶着走向床边，慢慢坐在了床上。约两个小时后，家属为其热好了牛奶，患者喝了一些牛奶后，就被送往部队医院。心电图示：急性冠状动脉供血不足，心肌缺血型改变。住院后，一周接我去两次为其诊治，一直治疗了一个多月。随着病情的逐渐改善，患者的精神、情绪也逐渐好转，心痛危象已除，但胸闷、短气之胸痹之证彰显，即由心阳衰微转入心阳不振了，于是又几次处以"瓜蒌薤白半夏汤"为其通胸阳、散痰结、除胸痹。当时医院的主治大夫常嘱他不要生气、不能饮酒,故他对方中用白酒做引子有些惧怕,但因对我的信任,也就照嘱按时服下。这样治疗一个月后,心电图已大有改善,遂出院。

后来有一次我去他家中探望,中午特意留我吃饭时,他还手拿两瓶白酒(一瓶汾酒、一瓶竹叶青),席间说:"老门(他和我相处日久,已惯熟了),你头一次给我开的那个带白酒的方子,我当时有些不敢服,但我相信你,就勉强着服下了。今天看到了白酒,我又想起了那次的方子。我服后,第二天早晨起来,胸部感到从未有过的舒服,当时我才体会到你用酒的用意了。"我说:"这是古人张仲景的方法,并不是我的发明。中医讲白酒性热,可兴阳气。其实,古代中医治疗急性炎症:红肿热痛、化脓、脓疱等用的一个方子——仙方活命饮,其中还用白酒做饮。可见,古人对酒的用意之深,确实妙极了!"此患者出院后,我又以兴阳行痹、活血化瘀的方药为他调治数月而告愈,至今(1983 年初)一直很好。10 天前,他还来我家做客,告知前些日子,从北京来了位首长,他还陪同上山观看地形。总之,此患者的治疗步骤是:第一步振奋心阳,解决心阳衰微之危候,用的是"四逆辈"方药;第二步宣通胸阳、行气散结,解决胸痹的问题,用的是"瓜蒌薤白白酒汤,瓜蒌薤白半夏汤"等;第三步活血化瘀,以解决心脉瘀滞的问题,用的是"血府逐瘀汤"、"膈下逐瘀汤"、"效灵活络汤"等。需要强调的是,当时心阳衰微时,用活血化瘀则无济于事。因为,活血药入血分,作用慢。急者应扶其阳,先振奋阳气,之后再慢慢补阴。阳亡,生命顷刻危在旦夕,而阴虚者,短时并无性命之忧。

2. 肾萎缩

第二个是个难症,这位女患者叫赵某,求诊那年 28 岁,已结婚 8 年,没有生育。她是河北衡水人,先在河北石家庄医院被诊断为"右肾动脉狭窄,右肾萎缩,右肾衰竭,肾性高血压",她对此诊断不能接受,之后又先后在北京多家大医院(如宣武医院、北京医院)进行会诊复查,其结果相同,并嘱其只能手术治疗。这位女患者生性胆小,十分畏惧手术。其夫在大同当兵,经人介绍来找我诊治。初诊时由其夫搀扶而来,自述血压常持续于 190/120mmHg 左右,且通过叙述病史,知其婚后第二年就出现手足厥冷、血压渐进性升高的症状,病情日益严重,不断寻医问药,直至 28 岁在石家庄医院检查出肾衰竭。当时诊见:头晕目眩,颜面苍白,四肢厥冷,舌淡苔白,通过问诊知其平时不欲饮水,切诊知脉象沉细。我们治病就是通过一些现象来找寻本质,即治病求本。此患者表现为一派寒象,怎么办? 我就采用了兴阳祛寒的方法,同时结合西医理论认识到其微循环很差,所以才会出现颜面苍白、四肢厥冷的症状;肾脏循环差、供血不好,所以导致肾萎缩;同样,也是由于微循环差,血液主要集中于大血管中,血压才会升高,导致高血压。但是我们医生不能因为血压高而吓住了,不敢开兴阳的方药,而应脉证合参,辨证施治。

于是,我当时就大胆地运用兴阳祛寒之法,先予四逆汤、当归四逆汤兴阳通痹,嘱其两方各抓两剂,交替轮服。药后,患者高兴而来,自述四肢厥冷改善,头晕减轻,精神明显好转,我观其面已稍有血色,不像以前那样苍白了,诊其脉象虽沉细,但应指较前有力,血压也已降至150/90mmHg。我接着又处以附子汤(方中人参用小红参)、白术附子汤两个方子,嘱其交替服用,以扶肾阳,散寒湿。再服两轮后,血压已降至正常,精神大见好转,患者已能自行来诊。诊见:其双手已不冰凉了,用中医的术语形容是"手足不温",而不是之前的"四肢厥逆"了,脉象也和缓了,尿量也有所增多。治疗近一月余,便随夫转业回到衡水。此后每月来诊一次,一直以兴阳温经、益气养荣的方药,如附子汤、白术附子汤、当归四逆汤等进行调治,先后服药 80 余剂而诸症消失,精神、体质复常。直至前年(1981 年),她前来向我报喜,说生了(顺产)一个女婴。1980 年,即未生小孩之前,她还曾去石家庄及北京几家医院复查,结果显示:右肾萎缩恢复 2/3,右肾功能恢复正常,右肾动脉狭窄基本恢复。

3. 不孕症

下面谈谈不孕症。不孕原因有三:一是生理性的,见于妇女肥胖,脂肪过多而致的输卵管受压,排卵障碍;二是结核性的病理堵塞,有结核病灶,输卵管粘连所致排卵障碍;三是由于月经不调,或其他杂病导致的不孕,多为肾阳虚。今天要谈的就是肾阳虚的不孕症,西医检查为子宫发育不全,常予己烯雌酚治疗。多诊见:颜面苍白,四肢厥逆,不欲饮水,脉搏沉细,询问知其乳房发育不良,形似 12、13 岁的小女孩,再细问性欲冷淡,这就反映出人体的肾阳虚。肾阳为元阳,乃一身阳气之根本,肾阳虚衰极易损及心阳和脾阳,颜面苍白就是由于心阳虚,其华不能荣于面。此类病证,我往往先用"附子汤"扶其大阳(元阳),然后予"当归四逆加吴茱萸生姜汤"温经散寒,养血通脉。此类患者往往月经量少、色黑、行经迟,明清医家都认为经色黑属热甚,我认为恰恰相反,经黑是寒象。当然,就舌象而言,色黑主病深。热极或寒极,舌苔都会变黑。舌燥而有刺,舌苔黑,是热到极点了;舌质淡白而舌苔黑,是寒到极点了。这都说明色黑主病深。而此类表现为颜面苍白、四肢厥冷、脉搏沉细的不孕症患者,月经色黑、量少、经迟的,总属阴盛阳虚,应使用兴阳温经祛寒的方法治疗。通过此法治疗后,患者往往手足转温,沉细之脉改善,紧接着予服"白术附子汤",应多服几付。(张景岳在论水火、阴阳时,也强调阳气,他扶阳的代表方是"右归饮",我认为此方为折中的方子,方中大量的熟地抑制或抵消了温热药的功能,其扶阳的功效不如附子汤类方。)在服白术附子汤一、二十剂后,最后用"小温经汤"收功,临证多用此法,疗效很好。

曾用上述方法治一北京邮票厂职工家属,姓名记不清楚了。这名女患者婚后十二年不孕,前后治疗两月余,此后两年半其夫前来向我报喜,说患者已顺产一女婴。此类病例很多,不再赘述。需要强调的是,治疗此类病证,单纯活血化瘀必无功而返,因血不能冷活亦不能冷化,我治疗"脉管炎"亦是此种道理。诊治中,有的患者煎药怕麻烦,我常嘱服中成药"艾附暖宫丸",往往同样收效。用此法治疗男性亦可,只要中医辨证属肾阳虚者,即症见:颜面苍白,四肢厥冷,不欲饮水,脉沉细者,检查可见:精子稀少,精子成活率低等,用"白术附子汤"加川花椒 3g,需服 10～15 剂。此类患者往往兼见性欲减退,甚者阳痿,及阴囊湿冷等症。此类男性不育症我治的例数不多,但都很有效。

总之,男子的生殖功能和女子的生育功能,都属于中医的"肾",即中医的"先天之本"。所以,用兴阳温经祛寒法,兴肾阳而能治愈属于肾阳虚的男子不育症和女子不孕症,道理就在于此。

4. 慢性前列腺炎

慢性前列腺炎是西医病名,中医称之为"劳淋"、"膏淋"。1964 年曾治一病例,是雁北民政局的杨某,当年 56 岁。曾患慢性前列腺炎半年之久,因尿频、尿痛住院治疗,经各种抗生素治疗不效,近已行动不便,不能下床,出院后邀我诊治。诊见:形体消瘦,不思饮食,手足厥冷,小便淋漓不尽,小腹及生殖器疼痛难耐、有下坠感,排尿痛势加剧,舌淡苔白,脉沉迟细紧。西医将此病归为炎症范畴,法以"消炎",对此我有不同见解。我认为凡是西医诊为"慢性"的疾病,其病程必长,疾病日久必伤阳,消炎药多性属寒凉,此病应重在提高患者自身机体的功能,而不应大剂使用寒凉药。且纵观脉症,辨其为下焦寒凝血滞,故以"乌头桂枝汤"温之。三剂之后,患者症状明显改善,急痛解除,已能自如活动,精神、饮食也大为好转,但仍自觉小腹坠冷,故继以"小温经汤"温经散寒,30 余剂后疾病告愈。后信访得知,患者至今 20 年来体健,旧疾未复发。

又一例,患者叫全某,已罹患慢性前列腺炎一年之久,平时治疗也惯用消炎药物及寒凉中药。找我诊治时,其尿道刺激征明显,尿道口常有白色分泌物,全身寒象不著,因此我处以治白浊之要方"易黄汤",但服后效不明显。后又用《金匮要略》的"薏苡附子败酱汤"祛寒湿,薏苡仁一两、附子三钱、败酱草三两,同样收效甚微。于是我转用治疗上一病例的方法,处以"乌头桂枝汤",患者服后尿频、尿痛症状明显改善。接着用"白术附子汤":白术 15g、附子 9g、炙甘草 6g、生姜 9g、红枣 4 枚,十几剂后,尿频、尿痛等症消除,面色由苍白转为红润,惟小腹冷痛,最后亦是以"小温经汤"收功。中间还夹杂着服过"当归四逆加吴茱萸生姜汤"。前十几天,此患者还领着别的病人来家找我诊治,问起他的病情,说近 10 月来一直很好。总而言之,慢性前列腺炎多为下焦虚寒挟有湿气,但单纯治湿是不行的,非温下不可。

5. 肠梗阻

下面再举一例不全性肠梗阻。患者叫武某,广灵人。1957 年,因腹痛找我诊治。来诊时面色如常,只言平素腹部隐隐作痛、腹痛尚能忍耐,我并未在意,遂按一般胃肠疾病处以方药。此人与我素熟,且多日未见,于是中午留其在家吃饭寒暄。饭后准备走时,突然腹痛难忍,面色苍白,发作十分钟后方缓解。我当即意识到这不是简单的腹痛,恐其再次发作,就叫他晚上住下了。夜间疼痛果然又发作,询才知,他在家时亦过几天就腹痛大发作一次。我当时怀疑他是不全性肠梗阻或肠痉挛,且脉症合参,辨其为沉寒积滞,并发寒厥,当时开了"大黄附子汤"原方,嘱其回家后痛时则服。他回去后,腹痛发作时,急服此方后半小时就缓解了,此后,又服了一剂以巩固疗效。又过了约 5、6 年后,他来大同找我为其侄女诊病,说起他的情况,告知后经西医确诊为不全性肠梗阻,并对此方赞不绝口,说自服那两付药后,至今未疼过。此方,我的一般用量是:大黄三钱、附子三钱、细辛一钱。此外,我有时在"大黄附子汤"原方中加生白芍 10g,以防止因大黄加强肠蠕动而引起的疼痛。

6. 变应性亚败血症

变应性亚败血症的机制我并不清楚,只是按痹证治疗的。患儿叫马某,男,7 岁。来诊前已高热 11 个月,他的母亲叙述病情时说,他从未有半天不发烧的时候。话说是 1971 年或 1972 年,他曾在大同某医院住院治疗过,当时还诊断不清,怀疑是"风湿热"、"血液病",后经北京 301 医院确诊为"变应性亚败血症"。我对这个病名较为生疏。其主症是发热,一般在 39℃,上午轻点约38℃,下午重约 39℃。来诊时,他把在各大医院开的药方拿给我看,并说已服了几十剂中药。这些方子中有"白虎加人参汤"、"竹叶石膏汤"等寒凉药物。我在诊病之初,也不敢用热药,第一次是开的"小柴胡汤"加减,疗效不显。因为当时患儿的关节疼痛并有结节,恐有风湿热,我就按痹证治疗,又施与《金匮要略》治风寒湿痹的要方"桂芍知母汤",此方为一折中的方法。此方偏温,服后效果亦不明显。后我细诊其脉,发现脉象虽大,重按不及;通过问诊得知,他热势虽重,但不欲饮;视其为愁苦面容,即慢性病面容;再结合其病程,热病病程较短,而他的病程太长,如果是热病,绝不会拖这么长时间,而阴寒之证往往留恋时间较长。

根据以上情况,逐渐改变了我的判断,方意识到患儿系内伏真寒、外浮假热之"真寒假热"证,于是使用兴阳温经祛寒法,用联合方组:即仲景的"乌头桂枝汤"、"乌头汤"两方交替服用,各服两剂。服后其母前来,笑盈盈地说:"门大夫,这回可起作用了。孩子已不烧了,关节疼也好多了。"其后又以上方化裁,加入补益元气之药,数剂后,体温正常,关节的结节也散了,患儿也想喝水了。其后又以"桂芍知母汤"巩固疗效,此例病证就告愈了。后来患儿还参加了学校的体育队。举这个病例,是因为我一直担心仲景的组方之妙,后来者继承不了。人们只是断然认为发热之证不能用乌头汤等热药,却不对其症细加辨识,这样肯定是治不好病的。

7. 类风湿性关节炎

类风湿性关节炎,中医称之为"痹证"、"历节"。患者杨某,女,16岁。全身肢节疼痛,关节局部发热,全身小关节均肿大,硬度也很强,已不能自如活动,经西医确诊为"类风湿性关节炎",经人介绍来找我诊治。初诊时,被人拥抬而至。我先以桂枝附子汤、甘草附子汤治之,略有效果,但疼痛仍无大减。第二次就诊时,我拟以乌头桂枝汤、附子汤两方,令其交替服三轮。说起桂枝这味药,我常说:"我这个医生,离开桂枝就当不成。"桂枝入气又入血,既温里又走表,调和营卫。仲景的四十多个方子中有桂枝,可见它的重要性。服药后,其父已可用自行车带她来就诊了,且自述关节疼痛已有了很大的好转。我便接着用乌头桂枝汤、桂枝芍药知母汤、人参养荣汤组成联合方组,进行整体论治。治疗了大概一个月,她就能自己骑着自行车前来就诊了。后来,我又令其冲服五虫散半个月,就基本痊愈了。此后,除遇气候变化时关节稍有不适外,关节疼痛一直再未大发作。

关于风湿性关节炎,在不剧痛时,我也不用乌头桂枝汤,而用甘草附子汤:炙甘草10g、桂枝9g、附子9g、白术10g,风湿性关节炎服后就可止痛。《伤寒论》中相关条文为:"风湿相搏,骨节疼烦,掣痛不得屈伸,近之则剧痛,汗出短气,小便不利,恶风不欲去衣,或身微肿者,甘草附子汤主之。"

8. 血栓闭塞性脉管炎

血栓闭塞性脉管炎简称脉管炎,中医叫"脱疽"、"脱骨疽"。我通过多年临床观察,认为本病系素体阳虚、感受寒邪,或寒伤太甚、损伤阳气,局部寒凝,渐而出现气滞血瘀,日久则正虚邪陷,局部溃烂、坏死,肢节脱落。所以,我使用兴阳温经祛寒法治之,疗效很好。此病我治的例数很多,因时间关系,只谈转变我用药思想的一例病案。

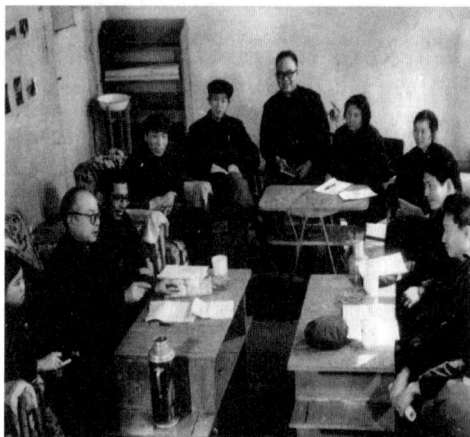

门纯德先生(左二)**介绍研治脉管炎经验**(20 世纪 70 年代)

患者是我一老友,叫任某,男,56 岁。1968 年,因右下肢冷痛找我诊治。诊见:患肢暗红微肿、疼痛,患侧大踇趾已色黑、溃烂。当时我处以"四妙勇安汤"清热解毒,活血止痛,药量很大,银花用到二~三两,元参一两。患者服两剂后对我说:"老门,服你这药后,疼痛更厉害了。再给我想个办法吧!"我再细诊病情,发现患肢虽暗红微肿,但其温度降低,且肢端怕冷,又通过详细问诊,知其平素不欲饮水,诊其脉略沉,一派寒象。此外,他服四妙勇安汤后疼痛加重的情况也提醒了我,此非热证,于是我就对他说:"老任,我拿你做个试验吧。"因他对我非常信任,便说:"行!你就给咱多想个办法吧。"于是我就予"乌头桂枝汤"原方,嘱他先服一剂。他服后再来就诊时,进门便说:"老门,我来给你报喜了!这回可顶事了,昨晚后半夜一点也不疼了。"我亦非常高兴,这说明用温热药是正确的,对此病的研究也有了信心。从此以后,我就开始研究脉管炎了。所以,我常说,咱们做医生的一定要善于 180 度大转弯。之后,我又以"附子汤"、"白术附子汤"、"当归四逆汤"等方治之。他服药后疼痛基本消失,足背动脉也基本恢复,患肢温度也大大改善(但与健肢比还有区别),只是大踇趾仍发黑,创面仍未愈合。后来,他去河北沧州一老中医那里治疗了几个月,主要是用外用药物,但未有明显效果,大踇趾端反而较前腐蚀得更厉害了,因此,又回大同找我诊治。我又与服几剂温热药加活血药,先温后通,结合服用"阳和汤"。约 60 余剂后,右足大踇趾处黑节顶出,创面长好而告愈,至今健康如常。

我就是从此例病证后,开始重点研究脉管炎。我治疗脉管炎的成果曾在省市展览过,1971 年在大同市展览时,才治愈 27 例,1974 年在山西省展览时,已达到 100 例。至今,我治疗该病已达 1000 余例。在多年的治疗中,我逐渐摸出一条规律来,即使用兴阳祛寒、温经通脉的方法,疗效很好。那么,在治疗脉管炎的过程中,到底用不用"四妙勇安汤"呢？也不是绝对不用的。我治疗的 1000 例中,有 13～14 例用过此方。对于脉管炎合并继发感染者,有的已形成脓毒血症时,就应急当治其标,先投以"四妙勇安汤"解毒活血,其中金银花要用到 100g,元参 60g,当归 30g,有时还加大量的蒲公英。

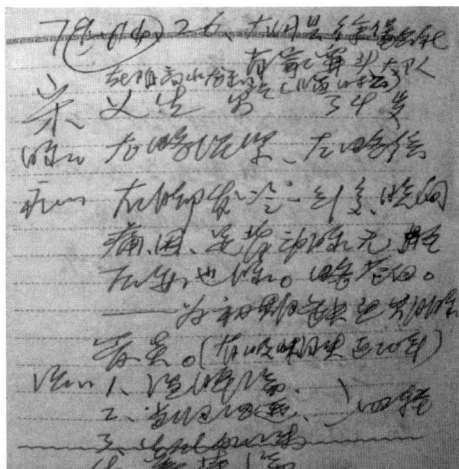

门纯德先生诊疗笔记(1979 年)

9. 胃下垂

胃下垂,中医病机多为中气不足。患者叫杨某,男,50 岁。此人因咳喘、腹部下坠疼痛、纳呆、下肢浮肿,在大同某医院住院治疗,被诊断为"肺气肿"、"胃下垂"。治疗 3 月余,诸症无减,患者已失去治疗的信心,情绪特别低落。医院邀我会诊,当时诊见:形体瘦弱,腹部胀大,下肢浮肿明显,患者自述:不能食,食后胃脘部重坠疼痛。我触其为转腰肿胀,这是"肾着汤"(甘姜苓术汤)的主症,故处以"甘姜苓术汤"两剂治之。服后,喘息减轻,余症无变,我又处以"真武汤"治之。三诊时腹胀减,精神好转,自述二两的馒头已能吃半个了。再与

"真武汤"、"八味地黄汤"两方各五剂,令其交替服用。服后,下肢浮肿消失,饮食如常,随后出院。后来,此患者经过慢慢调理,并通过自学气功养息,身体一直很好,现在已80岁,仍很健康。

后来,对于胃下垂的患者,我也用"黄芪建中汤"和"白术附子汤"轮服,一日一剂,效果也很好。我诊治胃下垂的体会是:建中也好,补中也好,没有肾阳,这个中是建不起来的。我记得清代的一位名医曾说过:"肾阳虚者,服补中益气汤易拔其本也。"我曾治过因服用补中益气汤后严重短气的肾阳虚患者,我是用"旋覆代赭汤"抢救过来的。怎样预防这个问题呢?我一般用补中益气汤加二钱附子治之,以免去这个弊端。特别是尺脉沉细严重的患者,不能使用补中益气汤,如果中气虚需要用此方时,必须加二钱附子。补中益气汤本身不是"气管子",它不能直接提供气,它是动员你机体自身的阳气,动员你自己的肾气来补中气。如同补血,西医使用的是维生素 B_{12}、叶酸,中医使用的补血方剂中亦没有猪血、羊血等血制品,因为动物的血其成分主要是蛋白质,服后并不能起到"以血补血"的作用。同理,服补中益气汤后不可能使中气马上就充足了,它主要是激活或动员机体的肾气来补中气,这才是补中益气的意思。

10. 肢端动脉痉挛症(雷诺氏病)

此类病证,中医认为是心阳虚。曾治一朔县(现山西省朔州市)的病例,是一位老太太。因双手指疼痛一年、加重5天去医院检查,确诊为雷诺氏病。我先予服"当归四逆汤",温经散寒,养血通脉。服后疼痛略有缓解,后又予两剂"四逆汤"后,疼痛大减。因她病程较长,食欲差,已气血两虚,故又投以几付"人参养荣汤"补益气血。服两剂后,双手痛止,基本痊愈。这是较早的一例。后来此类病例就多了,有的患者是医院按脉管炎介绍来的,我通过检查诊断为肢端动脉痉挛症或末梢神经炎。通常也是运用这种方法,有时结合着服用"芍药甘草汤"加钩藤治疗,其中生白芍30g、甘草9g、钩藤30g,也很有效。但病变初期疼痛较甚时,服用此方效差,此方是在后期为了巩固疗效而用的。

11. 腺病毒性肺炎危症

下面谈一例阳虚外感的肺闭危证。患儿叫王某,女,一岁零11个月,是平鲁县人。她先于平鲁县医院治疗了11天,后又转至大同市某医院,因病情危重邀我会诊时,已患病22天了。医院已大量使用抗生素,并予以物理降温(头戴冰帽,凉毛巾敷前胸等)、输血输氧,高热却一直未退。当时诊见:颜面苍白,手足厥冷,高热,体温持续于39.5℃～41℃,喘息,喘象严重且气息很不平稳,痛觉也不灵敏。当我诊脉时,护士正在进行头皮输液,扎了五、六次,患儿也未哭叫。我细诊其脉,患儿脉沉得几乎触不到。按中医的理论讲:"阴证阳脉者,逆;阳证阴脉者,大逆。"此患儿是阳证阴脉,为大逆,也就是一种危证。根据少阴病总纲"少阴之为病,脉微细,但欲寐",患儿也有但欲寐的现象,及《伤寒论》少阴病一篇的条文"少阴病,始得之,反发热,脉沉者,麻黄附子细辛汤主之",其症与条文相符,我就很大胆地开出一剂"麻黄附子细辛汤"。在此之前,我已治疗过此类病证,此患儿是第五例了。

曾治一位40多岁的朔县女患者,当时高热不退,四肢厥冷,但欲寐,病情很重,有生命危险,与服一剂"麻黄附子细辛汤"后告愈。因为有以前成功的治疗经验,所以我很果断地运用了此方。当时处方如下:麻黄3g、细辛1g、附子3g,一剂,水煎服。成年人若用此方,我一般的用量是:麻黄9g、附子9g、细辛6g,此不到2周岁的患儿用到了成人量的1/3,亦不小了。处方后,我嘱其晚上把头煎药服了,并告知家长:"估计服后晚上九点左右可能会出点汗,过了午夜十二点可能热势消退,明天早晨二煎药不要服,先告诉我一声,我根据病情发展再做定夺。"果不其然,第二天清晨约七点左右,我正坐起来披衣服时,患儿父亲来了,对我说:"门大夫,孩子退了点热了。"我嘱其细说,他继续说道:"昨晚服药后,约九点时出了点汗,头部汗稍多点,我用手触她体温,发现不那么烧了。到了12点左右,我把值班护士叫去量了一下体温,是37.5℃,今早我来您这里之前,查体温是36.5℃。孩子的体温还从未这么正常过。"我听后也很高兴,并嘱其再观察一天。他又问我二煎药是否服?我告诉他:"此方是扶阳透表的,就把它服了吧。"服后第二天没吃药,到了第三天,再予服"生脉散"加芦根、黄芪、玉竹一剂。后又处以党参、白术、茯苓、甘草、黄芪一剂,患儿终病愈出院。

分析这个病例,我们可以看出,在这种危急的情况下,不抢救她的真阳是不行的。患儿四肢厥冷,反映出阳虚,阳虚则首先得扶肾阳,因为肾阳为阳之根,而附子就是扶助肾阳的要药。按照西医理论,附子有强心的作用,中医认为附子色黑、入肾,功能扶肾阳,回阳救逆。除肾阳外,此患儿的心阳亦衰,即君火、相火都衰了,西医叫做心力衰竭。因为心肾阳气是相互为用的,张仲景称之谓"少阴病"。少阴是什么?按经络学说,它既是心又是肾,手经的少阴是心,足经的少阴是肾。我们用附子,帮助了她的"大阳"之后,再拿细辛通百脉,用麻黄发汗祛邪。有人可能会问:"你为了祛邪发汗,光用一味麻黄就行了,为什么还要用附子、细辛呢?"那就坏了。单一味麻黄一服,汗一出,孩子就危险了。为什么呢?就是因为没有扶大阳,没有附子保护心肾阳气,单用一味麻黄则势必会汗出而亡阳。我们为什么会出汗呢?就好像做饭,下边有火,中间有水,笼屉才会有气,水蒸气聚集才会有水珠子。假如下边没有火,只有一锅水,水是不会蒸化的,笼屉上也不会有水蒸气和水珠子的,馒头自然熟不了。所以,有附子扶心肾之阳,有细辛保证把阳气运于表,帮助麻黄解表祛邪,这样汗一出就不会拔了根本。当我为此患儿诊病时,医院已经报了病危,所以我把它称做:阳虚外感肺闭危证。当时医院的诊断是:腺病毒性肺炎。

顺便谈一个教训,是我 20 岁时在河北蔚县的一例失治误治病例。那是一位自张家口抬回的 26 岁的男子,叫孟某,得了伤寒,已高热一月余。当时诊见:四肢厥冷,高热,欲寐不寐,脉搏沉而难以触及。后来回忆起来,"但欲寐"与"反发热,脉沉细"等症都具备(按照西医理论,但欲寐是由于脑缺血、缺氧所致)。我当时按四时外感论治,用了九味羌活汤。患者头一天晚上服了药,第二天早晨五点多就死了。这就是不识《伤寒论》、不懂仲景的害处。如果我当时理解了《伤寒论》,用麻黄附子细辛汤进行救治,此人是可以救活的。现在回忆起来,感到十分惭愧。希望大家能吸取我的教训,不要再犯同样的错误。

12. 失眠重症

顺便谈一个病例,是我在大同市中医院上班时,用桂枝甘草汤治愈的一例失眠重症。患者叫郑某,男,是一位住院病人,已失眠 3 个多月了,屡治不愈。我问他:"你得病前,出过大汗没有?"他说:"有一次淋雨感冒,我自己煮了一大碗葱姜红糖水,喝完后出了一次大汗,把褥子都湿了。"我又问其平卧时是什么姿势。他说平卧时双腿蜷曲着,双手捂着胸口,这就是仲景所讲的"发汗过多,其人又手自冒心,心下悸,欲得按者,桂枝甘草汤主之",所以我用的就是"桂枝甘草汤":桂枝四钱,炙甘草三钱。患者到药房取药后(当时轻病号大部分自己取药),又到门诊找我,见我很忙,就没有说什么走了,回到病房后就把药服了。第二天早晨 8 点查

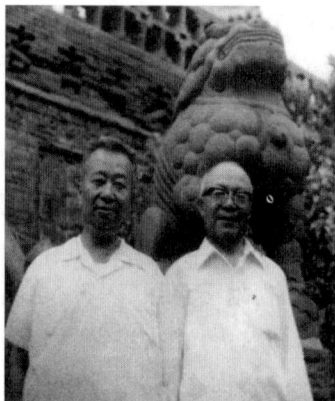

门纯德先生(右)与刘渡舟先生(左)
合影(20 世纪 80 年代)

房时,当我推门进病房后,同病房的一位患者用手势把我叫过去,低声说:"还睡着呢!"(因为此患者三月来从未安静地睡过,经常夜晚在院子里踱步,同病室的病友们都了解。)当时我放轻脚步,慢慢走过去,看到他呼吸均匀,面色红润,这才放心,就又去了门诊。约九点半左右,他到门诊对我说:"门大夫,您给我开的那付药还服不服了?我昨天错怪您了。为了治失眠,人参、鹿茸以及其他高级贵重药我以前都吃过了,也没有解决问题。昨天您只开了两味药,还是那么便宜的药,我本来不放心,还想找您问问,见您忙,就回去了。结果服了您那两味药就一直睡到现在,早饭还没有吃呢!"我为什么要说这个方子呢?主要是为了说明仲景用方之微妙。

13. 心动过缓

患者叫刘某,男,50 岁。前年的春节前,他的脉搏是 40 次/分左右,当时他胸部发闷,心前区阵发痛,面色及唇色白(经化验不贫血),四肢不温,脉迟弱而有结象,心电图示:心律不齐,心动过缓,心肌供血不足,西医诊断为"冠心病"。我当时第一方用的是《金匮要略》的"人参汤"。张仲景的"人参汤",后世很多注家都认为是"理中汤",我也赞成这个观点,用于这个病例时就不能用党参了。张锡纯的很多论点我都赞成,如重用生白芍、山药(如妇女功血,重用山药)等,唯论"人参"的观点我不赞成。他说古代没有人参,就是党参。这种说法显然是不正确的。如命在旦夕,面色苍白,四肢厥逆以及妇女大出血,奄奄一息,生命垂危时,用独参汤,用一两人参可能就行,若用一味党参,即使用半斤也是不行的。所以,在这种情况下,我就用人参了,但也不多用,我一般第一方是用《伤寒论》"理中汤"(也就是《金匮要略》"人参汤"):小红参 6g、白术 15g、干姜 9g、炙甘草 6g。刘某病情较重,我给他用的第一方是"理中汤"加味:小红参 6g,干姜 6g,白术 10g,炙甘草 6g,阿胶 10g(烊化),附子 6g。第二方是"桂枝加芍药一两、生姜一两、人参三两新加汤",这个方子相当好,我曾用它治愈一个患神经官能症 5～6 年的患者,颜面苍白,嗜卧懒动,能吃能喝,心烦,不能上班,几剂则愈。此方尤其用于感冒或大病后出现的虚弱现象,效果非常好。而刘某服这两方后,精神大好,结脉出现的频率也少了。然后就用"炙甘草汤"巩固疗效。需要强调的是,此病开始服炙甘草汤是不行的,因为救急、起死回生,非桂、附、参类不能起效。

也曾用"理中汤"治愈我的女儿,心率 51 次/分,不思饮食,颜面苍白,有期前收缩。此为中气虚极,脾阳不运,影响到心脏的功能。按照我的理解,肠胃上也有末梢循环,因此,用"理中汤"两剂而愈。

14. 急性缩阳证

这位患者叫曹某,当时是 1968 年,他那时 35 岁。患者当时因情志刺激致精神紊乱,胡言乱语,阴茎已缩至丸药大小,诊脉时触及其手冰冷至腕,脉搏几乎无法触及。当时嘱其急送医院,我随其同往大同市某医院。到医院后,急诊的几个男护士用手往出拉,我急忙上前制止。当时因患者不配合,医院的一切措施都无法实施,只能用中药试试了。因此,我急开一剂"桂枝去芍药加蜀漆龙骨牡蛎救逆汤",嘱急煎服。药抓回后,很快就煎好、服下。约两个多钟头后,患者安静了,阳物也下来了,到晚上就回家了。此患者由于平素房事不节,致阴盛阳脱,此为逆证,且伴四肢厥逆,符合"桂枝去芍药加蜀漆龙骨牡蛎救逆汤"救逆的本意,故用此方回阳救逆,一剂而愈。

(四) 运用"兴阳法"的体会

1. 如何区分阴证和阳证

凡症见夜重者,包括疼痛或剧痛,大部分属阴证。如脉管炎患者,上午不疼,下午始痛,入夜疼痛加剧不能入眠,黎明时疼痛又开始减轻,符合《内经》中"旦慧昼安,夕加夜甚"的说法。以前讲迷信说,是不是天亮了鬼走了,所以不疼了,其实不是鬼走了,而是阳气来了。而阳证的疼痛一般在白天,如阳证头痛,太阳升的越高疼痛愈甚。

2. 脉诊在辨证时的作用

对于一些难辨的证候,如真寒假热证、真热假寒证,我们应首重脉诊。人的脉搏不会伪装,它不受人的意志支配(西医研究指出脉搏是受自主神经支配的),所以我们辨真假寒热,就是要辨它的真实情况(真象),上边谈了很多用热药退了热的病例就是这个道理。

3. 如何区别心、脾、肾三脏的阳虚

个人的体会:凡是偏于心阳虚的是上肢双手厥冷(手少阴心经通手心),面色苍白(心其华在面),常用"当归四逆汤";凡偏重于下肢双足冷者,则是偏于肾阳虚(足少阴肾经通足心),常用"附子汤"、"白术附子汤";如四肢冷的程度相当,是侧重于脾阳虚(脾主四肢),常用"苓姜术甘汤"、"温脾汤"(大便干的,用《本事》的温脾汤,大便不干的,用《备急千金药方》的温脾汤)和"理中汤";如心、脾、肾三脏阳气皆虚,则症见:手足厥冷、冷汗自出、面色苍白等,多见于急证,常用"四逆汤",症状再重的可改用"通脉四逆汤"以回阳救逆。

4. 正确运用"温通"之法

本章介绍了"兴阳法",所治中四肢厥逆之症多用温通之法,但临证中并非但见

四肢厥逆,便予温通。因此,下面我将谈谈如何正确运用"温通"之法。

首先谈谈对"血液循环"这个概念的中医认识。我个人认为,"血液"是个物质,属于中医"阴"的范畴,它本身不会动,"循环"则属于中医的"阳"、"气"的范畴,"循环"本身就是通。气行则血行,气滞则血瘀,"气"不通则血不行,导致四肢厥逆,西医叫做末梢循环障碍。

其次谈谈"四肢厥逆"的不同证治。寒厥证之四肢厥逆,病机为阴盛阳衰,法应回阳救逆,即温通之法,方用"四逆汤",方中药性温热(我认为凡是温热药物,其本身就有"通"的意思)。而热厥证之四肢厥逆,病机为热极而血稠,血稠则末梢循环障碍,即"气"不通而血不行,因此应该行气而不能扶阳。如用"四逆汤"温之,则血液必然更稠。热厥证往往可见伏脉,为什么会出现伏脉?就是由于血管里的血不足了,血并非真的不足,而是由于血行不过去了,血不行又是由于"气"不通,即"气"不周转了。"四逆散"就是治疗这种病的,它是行气的,方中的枳实、柴胡就是行气的。总之,无论寒厥、热厥,我们在治病时应时刻想着"通",不但人是这样,一个国家、一个社会也是如此,经济、文化、商品等不流通,就会出现问题。

二、热证的不同治法及举例

下面谈谈热证的不同治法。我治病不光是只用温热药，重视人体的阳气。我用温热药是根据客观实际，并不是本人爱好。如果是热证、毒证和一些阴虚的证候，我也会大胆使用大量清热的方药、大剂解毒的方药和大剂滋阴的方药。下面就来具体谈谈热证的诊治。

（一）清热剂治疗热证

1. 产后发热

这位女患者是山西广灵县人，陈某的大儿媳，她的名字我记不清了。产后头天晚上，高热欲饮，喝了一壶半水（是当时的大铁壶）。产后第二天邀我诊治，当时诊见：面色红，身热，大汗，脉搏特别洪大，此为典型的"白虎汤"证。秉着"有故无殒，亦无殒也"的原则，我处以"白虎加人参汤"：生石膏二两、知母四钱、甘草三钱、党参三钱、大米五钱、大枣 4 枚。服一剂后症状明显减轻，两剂后病愈。此患者是农村妇女，体格好，外感风寒后入阳明经，致阳明热证，因此大胆用白虎加人参汤，两剂而愈。

今年（1983 年）又遇了个产后五天的发热病例，因饮食不洁而致胃肠炎，我用"黄芩汤"（黄芩、白芍、甘草、大枣）将其治愈。

2. 肺结核咯血

这是约 1969～1970 年的事情。当时有个学生在大同市某医院当医生，那里有两位女性患者，在同一病室，一个 21 岁，一个 23 岁，姓名记不住了，均因结核大咯血住院治疗，中西医治疗均未止血。这个学生前来向我诉说病情，让我给她们开个方子。我当时开的是"黄连阿胶汤"：黄连三钱、阿胶四钱、生白芍四钱、甘草二钱、鸡蛋黄两枚，嘱其每人一付，水煎服。过了一日，也就是第三天，这个学生前来相告，两位患者咯血均已止住。

肺结核咯血者均有颧红之热象，且我认为，血者，红也，红者，火也。总之，此为热证，所以用寒凉药清热而使血止。

3. 肺结核高热

今春(1983 年春),在大同市某医院住着一位患者(我的病历记录本上记录着),住院两个半月高烧不退,脉浮虚数,触及身体热乎乎的,患者自诉:虽一直静脉点滴青、链霉素,但是体温从未下过 38.5℃。我认为这是个结核痨热,但是当时医院怀疑结核又不肯定。我嘱其口服异烟肼,同时配合中药治疗,遂处以"柴胡清骨汤"原方常量加三两元参,我认为他病程长了阴虚甚,故用大量元参滋补阴液。服药两剂后,高热消退。柴胡清骨汤为治疗阴虚痨热的要方,"清骨"就是清解结核热的意思。

(二)滋阴剂治疗阴虚发热证

下面谈谈阴虚发热,其中有相当一部分患者查不出病因,西医称之为"发热待查"或"无名热"。

1. 发热待查(无名高热)例一

1981 年秋,有一个将要毕业的学生,叫郝某,女,山阴县岱岳镇人,因高热住院治疗。当同学们叫我去为她诊病时,她已住院 12 天,化验:肥达氏反应(一),不是伤寒,血象不高(白细胞 9×10^9 /L),其他检查均无异常。医院暂时无法定性,只是说"发热待查"。患者本人无明显不适,脉稍快点,想喝点水。医院给予静脉点滴青霉素及口服寒凉中药治疗,始终不退热。《素问·至真要大论》云:"诸寒之而热者取之阴",此时清热不济事,便需养阴。清热与养阴尽管是一个大范畴,但养阴属扶正的范围,清热属祛邪的范围,养阴的药物有生地、熟地、麦冬、元参、天冬等,而清热的常用药物为黄芩、黄连、黄柏、石膏等。我当时开了增液汤:元参 60g、麦冬 30g、生地 30g。两付药后热退出院。直至出院,医院也没有查出病因。

2. 发热待查(无名高热)例二

还有一例,患者叫刘某,男,18 岁,高热 21 日。其父是大同市某公司医务所的医务人员,他在家中给孩子口服消炎药、退热药不效,就将孩子送至地区医院住院治疗。住院后,虽经中西医救治,高热仍然不退,乃邀我会诊。患者当时脉虚而数,口唇红,自觉头昏,身燥热无汗。病历上记录着体温有一次上过 40℃,其余均为 39.5℃左右。当时已在医院住了半个月左右,化验血象不高,结核菌素试验(一),肥达氏反应(一),西医诊断不清,只言"发热待查",而此时中医的优势就显现出来了,因为中医可根据中医理论进行辨证施治。于是,我就用八纲辨证。看他脸红红的,嘴唇较干,手心发热,问其足心亦烧,我就还按《素问·至真要大论》"诸寒之而热者取之阴",法以滋阴。患者当时是18岁,我给他用的量较大点:元参90g、生地60g、麦冬60g、当归10g、甘草6g,嘱其服两剂。为什么只服两付呢?因为此方多服恐呆滞。这里为什么用当归呢?因为当归较活,其他几味药较呆,且当归可以入厥阴。患者服药两付后热势消退,遂出院。需要指出的是,养阴药必须要大量用,量小则无济于事,比如此方元参若用三钱,至少要吃半个月才有效。这就涉及到质和量的辨证关系的问题,没有量,质是起不到作用的。比如吃馒头,如果每天仅吃0.1g,没有多久就饿死了,这充分说明虽然物质相同,但量不足也起不到应有的作用。按照我的理解,阴是物质,阴需滋、补、给,必须量大;阳是功能,阳只需兴、扶,量不能太大。

(三) 解毒剂治疗热毒证

1. 白血病继发绿脓杆菌感染性败血症

患者叫苏某,男,21岁。其父是某军驻晋某部的一个师长。当年,其父派了一名军医和一名政治部的干部来到大同,由某军卫生处的处长带着前来,准备接我去会诊。当时我正在右玉县讲课(雁北地区在右玉办的中医学习班),他们又赶到右玉,向我诉说了患者的病情。当时患者只是白血病,还没有出现败血症。由于我有课脱不开身,而且此前也曾治疗过几例白血病患者,所以当时就给他开了个方子,即自拟的"龟鹿二仙胶"加减,嘱其先服此方。待我从右玉回来两个多月后,他们又来人接我去北京会诊。我问其上回开的药吃后效果如何,他们说没有吃,我当时就很恼火了,于是说:"我不去,不管他是什么官。"他们急忙进行解释。我又问他们:"我给开的方子为什么不吃?吃了药以后,或者是坏了,或者是见了效了,我再去。我开的药你们吃都不吃,我怎么去?"来人一再解释、说明,说的我心软了,就随他们去了北京,住在军区第四招待所。患者当时住在某医院,在医院见到患者父亲后,我对他说:"苏师长,我本来不应该来,为什么呢?上次我给开的方子,你并没有给他吃,这说明你对我不相信,那么我来还有什么意义呢?如果当时把药吃了,或许病情会减轻点。"他解释道:"不管怎么样,已经成这个样子了,是我们错了,希望您能救救这个孩子。"我又说:"我是从小庙里来的,来到你们这大庙(某医院),在我在的这段时间里,要一切听我的。首先,先把长春新碱、环磷酰胺等攻伐白细胞的药物停了。"因为当时患者的白细胞只剩$0.5×10^9/L$,血小板只有$20×10^9/L$。我去后,患者每晚都高烧40℃左右,经常昏迷不醒,触之高热灼手,恶心、胸闷,我问话从来没有很好地回答过，一问话就用双手抓胸部。我为了向患者父亲说明为什么要停用那些药，讲了些道理和比喻。我说："比如一个村里有1000个老百姓，2个敌人，难道就为了消灭这2个敌人而抛上一颗原子弹。我们应当武装那些老百姓，孤立和消灭那2个敌人，意思就是要扶正。有许多白血病患者，在大量使用祛邪药物（杀伤癌细胞的药物）后，很快就死亡了，这就是因为邪气未祛而正气过伤。"他听后连连点头，明白了我的用意。

此患者可能是因肌肉注射时，感染了绿脓杆菌。当然他本身阴虚，也容易感染。当时血培养和痰培养显示，已出现满视野的绿脓杆菌，确诊为"继发绿脓杆菌性败血症"。白血病就够难对付了，又感染了败血症，而且又是绿脓杆菌感染，病情十分危急，治疗也很困难。患者当时已高热日久，恶心胸闷，腹胀纳呆，小便短赤，大便四日未行，舌淡苔黄干，脉滑数，其证为热毒炽盛、充斥三焦，气阴两伤，治宜清热解毒、滋阴顾液。我给他开了两个方子，第一方，苇茎汤化裁：银花90g、芦根60g、冬瓜皮12g、薏苡仁30g、桃仁10g、鱼腥草12g、甘草9g；第二方，增液汤加味：元参60g、麦冬60g、生地20g、银花40g、黄芪20g、太子参15g、桑叶12g、枇杷叶9g。上两方水煎服，各服一剂。服药后，患者体温降至37.5℃，大便得通，能少量进食，然仍胸闷，用手抓后觉舒。我又开两方：第一方，小陷胸汤加味：黄连5g、半夏9g、瓜蒌20g、栀子9g、淡豆豉9g；第二方，桑杏汤化裁：麦冬30g、川贝12g、银花30g、元参20g、杏仁12g、冬瓜皮9g、紫菀9g、百部9g、桑叶12g、枇杷叶9g、芦根30g、甘草9g。嘱其水煎服，各服一剂。第一方服后胸部霍然而通，患者再不用双手抓胸部了。第二方服后，体温降至37℃，渐正常。患儿的精神状态亦有了很大的好转。血、痰培养显示，已无绿脓杆菌生长。但患者仍咳嗽不止，干咳无痰，我结合他手足心热，晨起还有点恶寒，开了一剂"小柴胡汤"加干姜6g、细辛3g、五味子9g，服后咳嗽就止住了。这才转过来给他治疗"白血病"，也就是给予自拟的"龟鹿二仙胶"。此后病情逐渐好转出院。

在给他治疗的两年半后，有一次，我在太原并州饭店开会，患者父亲不知是怎么知道的，带着车前去把我接到榆次他家中住了一夜。患者当时精神状况良好。后来到了第三年，他因突患重感冒出现休克，经抢救不效而死亡。其后，患者父亲还来信告知。我亦感到非常惋惜。

2. 血栓闭塞性脉管炎继发感染性败血症

去年（1982年）学校开设对外门诊，我在门诊上遇到两位血栓闭塞性脉管炎继发感染性败血症的患者。一位是阳高县的，一位是内蒙的。阳高县这位患者姓陈，名记不清了，但我的病历本上有详细记载。初诊时，他从足背到膝下均已溃烂，溃烂处恶臭难忍，足背动脉已无法触及，各种检查试验均为阳性。患者同时伴有恶心欲吐、意识模糊等症，查体温38.5℃，脉搏洪大滑数。当时急处以"四妙勇安汤"加味：银花100g、元参50g、当归15g、蒲公英100g、甘草9g，两剂，水煎服。脉管炎本质是寒的，当继发感染出现热证时，我多用四妙勇安汤清热解毒，且用量很大。

患者当时没有回阳高，住在大同市某旅店，其父说："门大夫，我们等把病情控制住，再带上方子回去服药。"我说："行！"两付药后，患者身热就退了，但溃烂处还是恶臭难闻。接下来，我就又开始按辨证分型运用我那些治脉管炎的方子。当时患者的脓液稀薄，说明还是阳虚，继用兴阳温经祛寒法治之。后来，此患者治疗的很理想，溃烂处逐渐愈合，足背上只剩一条缝，其中有少许分泌物，其余部位基本上都形成了结缔组织。

3. 肝脓肿

下面谈谈两例肝脓肿（肝痈）的诊治。一例是约1952年或1953年，患者叫韩某，当时40来岁，广灵县人。他的爱人邀我至其家中予以诊治。进门一看，患者双手捂着肝区部位满地转，坐不下、卧不下。我嘱其解开扣子，看到肝区下有一鼓鼓的东西，用手触之，患者疼痛拒按，触其身体温度很热，自述：肝区痛甚，满腹憋胀，有寒热往来（上午寒下午热），口苦，诊脉见弦大之象，当时我就处以：金银花210g、生白芍30g、元参30g、桃仁10g、甘草9g、柴胡9g，嘱服两付。头付服完疼痛就减轻了，寒热往来亦消失。服完两付后，第四天其家人接我去看病时，患者的精神面貌已很好了，吃饭也较前好转，其肝区的鼓硬之物也消了，用手触之也不觉疼了，腹部也不胀了。从得病始八九天，病就好了。

第二例是约1964年或1965年，一位叫冯某的女患，11岁，其父是大同市某公司的工人。初诊当日，是其父双手端着患儿来诊的。当时患儿骨瘦如柴，面色青黑，皮肤干枯，体温上午36℃左右，下午则升至39℃左右，上午冷下午热，亦属往来寒热。右胁下有硬物隆起，所以其父不敢抱她，只能双手端着来。触之身体较热，脉滑数，触及肝区下有一像覆碗样硬物隆起，同时伴有全腹胀满、疼痛较甚。当时患儿在大同市某院住院治疗，医院诊断为"肝脓肿"，因年龄和身体状况不能手术。当时医院为确诊是什么引起的感染，准备进行肝穿刺取脓液化验，其父不同意，医院只好给予青霉素治疗，效不显。鉴于以前我曾治愈一例肝脓肿（即上例的患者韩某），所以，此次亦按以前的治法处以方药：银花45g、生白芍15g、桃仁9g、甘草6g、柴胡9g（柴胡为引经药，可引药入肝),亦嘱服两剂。服了头付药后,患儿感到肝区舒服一些,疼痛减轻了。第二付头煎服后,肝区隆起较前减小。复诊时,其父能抱着患儿来诊了,自诉精神明显好转。我就又开了一剂原方,嘱其继续服用。复诊后离去时,出了我家门走到前庭柱子旁时,患儿突然急欲大便,其父将她放下后,她就便下一堆恶臭杂物。第二天,其父专程来相告,患儿回到医院后各方面均好,就是身体有些虚弱。我嘱其服完药再来诊治。三诊时,诊见:患儿肝区隆起已平、疼痛已止,只是腹部仍有些胀,但已不太明显了。我曾于 20 世纪 50 年代在一本中医杂志上见到一篇关于"绿脓杆菌性脓肿腹水"的治疗报道,其中详细地介绍了腹水的中医治疗过程。我考虑当时患儿的肝脓肿已去,可能只有腹水了,因患者是小儿,身体也较弱,所以不敢使用像十枣汤、舟车丸等逐水之剂,我便采用了这篇报道中所载的方子,减了 2/3 的量,用于此患儿。结果,患儿服药一剂后,腹水就消失了,腹胀亦除。当时我校的谢老师到医院查了病历后,还专门给我整理了个资料,他说这的确是个肝脓肿。可是,我到现在也搞不明白,为什么肝脓肿会从大便排下那么多脓便杂物,而且便后肝区隆起能迅速缩小。

4. 肺脓肿

我曾治过数例肺脓肿,疗效很好。先来谈谈我在广灵县医院工作时治过的一例,患者叫李某,男,34 岁。当时是 20 世纪 50 年代,患者感冒后出现高热,面色油亮,饮食无几(极少),而其主症为咳嗽、咯腥臭脓痰、胸痛,平素只能右侧卧位,左侧卧位则咳重吐痰。医院开始用青霉素以及磺胺类药物治疗,效果不明显。当时青霉素还没有国产的,用进口的每日一小瓶分四次注射,一个钟头打一次,连续打(当时还不敢大剂量使用青霉素)。患者经过半个月的治疗后,病情仍无明显好转,仍咳嗽、咯腥臭脓痰、发热,热势上午较轻(36～37℃),下午加重(39℃左右),白细胞 16×10^9 /L,食欲很差,一天吃不了一个馒头。当时,患者每日痰量达 1000ml 左右,痰中夹有黄稠如米粥样物,我根据《金匮要略》中的条文"眩而胸满振寒,脉数,咽干,不渴,时出浊唾,腥臭,久久吐脓如米粥者为肺痈",初投《备急千金要方》苇茎汤以治之。服药三剂后,患者咳嗽胸痛稍有减轻,但热势依旧,脓痰仍多。

后来经透视检查,发现其右上肺叶有结核性空洞,痰中发现有结核杆菌、链球菌,确诊为慢性纤维空洞性肺结核继发感染,医院加用了抗痨药物。我亦考虑到患者固有肺痨,素体阴虚,此时邪热壅肺甚重,非大剂甘寒,难奏其功。而且我回忆起年轻时在河北蔚县老家行医时,曾用陈世铎《石室秘录》中的"肺痈方"治愈过几例肺痈病人,于是此次也用此方加味治之:元参90g、麦冬60g、金银花 150g、当归 15g、芦根 30g、鱼腥草 15g、甘草 10g,嘱其服三剂。三剂后,患者精神好转,午后体温仍高,脉仍洪数,舌红而干,便于上方中加生地 10g、川贝母 10g(研末冲服)。又服了七剂后,患者体温恢复正常,精神明显转佳,诸症大减,但痰量仍多而腥臭,脉仍偏于洪大,舌红略有薄苔,立法仍以甘寒之品养其阴,加用桔梗,升提肺气,解风热之所壅,亦加枇杷叶,清肺止咳,拟方:元参 30g、麦冬 30g、银花 90g、甘草 6g、桔梗 9g、枇杷叶 10g。十余剂后,患者咳嗽减少,痰液清白,已无腥臭脓物。患者非常高兴,连声向我致谢。我说:"这不全是我的功劳,我也是和前人学的,这是人家的经验。"又经过一段时间的中西医结合治疗后,患者到北京某医院进行复查,检查结果显示:白细胞正常了,痰培养也成阴性了,只是肺部空洞部位需做手术治疗。后来患者回来后告诉我:"北京的大夫在我的右肺里垫了 6 个乒乓球。"我不清楚西医的手术是怎么做的,但我觉得他说的乒乓球可能是气囊。现在回想起来,患者当时病情其实非常危重,用中药结合抗痨药物成功地挽救了他的性命,患者从患病至今已 30年了,仍很健康。

还有一例,患者是张某的岳父,姓名不详。患者咳嗽气喘,早晨恶寒下午发热,出汗很多,医院里一直按感冒治疗不效,我初诊时亦按感冒论治。患者服了三付药后,诸症不减。二诊时,我考虑到其晨恶寒午发热,咳喘较甚,又问他:"有痰否?痰中有臭味没有?"他回答说:"前几天咳嗽吐痰没有什么臭味,近日痰已有了臭味,像那种臭鸡蛋味。"根据其症状及体征分析,我当时就怀疑可能是"肺脓肿"(肺痈)或"大叶性肺炎",便请来西医大夫谢某进行诊断。他听诊说其肺部有很多水泡音,也说很像是肺脓肿。后来患者就不恶寒了,体温逐渐升高,达到 39℃。这更印证了我的判断,我就按肺痈进行论治,拟方:银花 120g、麦冬 30g、川贝 9g、甘草 9g、当归 9g。因为此例病情无上例重,故银花用了四两。需要指出的是,治疗肺痈银花的用量不能小,小则无效。服此方 6 剂后,热势即退,共服 20 余剂后,患者就痊愈了。

5. 宫腔脓肿

患者王氏,时年 61 岁,张某之母,患宫腔脓肿。下面谈谈此病的治疗过程。

1970 年某晚 11 点钟,雁北地区科委的张某前来我家说:"门大夫,我母亲病得很厉害,昨天从怀仁来了,我已经安排她住在某医院了,您能不能去看一看。"我问:"现在是什么情况?"他说:"已高烧四天了,小肚子憋胀难忍,较西瓜还大,疼得很厉害,翻来覆去,烦躁不安。"并说:"医院有个肖主任,说我母亲子宫里有瘤子，准备明天上午 10 点左右做手术。我是想请您去一趟，看能否吃些中药。"我当时身体还很好，就骑着自行车随他到医院去了。去了以后一诊脉，六脉皆洪大滑数，且视其面色红，嘴唇干裂，舌淡红苔黄厚，烦躁不安，小腹胀起似篮球，一看病历体温 40℃。当时我经细查，发现此病既不像阑尾炎又不像腹膜炎，但确属下腹部有炎症之象，辨证为湿热壅毒之重证，思考后便下了决心，便对其子张某说："我问你几个问题。第一，你能不能半夜去抓药?"他说："行，可去北街日夜药店那里抓药。"我又说："第二个问题，你能不能与外科要做手术的大夫商量一下，明日上午的手术先不要做。你对他说，如果明天中午 12 点前出了问题，你负责;而我要对你说，如果明天 12 点前出了问题，由我负责。"我之所以这么说，是为了争取一个让病人服药的机会和时间。而且我也常对学生说："当医生既要有胆，又要有识，更要有决心，不要怕担担子。"

因为当时老太太并不想动手术，张某与医生商量后，人家(肖大夫)也同意了。我急开一剂《金匮要略》的"大黄牡丹皮汤"加金银花 90g，处方如下:川大黄 9g、桃仁 10g、冬瓜子 30g、芒硝 6g、牡丹皮 12g、金银花 90g。我治急性前列腺炎及妇女的急性子宫内膜炎也常用此方，急性阑尾炎就更不用说了，但必须要加金银花。因为我认为张仲景那个时代还没有金银花，金银花是到了明末清初才开始大量地使用的。开方后，我又嘱其把方子抓回后赶紧煎服，我就回家了。第二天早晨七点左右，他就去我家了，对我说："门大夫，我母亲昨晚服药后折腾了一宿。约凌晨三点钟，她就起来、坐下，坐下又起来，折腾了一阵，就说要大便。我赶紧把便盆端过去，却从前阴排下一大堆花红脓血状物，味恶臭。起身后身体很虚，小肚子一下子就扁了。您能不能再去给看看?"我随他到医院后，诊脉已现弱象了，体温也正常了，人也安静了。原来完全是一派热象、实象，现在已呈虚象了。当时他把肖大夫叫来，把吃我药的情况说了说，并让肖大夫看了看排下的脓物，肖大夫就对他说："这样看来，老太太这个病是'宫腔脓肿'，而不是我们之前认为的子宫肌瘤。像这样的情况，假如实施手术，很可能会把脓液进入血液，形成脓毒败血症。老张，这下可就好了，免得咱们手术出误了。"张某向我表示感谢，并询问用不用再服药了。我说："还得服几付巩固巩固。"于是我开了一剂"仙方活命饮"清解余热。患者服了一付后，我又各开了一剂"补中益气汤"和"人参养荣汤"，补中益气，养血安神。把这几个方子服后，又输了几天液，就病愈出院了。患者至今仍健康如常。

6. 妊娠期阑尾炎

患者叫米某，女，32 岁，在大同市妇联工作，是我们同院的邻居。怀孕八个月时,突发右下腹疼痛,呈阵发性,麦氏点压痛(+),白细胞 14×10^9/L,体温38℃,医院诊断为"急性阑尾炎",因波及胎动,医院建议手术治疗,并言婴儿可同时剖腹取出。她本人不同意,回家后就和爱人说:"叫门大爷去吧。"我去后一诊脉,脉滑而数,视其面色红,触及右下腹疼痛拒按,询其已三日未便。我又问她医院的诊断情况,她说:"已确诊是阑尾炎,要给做手术,我不同意。"我就说:"不要做手术了,吃我两付药吧。"我就开了一剂"大黄牡丹皮汤"加味:川大黄 6g、牡丹皮 9g、桃仁 9g、冬瓜子 30g、芒硝 6g、金银花 40g、败酱草 30g,嘱其急煎服。服药后,第二天凌晨排出很多大便,症状明显减轻,体温也降至 37℃,然而按压麦氏点仍有痛感,于是我又让她煎服金银花 60g、蒲公英 30g,日服三次,连服三天。三日后,体温降至正常,症状基本消失。一个多月后,顺产一男婴,母子平安。从以上病例可以看出,中医治疗急症是完全可以的。

总之,我反复强调,医生在诊治疾病时要重视辨证,根据辨证结果进行选方用药。我在临证时选用热药或凉药,并不是根据个人喜好,而是依据病情需要。有人说我好用温热药,当然我是注重人体的阳气,在用药上也有些经验,但这并不代表我偏爱温热药,而是因为一些疾病就是需要用。上面在谈了我运用兴阳温经祛寒法治疗疾病的体会后,又谈了一些应用清热、滋阴以及解毒的方药治疗急症的一些病例,就是为了说明这个问题。

三、整体观与辨证论治

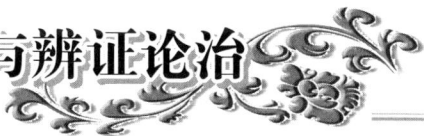

整体观和辨证论治是中医的两大特点,亦是中医的核心。下面分别来谈谈它们的重要性及在临证时如何体现整体观和辨证论治。

(一)整体观的重要性

中医的整体观:人体本身是一个有机的整体,人与大自然亦是有着密切关系的整体。《内经》在很大部分是研究人与大自然的关系的,大自然不仅与人,与其他生物都是有着密切关系的,一时一刻也脱离不了。从一个人来说,他一出生就呼吸着自然界的大气(《内经》云"天食人以气"),饮食着自然界的水谷(《内经》云"地食人以味"),然后就生活在自然界,到最后还要死亡在自然界。人和其他生物一样,不但是自然界的产物,而且始终脱离不开自然界。人类从古代开始就不断地改造着自然,但很大程度上也受着自然界的约束和支配。随着科学的发展,人类在利用自然界的有利因素时,也在改造着自然界对人类的不利因素,这种不可分离的关系,古人称之谓"天人相应",也就是两者之间的相互影响。除了自然界的正气(中医谓之"六气")可生人养人,往往还有邪气(中医称之为"六淫")可影响人,使人致病。但是人发病与否关键在于自身正气,因为内因是变化的根本,外因是变化的条件,外因通过内因而起作用。六淫只会对某些人致病,不会使所有人得病。所以,正如《内经》所言:"阴阳四时者,万物之总使也,死生之本也,逆之则灾害生,从之则苛疾不起",以及"精神内守,病安从来"等都是谈外因对人有影响,但不一定对所有人有影响,是否生病还要看人的内因,也就是"正气内存,邪不可干"。

下面就谈谈人体的整体观。祖国医学认为:人体是一个有机的整体,即人体的脏与脏之间,腑与腑之间,脏与腑之间,以及五官、四肢、百骸等有着密切的有机的联系。而五脏之间又有区别,其所处的部位、功能、主次等各不相同。《内经》曰:"心动则五脏六腑亦摇",是指心居于主导地位,其他脏器则处于次要地位。而各脏器又有其各自的功能,如肺司呼吸,协助心脏运行血液;肾为先天之本,主生长发育生殖;脾胃为后天之本;肝藏血等。它们虽然不是起着主导作用,但各有各的重要性。六腑(古时为"府",受纳、储藏之义)为五脏的服务机构,中医称之为"受承之官,出入之腑"。同时人体的各个器官都有着相互制约的关系,才能保持相对平衡。在人体罹患疾病时,器官之间互相影响,破坏了相对平衡,这就充分说明人体是一个有机的整体。所以《金匮要略》云:"见肝之病,知肝传脾,当先实脾。"无论哪个脏器得了病,决不能孤立地认为就是该脏器的病变,而要考虑到脏器之间是互为影响的,既要治疗患病的脏器,又要防患于未病的脏器。所以《内经》曰:"上工治未病"。这就是祖国医学呈现的整体观念,它要贯穿到生理、病理、诊断、治疗等各方面。比如前人对肾病水肿的分析,明·张介宾云:"凡水肿之证,乃肺、脾、肾相干之病。盖水性属阴,故其本在肾,水化于气,故其标在肺,水失其运化,故其治在脾,今肺气虚则不能化津而积水,脾气虚则不能运转而积水,肾气虚水无所主而妄行,水不归经则逆而泛滥,传于脾则肌肤水肿,传于肺则气虚喘短,传于肾则腰膝疲痛。分而言之,三脏各有所主;合而言之,其本归于肾,故此证的主症为小便不利。"

（二）辨证论治的重要性

我认为祖国医学里关于辨证论治的思想基础,是一个非常重要的客观存在的唯物主义哲学思想。辨证论治属于中医的一个独特体系,也可以说是中医的一个思想方法。既然是思想方法,它就要贯彻在中医理、法、方、药的每一个方面。而辨证又是论治的主要前提,没有辨证这个前提,论治就无从谈起。

1. 怎样理解中医的"证"

"证"既不是全部症状机械的总和,也不是各种症状简单的堆砌,而是我国历代劳动人民和高明的医生相结合,通过医疗实践不断地从繁冗复杂的病变当中找出来的客观规律。通过诊断,根据临床需要,将临床疾病发展过程中的病因、病机、病性、发病部位、邪正双方的力量对比等方面的情况,执简驭繁、提纲挈领地加以概括,便构成了"证"。八纲,即阴、阳、表、里、寒、热、虚、实八类证候,它是四对矛盾的八个方面。阴阳是依附于事物来解释事物的,八纲也必须依附于人体的疾病,来分析、归纳疾病的属性、部位和转归。如果离开事物、离开人体、离开疾病,八纲就是空洞无物的东西。八纲辨证,就是将四诊得来的资料,根据人体正气的盛衰、病邪的性质、疾病所在的部位等情况,进行综合、分析,归纳为阴、阳、表、里、寒、热、虚、实八类证候。中医的辨证涉及的方面很多,都是以八纲来综合分析、归纳证型,因此八纲辨证是中医辨证的纲领。

我们医生从四诊得来的第一手资料，即使十分丰富，也合于客观实际，但还是零碎的、感性的，如何把它加以整理和改造，上升为正确的概念和理论，就必须加以辨证。我们祖国医学所以能够发展、壮大，具有强大的生命力，就是因为它有辨证论治这个客观基础。我个人认为，四诊是调查研究的过程，辨证是综合分析的过程，论治是解决问题的过程。因此论治之前必须辨证。我认为任何事情也离不开这个过程。

2. 为什么论治前必先辨证

当病人病态复杂多变，症状百出时，假使我们通过四诊已经了解了一些感性的东西，但还是漫无头绪，究竟是先治头呢还是先医脚呢？先解表呢还是先清里呢？先治脏呢还是先治腑呢？这时我们就应该运用辨证的方法，在复杂的事物发展过程中，把存在着的许多矛盾的根本矛盾和性质找出来。就医生而言，就是在四诊的基础上，对疾病作进一步的综合和分析，这就是辨证。一个病人尽管其症状复杂，但还是能通过辨证分析，判断出他的主要矛盾的。我们不能说这个病人患的是阴阳之病、表里之病、寒热之病等等，也就是说一个病人他不可能八纲均属、六淫俱全，其中必有一个主要矛盾或矛盾的主要方面。所以只有通过辨证，才能辨清疾病的属性和类型，确定治疗原则，正确地立法、定方、用药。因此可以说，辨证是抓主要矛盾或矛盾的主要方面，这样就不难理解了。诊断是辨证的基础，辨证是论治的依据，论治之前必须辨证。

下面就谈一谈怎样进行辨证。辨证有多种，如脏腑辨证、六经辨证、气血辨证、营卫辨证等等，但如果离开了八纲辨证，哪一种辨证也无从着手，因此八纲辨证绝不能和其他辨证等量齐观。现在我们有些写书的都把这些辨证同等看待，甚至有些人还认为脏腑辨证是核心，这是完全错误的。八纲辨证绝不能和其他辨证混为一谈。其他辨证均可涉及具体的事物，而八纲辨证不是实质性的东西，八纲必须依附于人体的生理、病理，才能进行辨证，否则它就是空洞无物的。因此，必须与人体的五脏六腑、经络气血营卫相结合，还必须与外感六淫、内伤七情相结合，这样才能全面地辨证。八纲辨证是一切辨证的总纲领或叫总法则。既言纲领，又怎能和具体的东西等同看待？所以它必须依附于人体的生理、病理，来分析、归纳人体疾病的性质。我们医生把望、闻、问、切得来的资料客观地反映，通过连贯起来的思索，把它们去粗取精、去伪存真、由表及里、由此及彼地综合分析，全力地找出它的主要矛盾或矛盾的主要方面，以避免头痛医头、足疼医足、就高论高、触末忽本，也才能够保持清醒的头脑，做到有的放矢，为下一步的论治提供可靠的依据。

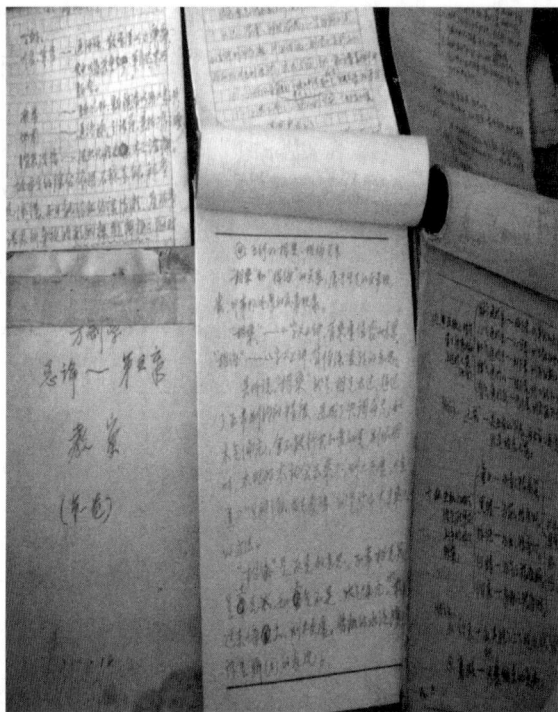

门纯德先生的教案（自 20 世纪 50 年代至逝世，
门纯德先生共书写了数百万字的教案和讲稿）

关于八纲，我个人认为这种叫法是不妥当的（当然前人张景岳也提出过），应该叫"二纲六变"。阴阳是二纲（总纲），反映阴阳具体的是寒热、表里、虚实。寒热是性质上的反映，表里是部位上的反映，虚实是人体生理、病理多与少、强与弱的反映。寒热表里虚实也不能与阴阳这个大纲等量齐观。要想辨表里、寒热、虚实，必须得拿阴阳来辨；要想辨五脏、六腑的表里寒热虚实，还必须拿"八纲"来辨（即二纲六变）。如病人头痛、项强、脉浮紧、恶寒、无汗，便可以用八纲来辨证，其结果是：表证、寒证、实证。立法：解表、祛寒、发汗，用麻黄汤是自然的。又如病人腹满、便秘、脉沉实、潮热，便可用八纲辨证，其结果是里、实、热证。立法应：攻里、泻实、清热，那么用承气汤是恰当的，用哪个承气汤，就看程度了。

（三）祛邪与扶正的辨证关系

在祖国医学的范围里，常需掌握祛邪和扶正这个大法。这属论治里的大法,是中医的精华部分,亦是中医的特点所在。下面谈谈什么是"邪",什么是"正"。

中医所指的"邪",有时也叫"邪气",就是指自然界中危害人体生命健康的一切致病因素,当然也包括病理产物。所谓"正",中医也叫"正气",就是维持人体正常生理活动的一切物质和功能,当然也包括抗病能力。中医的"扶正"就是提高它的抗病能力,现代医学称为"免疫功能"。前面讲过的一例小儿"阳虚外感的肺闭证",始终高热不退,后用"麻黄附子细辛汤"奏效。用此方就是为了提高机体的抗病能力,这样才能够祛邪外出,使邪气祛而高热自退。如一味地祛邪,用寒凉药清热,则邪去而正亡,那时小儿的正气已虚至极了。中医认为,疾病的发生,不外乎是邪气和正气两大方面的矛盾,不是邪气盛便是正气虚,《内经》云:"邪气盛则实,精气夺则虚。"我很赞成张景岳改变朱丹溪的"阳常有余,阴常不足"的论点,景岳认为"阳非有余,阴常不足"。我总认为,男到了二八,女到了二七,尽管每天通过饮食补充,但也开始损耗上了,也就是一面补(摄入)、一面损(消耗),损到了一定的程度,人体生命也就到了终点了。所以人到了成年,一般是"阳非有余,阴常不足"。"邪"与"正"的矛盾,就是致病因素和抗病能力的矛盾。致病因素很强,而抗病能力也很强,那么人体亦不会发病,即"正气存内,邪不可干"。所以说:"外因是变化的条件,内因是变化的根本,外因是通过内因而起作用的。"凡是邪气能使人体发生疾病,主要还是人体正气的不足。《内经》曰:"邪之所凑,其气必虚。"如果人的正气充足,体质很壮,防御能力很强,一般情况下,邪气是很难侵入的,纵然侵入也容易祛除,即《内经》所云:"正气存内,邪不可干。"

同时还有因单纯的正气不足引起的疾病,如气血失调、营卫不和、心肾不交等等,我认为这是机体内部的矛盾或机体自身的矛盾(如西医称的"神经官能症")。我在这里提出这个问题是为了告诉你们,我们不能见病就"祛邪",中医往往称之为"内伤"。那么邪正交争的矛盾,可叫做对抗性的矛盾,如风邪我们可祛风,寒邪我们可祛寒,湿邪我们可利湿等(就是要按对抗性的处理)。当然在祛邪的时候,要结合扶正。这就要看具体情况了,有的祛邪为主,扶正为辅;有的扶正为主,祛邪为辅;有的需要祛邪扶正并重。所以我们在祛邪的时候不要忘记扶正,而扶正的目的是为了更有效地祛邪。这恰如毛主席的战略战术:消灭敌人是为了保存自己,只有保存好自己,才能更有效地消灭敌人。这个道理就又涉及到"病"和"药"的关系了。我们治病的方法有很多,如针灸、理疗、精神疗法等等,但是相当大的一部分是通过药物治疗的。病和药同样是对立统一的关系。我们说,病是人体生理不正常的反映,药是通过人体来取得疗效的,所以医生用药对病人来说还是个外因,而对致病因素的抵抗能力,才是他的内因。纵然很多疾病是通过服药治愈的,但也是通过人体的内因而起的作用,并不是药物与疾病直接起到的作用。如果只承认药和病的直接作用,忽视了人体的作用,显然是一种形而上学的观点。所以有些药物在实验室试管里做实验,对某些病效果很好,一用到人体就作用不好了,有的还要起反作用。

我们治疗疾病时,要论清内伤和外感这两类不同性质的矛盾,同时也应该掌握好祛邪和扶正的辨证关系。对于内伤病应以扶正为主。具体地说内伤病有的属于物质亏损,有的属于功能失调,物质亏损的可以补充物质,功能失调的可以调整功能。补充物质也好,调整功能也好,都属于扶正的范围。如四君子汤、补中益气汤补气;四物汤、归脾汤、人参养荣汤补血;桂枝汤调和营卫;逍遥散调和肝脾;六味地黄丸滋阴补肾;八味地黄丸扶阳补肾,这些都是调整机体内部不平衡的方药,无邪可祛。对于外感病应以祛邪为主,扶正为辅,或扶正祛邪皆施(这要根据人体和疾病的具体情况来应用)。如初患外感体质不虚的人,应以祛邪为主或专祛邪,如麻黄汤证;如营卫失调的外感,则应以扶正为主,祛邪为辅,如桂枝汤证。总而言之,祛邪的目的是为了更好地扶正,扶正的目的也是为了有效地祛邪,二者是对立统一的。

(四) 关于望闻问切的连贯性

中医在漫长的岁月中,形成了一套独特的理论体系,对疾病的诊断亦有自己的独特方法。特别是古代,科学还不发达,在对疾病的诊断上,没有那么多现代的诊断仪器,本着"察外知内"、"见病索源"等推理疾病的精神,用较简易的诊断方法——四诊(望闻问切),凭借着医生的感觉器官和反应器官,也就是眼、鼻、耳、口、手等的活动,取得诊断的资料。四诊,我们应该把它们连贯起来思索,反对将它们割裂开、孤立地使用。疾病是极其复杂而多变的,只有把望、闻、问、切所诊断的结果,有机地联系起来,才能更好地完成对疾病的调查研究这一步任务,以便为下一步辨证(即综合分析)打下良好的基础。列宁曾说过:"要真正的认识对象,必须研究和把握他的一切方面、一切联系和媒介。"我们四诊,就是研究和把握它的一切方面。望诊,是通过医生的眼睛对病人进行观察的过程,眼睛是人体最敏锐的感觉器官,对外界事物有最强的接受、传导和反映的职能。这是一个初步感性认识的过程。闻诊,是通过医生的耳和鼻的活动,来审查患者的声音、呼吸、分泌物和排泄物的气味等。这是四诊的一个辅助诊断方法,也是初步的一个感性认识。问诊是通过医生的语言来询问患者的精神、发病情况以及全身情况和生活情况等等。它是四诊中很重要的一个环节,亦是感性认识更近了一步(有些自觉症状,除了问诊是不会知道的)。切诊,是通过医生的手(感觉器官)对病人的脉象以及其他部位的接触诊断。切脉是主要的。中医的脉诊,是一个独特的诊断方法,它不仅是通过脉搏的搏动次数上下功夫,而且要从脉象的变化(28 种脉)来分析疾病的性质、变化等。因为脉象是不以患者的意志转移和支配的,它比较客观地反映人体内脏变化的真相。如功能的强弱、气血的盛衰、病邪的深浅,一般是可通过脉象反映出来的。例如,脉沉迟细弱说明内脏的功能减退,热量不足了,能量也不够了,中医将之归纳为里、虚、寒证;脉浮大滑数为有余之象,说明内脏功能亢奋、热势较盛、能量充足,中医将之归纳为表、实、热证。

(五)同病异治与异病同治的辩证关系

中医除了在辩证当中找到疾病的主要矛盾和矛盾的主要方面以外,在论治的时候也是要讲究原则的,如治标治本的原则,正治反治的原则,以及异病同治和同病异治的原则等等。我常说:"中医原则性很强,灵活性很多。"正因为如此,它才合乎辩证法。这些治疗原则,都具有辩证法的思想在内。异病同治是重在掌握事物的普遍性(共性),同病异治是重在掌握事物的特殊性(个性)。疾病固然在表现上、部位上不同,但其性质相同,就可以用同样的法则,甚至同样的方药进行治疗,疗效同样都好。这就叫"异病同治"。同样疾病,出现在不同的人体,我们就不能运用一样的法则或方药去治疗。因为患者的体质,疾病性质,患病的季节、气候、所处的环境以及疾病发展的进程、深浅程度等不同,尤其是疾病性质有时会截然不同,因此必须要着重的掌握它的特殊性。这叫做"同病异治"。

异病同治:不同的患者患了不同的疾病,它的病种、病名、病变的器官、部位均大不相同,我们通过辩证认为它的病理性质一样的话,我们就可以用同一种法则,甚至同样的方药进行治疗。正如辩证法中所言:在同一性中存在着斗争性,在特殊性中存在着普遍性,在个性中存在着共性。因此,我们在临床上既要着重掌握患者的特殊性,同样也不能忽视他的普遍性。如:甲患者患虚寒性"脱骨疽"(脉管炎),乙患者患了"流痰"(骨结核寒性脓疡等),丙患者患寒痹、湿痹(关节炎)。这三个患者的病名不用,症状有别,部位也不同,感觉(疼痛)亦不一样。按照中医理论来分析,均属于阳气虚衰,寒湿凝聚,它的病理性质都是一个"寒"字,根据其性质,都应用"扶阳培本,温经活血"的法则,方药常用"当归四逆汤"、"阳和汤"、"乌头桂枝汤"、"附子汤"、"甘草附子汤"等。这一系列都是阳性热性药。在这个方面,我治疗的病例是不少的。

同病异治:同一种疾病出现在不同患者的身上,它的症状既有共同之处,又有不同之处。如果我们只讲共性不讲个性,此种情况就是只用一种方法或一个方子就行了,也就用不着辨证论治了。当人有了疾病其所以要找医生的原因,就是有赖于医生通过辨证的方法,去辨别疾病和某些人体的共性和个性,从而在施治当中,才能够针对它的具体的个性证候,结合普遍的共性证候,取得理想的疗效。例如,我曾经治疗过一对患肝病的夫妻,均来自于大同某一中学。两人的共性方面,通过医院诊断都是"肝炎"。化验:男:脑磷脂胆固醇絮状试验(++),麝香草酚絮状试验(++),转氨酶280U;女:脑磷脂胆固醇絮状试验(++),麝香草酚絮状试验(+++),转氨酶300U。症状:肝区均有钝痛,不思饮食,全身倦怠无力,失眠,头晕。两人的个性方面,男:颜面苍白,舌淡苔白,小便频数而清,大便稀薄,四肢厥冷,轻度浮肿,脉沉细迟弱,纯系虚寒脾湿累及肝。女:颜面紫红,口唇干燥,舌赤苔黄,小便短少而赤,大便干燥,2、3日一行,手足心热,心烦,头昏,头重,脉弦大而略数,纯系湿热肝郁之证。进一步分析,男的为脾湿肾寒累及于肝,治法:温经祛寒,燥脾利湿,补气扶阳为主。使用了附子汤、真武汤和归脾汤。从方剂的性能上看,丝毫没有涉及到治肝。女的是湿热郁结,肝郁血滞。治则应清热利湿,理气活血,养阴平肝为主。开始先服了一付桃仁承气汤,紧接就是逍遥散、膈下逐瘀汤,再结合凉血四物汤等。她的重点是舒郁活血治肝。这就是用不同的方法解决不同的矛盾。他们两人一个是寒一个是热,一个是虚一个是瘀。尽管用了不同方法进行治疗,到最后收到了一致的疗效,两人先后痊愈。男的服药的第三周,自觉症状消失,化验:脑磷脂胆固醇絮状试验(-),麝香草酚絮状试验(-),转氨酶16U;女的服药七周后,自觉症状消失,化验:脑磷脂胆固醇絮状试验(+),麝香草酚絮状试验(+),转氨酶90U。有句成语叫做"殊途同归"。如果将治男方之方药用于女方,则是"以热治热,以补治瘀",势必热、瘀加重,气血壅滞,岂不是火上浇油,使病势更重。反之,将女方之药用于男方,则是"以寒治寒,以泻治虚",势必使寒、虚加重,真阳脱泻,岂不是投井下石,错上加错,误人性命。所以《医学源流论》云:"夫七情、六淫之感不殊,而感受之人各殊,故医者必审其人之不同。"

（六）临床上如何体现整体观和辨证论治

1.“联合方组”的运用

（1）为什么要用“联合方组”：现在谈谈我为什么要用“联合方组”治病（已运用近20年）。当我遇到疑难杂病及迁延不愈的慢性疾病时，在第一次诊断后，要同时开几个方。多年来，运用联合方组，自觉在疗效上有很大的提高。但也引起很多人的质疑，有人认为是先验论，有人认为不符合辩证法，有人认为是独出心裁。需要说明的是，我在临床上并不是对所有的病都运用联合方组，一些外感病、急性热病（如流感、猩红热、扁桃体炎、腮腺炎、阑尾炎、肠梗阻等）和一些危重病人，特别是婴幼儿的一些疾病，我从来不用联合方组。其原因是，这些病证证候单纯，变化无常，转归迅速，不易掌握规律。假如以上病也用联合方组，不仅不妥当，而且是极其错误的。多年来，找我看病的人慢性疑难病居多，我在多年的临床实践中，对一些慢性病、疑难病逐渐摸到了一些规律。尤其是近十八、九年来，外地患者较多，跋山涉水，费尽周折。为了方便患者，就逐渐地由感性认识发展到理性认识上。所以，运用联合方组的过程是从感性到理性，从被动到主动，从必然到自由。我总的感觉，运用联合方组利多弊少。

（2）“联合方组”的特点

1）突出解决主要矛盾（治病求本）：“联合方组”是在中医理论的指导下、在辨证的基础上制定的治疗方案，它既突出地解决疾病的主要矛盾和矛盾的主要方面，又能够顾及到次要矛盾和矛盾的次要方面。其组成用意，同方剂的组成用意相仿，亦符合君、臣、佐、使的法则，也可以说是扩大了的君臣佐使。比如治疗寒凝血滞型脉管炎（占脉管炎的75%），其主症是冷、青紫、剧痛，然后坏死，分析以上症状的形成都是由于血管阻塞所造成，而阻塞的原因是寒凝血滞。往往寒凝是其病因，血滞是其结果，所以我们在开始治疗时应以温里通脉为主，活血化瘀为辅，补气养血为助。其联合方组的组成是先以“乌头桂枝汤”为主大热温经通阳，一马当先，可速止痛；第二方则以“当归四逆汤”兴奋末梢的阳气；在上两方的基础上，活血化瘀通络，第三方用“活络效灵汤”加味；上三方重在兴阳（调动身体的阳气）、活血，但注意兴阳和活血都会消耗体内的物质（阴），所以第四方就是“人参养荣汤”，此方是在补气的基础上养血，这样就是在发动功能、活血化瘀的基础上，给他补充了物质，这样就组成了一个完整的治疗方案。这仅是举个例子，当然在临床上要灵活运用联合方组，不可拘泥。

若只服乌头桂枝汤，则如有帅无兵，易化燥伤阴，致阴血不足，呈现阳盛的热象，出现面红、口干、脉虚大之症，且久服还可致乌头蓄积中毒；如仅用当归四逆汤，恰似无源论溪，药单力薄，只能振奋末梢阳气，行无根之阳，亦难收效；若单服活络效灵汤，无兴阳温运之根基，则成为"冷活血，死化瘀"、"冰冻内结，水难成流"；仅服人参养荣汤补养气血，就好似有后盾而无先锋，也不能达到温经通脉、活血化瘀的目的。因此，为了防止顾此失彼，做到全面照顾，只有采用联合方组的方法进行治疗，这样才能有主、有次、有步骤。

联合方组在服用上应该是轮服，这样既可循序渐进，一个回合、一个回合的进行，使疾病逐渐而愈，同时也可防止一些药物（如乌头）的蓄积毒性。治疗中为了全面照顾，只有采用联合方组这个办法，因为它有主、有次、有步骤。以乌头桂枝汤启发本阳，且温内脏，内脏得温，四肢则亦能温；以当归四逆汤温标阳，通微末；以活络效灵汤祛瘀血，生新血，推陈出新；以人参养荣汤顾气血，调营卫，为前三方补充物质基础。这样四个方子，各司其职，分工合作，这才能够达到预想的治疗目的。我在治疗近千例的脉管炎时，一般都采用联合方组这个形式，取得了较为满意的疗效。

有人要说，将以上四个方子合成一个方子，那不是更简单省事而又有效吗？我说不见得，但我也没有这样实践过。不过我见过有的患者带来的方子，里边既有阳和汤也有桂枝汤，还有四妙勇安汤的成分和活血化瘀的药物，但效果是不理想的。我认为这样就成了大杂烩了，我认为不妥当。脉管炎患者其血管的不通，必须针对其主要的矛盾，逐步解决，才能够治愈。拔苗助长，则是解决不了问题的。要谨记"欲速则不达"。矛盾是要一个一个地解决，吃饭亦是如此，需一口一口地吃，一种菜一种菜地吃。如果把各种凉菜、热菜、汤、酒等等都混在一起，那将是无法吃下去的，如果勉强着吃下去，也一定会引起呕吐的。我一直是主张当医生要开方不要开药，如果开方时只想药，必然会凑成杂烩。如头痛就开菊花、石决明，腰痛必用牛膝、炒杜仲等，这样就事论事，一定不会起好作用的。

2）体现中医的整体观："联合方组"的组成既有它的原则性又有它的灵活性。因为疾病的发展变化是很复杂的，人体各脏腑既有联系的一致性，又有各脏所喜所恶的不同性，有的相差还很悬殊。我们治疗当中，如果不注重整体观，就会出现顾此失彼的变证。如《内经》云："重阴必阳，重阳必阴。"这里"重"应读为 zhòng 不要读成 chóng。这句话的意思是，重视治它的阴，即辨为阴盛之证而过用热药，则致面红、高热、口鼻流血等阳证；重视抑制它的阳，即辨为阳热之证而过用寒药,如用三黄汤、泻心汤、石膏汤等凉药,导致阴盛阳衰,出现颜面苍白、四肢厥逆,甚至呼吸短促,冷汗自出,甚则阳脱。

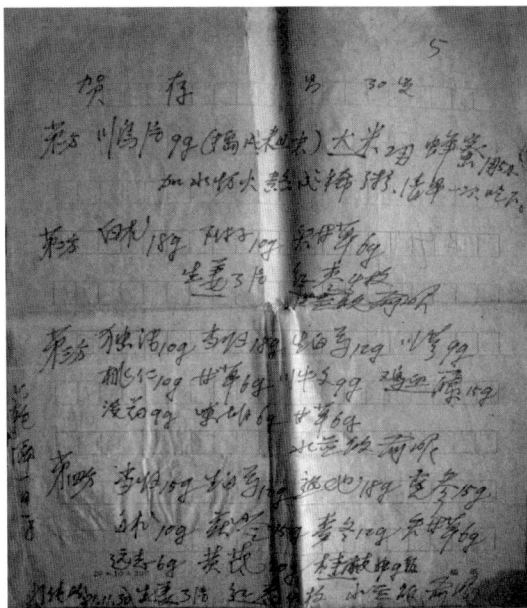

门纯德先生处方(1981 年)

运用联合方组就可以主次分明,全面照顾,也才能够防止不应出现的变证出现,从而提高疗效。如我常常遇到这样的患者:肝肾阴虚,脾阳也虚,往往治疗上会出现矛盾,如只滋补阴液,滋补肾阴,就会使其脾胃功能下降,更加阳虚寒滞,影响了后天之本,消化功能更差,就会引起腹胀严重,大便稀薄。反过来,如果只单纯温补脾阳,就会温燥伤阴,使先天之阴精受伤。我们如果把滋补肝肾之阴的药,和温补脾阳之药合在一起,那就会形成在药性上的相互矛盾,功能上的互相拮抗,效果就可想而知了。联合方组就可以根据上述情况的缓急,来区别对待。如果是脾阳不振、消化功能很差占主要方面,我们就先给他温补脾阳,用温脾汤或苓姜术甘汤,或香砂六君子汤、温胃饮等。第二个方子就可以用一贯煎或六味地黄汤。这样反复交替服两轮。假如服了温脾阳的第一方后,稍有燥象,第二方马上就服上了一贯煎,或六味地黄汤。当第二方发挥了作用后稍有腻象,又回过来服第一方温脾阳,又可纠正过来。这样先后交替服用效果是比较好的。如果肝肾之阴虚是主要的,脾阳虚次之,我们就先用补肝肾之阴的方药。这样就不会走向另一个极端。

再比如"慢性肝炎"。中医认为肝病从来就不是肝脏一脏的病变,而是和其他脏腑有着极其密切的关系。《金匮要略》有"见肝之病,知肝传脾,当先实脾"的说法,又有"肝肾同源"(即乙癸同源)的说法。所以我们在治疗肝病的时候,绝不能只机械地治疗肝脏本身,也要重视治疗其他脏腑,否则效果是不会理想的。西医认为"慢性肝炎"属于消化系统的疾病,也是很有道理的。西医的消化系统即中医所言之"脾",脾并不单纯指脾脏,而是指整个消化功能,包括肝、胆、脾、胰、胃、大小肠。慢性肝炎的症状有恶心、胃脘胀闷、痞满、食欲不振、面色萎黄等等,都属于"脾"的症候。肝体阴而用阳,"慢性肝炎"往往是由于肝火旺影响肾水,肾水虚,导致了肝肾阴虚。在病机上,一是影响了脾,导致肝脾不和;一是影响了肾水,致肝肾阴虚。作为一名医生,我们一定要想到疾病的转归,西医叫做"预后"。在治疗时,既要防止用药时的大杂烩影响疗效,又要认识到肝病对身体各脏的影响,进行全面的治疗,不要单打一,见肝治肝,而不涉及脾、肾。

如一"慢性肝炎"患者,主要症状是:头晕,眼干,腹胀,胁痛,少食,多怒,倦怠,失眠,齿衄,手足心热,脉细弦略数。中医认为主要是影响到肝血、脾阳、肾阴,中医叫做"虚中有郁"。在治疗时,应采取疏肝活血,健脾利湿,调气补血,滋补肝肾之阴。第一方:柴胡疏肝汤,以疏肝平肝;第二方:膈下逐瘀汤,以活血化瘀,第三方:胃苓汤或香砂六君子汤或小建中汤,以健脾利湿;第四方:一贯煎,以滋补肝肾之阴。这样反复地服上几轮。这样把肝气疏一部分,把血活一部分,把脾健一部分,把肝肾之阴补一部分。到服两轮后,又逐步解决一部分,几轮逐渐就使身体恢复,且治愈后不易复发。这不是先后的问题,而是要逐渐消除其病患,提高机体的抗病能力,从而恢复正常。通过这样治疗,肝气也条达了,全身的血(包括肝血)也祛瘀生新了,脾肾功能也提高了,患者面色苍白也变成红润了,肝肾之阴也慢慢恢复了。这样功能恢复后,肝炎是不容易复发的。假如我们只服"柴胡疏肝汤",则使肝气疏泄太过而影响肝肾之阴;如单服"膈下逐瘀汤",在气滞的情况下,既无法活血又对生血不利;如单服胃苓等健脾燥湿之剂,就会因燥而伤肝肾之阴;如单服一贯煎,则必然会导致滋腻,影响了脾阳则不思饮食,影响了活血而致气血凝滞,这样对肝更不利。所以在临证时,应联合运用,并要有先后、主次之分。

3)便于扫清治疗主证的外围障碍:疾病的变化是复杂的,一种病也会出现不同的证候。有些证候虽然不是病因,也不是主要矛盾,但是它可妨碍你消除主要矛盾或病因。如果不加以重现,就不能很好地解决主证,有时还可能使病情加重，出现弊端。治疗主要证候是针对病因来的，如同作战时的"战略"；治疗次要证候是为治疗主证扫清障碍，是战术上的灵活变化，也可以说是一个个的战役。联合方组就好像是完成战略任务，又包括着战术，而且很大程度上，联合方组就是执行战术的这么一种方法。战术是为战略服务的，联合方组这种形式是为了便于我们掌握战术的灵活性，也就是为治疗主证而消除外围障碍。

很多疾病在治疗上需要这样。如"脓毒败血症"，高烧、疼痛、有时意识模糊，但也恶心呕吐很严重；再如肾炎到了严重的时候，也是恶心呕吐较重，治疗"败血症"、"肾炎"的方药因呕吐严重，就无法服下去。因此第一步首先应把呕吐止住了，才能去治疗它的主证。肾炎所致的呕吐，我一般用"小半夏加茯苓汤"。虽然此方并不治肾炎，但呕吐之症影响到病人不能服治肾炎的真武汤等方药。所以，必须先服此方以止吐，扫除其外围障碍。吐止后，方可治疗肾炎。如一慢性肾炎患者，心下痞满、恶心欲吐、腹胀不能食、尿少、水肿、腹水严重、脉沉细，我们在治疗时往往应先解决恶心呕吐和心下痞满的症候。第一方我常用"小半夏加茯苓汤"或"半夏泻心汤"，急则治其标，而后才用增强脾的运化功能的方药；第二方常用"香砂六君子汤"，先让患者能吃饭，然后再温肾扶阳；第三方常用"真武汤"，前面用"小半夏加茯苓汤"或"半夏泻心汤"，就是为用"真武汤"扫清障碍；接下来，第四方，偏肾阳虚者用"八味地黄丸"，偏肾阴虚者用"六味地黄丸"。上例慢性肾炎患者，我们治主证的战略是利水，在战术上我们平胃、健脾、宣肺、温阳，然后到温肾。这样既解决了水液代谢，又恢复了人体的阴阳正气。10年前，我就是采用联合方组的整体治疗方法，治愈了一位慢性肾炎患者李某。在找我诊治之前，她曾于北京某医院就诊，当时医院的专家都认为这位患者生存的机会很渺茫了。在她痊愈后，其父还专门去北京把该医院的专家请来又看了患者，他们均感到非常惊讶。这位患者至今还很好，现已做妈妈了。

4) 诊中有治，治中有诊：有的疾病是由于人体正气不足，患者的脉证往往是错综复杂的，有时脉证不一，病和证也不一样。寒热虚实难分，造成了诊脉的困难。为了辨清病证，往往要进行试探性观察治疗，也就是诊断性用药。如一女性患者，60岁，自述：口干咽燥、但不想饮水，舌头干且硬，愈饮愈干，已有好几年了，晚上更甚，便秘，已10日未便了，脉沉细迟，颜面苍白，四肢不温，食欲不振。通过全面的检查，诊断为阳虚。我认为其口干是由于阳虚津液不能蒸腾运化，好比锅底无火，锅内有点水，锅盖是干的。这种因肾水不能蒸腾而致的口干,是一种寒燥证。因此种情况很少遇到,所以尽管是这样认识,也不敢肯定下来,怎么办呢? 就开始试探性的治疗。第一方用的是"麦门冬汤"原方,第二方用"附子汤",第三方是"竹叶石膏汤",嘱其服后再来。当时我正给"西学中"班的学员授课,有现场教学的意味。

她过了一周又来了,并说:"服了第一方平平常常,口还干。服了第二方后,当晚就想喝点水了,口也感到滋润了,第二天早晨就大便了(已12日未大便)。第三方服后,又恢复原状了,口又干了,很难受。"根据病人服药后的情况分析,我们确认这是一个寒证,是阳虚,肾阳不足了,阳虚使津液不能蒸腾运化,上乘于口舌。患者因此病遍寻名医,过用养阴生津之品,而我根据其症状(颜面苍白、四肢不温,脉沉细迟)分析她为一派寒象,给她开的第一方麦门冬汤,用后效果平平常常,因为方中有人参,第二方后大显效,第三方后又恢复原状。所以我就此例患者向学员们示教时,说:"所以,我们治病不辨证不行,不分阴阳不行,她是肾阳虚,肾阳就是釜底薪火,它蒸腾不了它的津液了。有肺热、胃热的人口舌干燥,可用竹叶石膏汤,但她用后更干燥了,这是由于扑灭了她的肾阳了。"所以又给予附子汤治疗。几付后,症状就明显减轻,之后便恢复了正常。大便也由原来的十几日一行,变为五六日一行,而且大便也不太干燥了。后来又用了几付温脾汤后,大便就逐渐恢复了正常。

再比如一个小儿,患弛张热十一个月,体温有时上39℃,平时也不低于38℃。经多方诊治,各种凉药均未见效。来找我治疗时,我也给予试探性的用药,曾用过一些寒凉方药不效,又考虑是否疟疾,用小柴胡汤加常山不效。还考虑过风湿热,用桂芍知母汤略有疗效,但亦不明显。此时就要善于转弯。后来给予附子汤服后有所好转,这就坚定了我的认识。于是我大胆地给他用了《金匮要略》的"乌头桂枝汤"和"乌头汤",服后效果相当好。其母在服药后前来告知,服药后体温下至37℃左右,患儿还从未下至37℃。后来其父从北京拿回了患儿的诊断"变应性亚败血症",我当时对此病还不太了解。此患儿就是先用诊断性用药,认识后并治愈的。先用凉的不效,再用温的有些效,后用热的很有效了,反而退了热了。这就便于我们在今后治疗当中下决心。通过联合方组这个治中有诊,我们才能下决心诊中有治,然后再运用联合方组而取效。

(3)"联合方组"的不足之处:当然,"联合方组"也不是尽善尽美的,也有一定的不足之处,如:①不便于总结一个方子的疗效、经验;②暂时与中医教学不太好结合;③不便于初学者使用。

联合方组不是押宝,也不是打彩,这样就失去了联合方组的意义,违背了整体观念。个人认为,联合方组必须在细致的四诊检查、认真的辨证、全面的分析的基础上运用,这样方能最大程度地发挥它的作用。我运用联合方组20年来,受益匪浅,还没有出现过不良反应。当然,我反复强调过,急性病、传染病、热性病绝不能用联合方组。如小儿腮腺炎(中医叫"痄腮"),用清热解毒的大青叶、板蓝根、金银花等方药,只需加点引经药柴胡即可,所以只开一方即可,不需要使用联合方组。所以,真理要从实践中检验。而且还需强调的是,这种联合方组的形式一定要灵活,既要有原则,又要灵活。有的病可以用二方,有的病可以用三方,不见得必须是四方。当然,这是我个人的经验,决不强加于人。

2. "反治法"的辨证运用

我们在临证时,不仅要善用正治法,有时也要学会运用反治法。关键时候抓住脉证,打破常规,反治法也可取胜。下面以举病例的方式谈谈反治法。

(1)肾阳虚口干证:王姓老太太,女,60岁。因口干来诊,病程已三年。就诊时已十日未大便,最好的时候也得五、六日一行。诊见:面色苍白,脉搏沉细,舌燥而硬,大便亦干燥,但手足不温。此系肾阳虚不能蒸腾津液。在治疗时为了确定病因,采用诊中有治、治中有诊的办法,给予第一方麦门冬汤,第二方附子汤,第三方竹叶石膏汤。服后第一方平平常常,第二方服后效果很好,症状大有缓解,第三方服后则又恢复原状,口干较甚了。这就说明此病确系寒证,即阳虚有寒,水液无法蒸腾而致口咽干燥,乃致大便干燥。第二方附子汤服后,肾阳得以温,寒邪得以除,水液得以蒸腾则口干渐润,同时阳气得以鼓动则肠蠕动增强,大便燥结亦缓解。根据其口舌干燥、大便干燥,用辛热之附子汤,系反治法。《内经》云:"逆则正治,从则反治。"

(2)脾气虚便秘证:王某,女,40岁。来诊时已有11日未大便,脉沉弱无力但不细紧,面色不红,亦无热象,腹胀难忍,但触之不硬,再考虑到她手足并不冷,脉也不细紧,只是沉弱无力,所以不能攻下。而且根据她行走快时就感到气短,当时认为是中气虚,加之她的体质较虚弱,不能强行攻下。经分析后,我当时处以"补中益气汤"加附子二钱、枳壳四钱,嘱服一剂。第二天晨起后,她早早赶到我家,告我说:"门大夫,您昨天那付药可把我泻痛了。我晨起后即有便意,随后便下很多,便也不干了,肚子一下就松快了,您这泻药真顶事。"我说:"这方子中一味泻药也没有,此方是给你补的"。她是中气虚,脾气虚,也就是正气虚,所以通过补中益气汤扶脾气、中气、正气,使其脾气恢复了,这就是通过补中益气,使其脾气恢复了,肠蠕动就增强了,大便也就通了。

(3)脾气虚腹胀证:马某,男,51岁。曾于大同某医院行阑尾炎手术,术后刀口处常痛,后因切口处化脓感染又做了第二次手术。之后,腹胀日剧,再后来就出现了小便量少、浮肿。我应邀会诊,诊见:面色苍白,颜面及下肢浮肿,上肢亦轻微浮肿,触之腹胀而不硬。我先开了两付胃苓汤,以利小便、健脾胃。患者服后效果不明显,尿量未增加。之后,开了一剂通幽汤,服后大便稍软,小便仍少,且腹更胀了。当时我考虑到是肾阳虚,用了一剂真武汤,亦疗效不显。再细诊其脉,发现脉弱无力但不细紧,此时我才考虑到是两次手术后伤了中气,因此用"补中益气汤"加味,把党参换成红参二钱,加附子二钱,枳壳五钱。加附子以防止拔其本(肾阳),因为清代一位名医曾说过,如果患者尺脉沉弱,四肢冷,用补中益气汤往往容易拔其本。枳壳按西医的说法,它可以增加肠蠕动。一剂后,患者至后半夜就小便了,小便清长,腹胀松快多了,触诊腹也软了。又于上方中去枳壳,服了一付后,尿量增多,腹胀消除,浮肿也渐消了。

(4)瘀血阻滞胎动不安证:田某,女,38岁,是我的老伴。当年她怀四小子时,怀孕五月,突然下部出血,血量多,鲜血、黑血夹杂,流产先兆症状很明显。她平素火气大,易生气,面色紫红,此为一派瘀象。自述腹痛向上冲(一般流产的疼痛有下坠感),脉大有力。我当时就大胆地用了轻剂"桃仁承气汤":桃仁三钱、川军二钱、芒硝二钱、甘草二钱、桂枝二钱。服药后第二天早上,下血就减少了,到了下午血就止住了,腹痛上冲感亦消失。后来一直到足月,四子得以顺产。

3. 方精药简,运用小方治病的体会

我们在治疗时,要尽量"方精药简",避免"大杂烩"。我常对我的子女和学生说:"我们在临证时,能用小方治病,就不要开大方;能用经方,就不要开杂烩汤,也就是要尽量做到方精药简。这样既能有效治病,又减轻了患者的经济负担,还可省国家的资源。"下面举一些我用小方治病的体会。

(1)乌头煎:《金匮要略》曰:"腹痛,脉弦而紧,弦则卫气不行,即恶寒,紧则不欲食,邪正相搏,即为寒疝。寒疝绕脐痛,若发则白汗出,手足厥冷,其脉沉紧者,大乌头煎主之。"此患者是怀仁县医院王某介绍来的,男,60岁。县医院怀疑是脉管炎,我通过检查判断不是脉管炎。因为他双足发冷、麻木对称,足背动脉搏动良好,白格氏试验(一)。此证以麻木为主症,不伴疼痛,就是一个简单的寒证,并没有阻塞不通的现象。我就开了两付乌头煎:川乌9g、蜂蜜15g,嘱其一付后如病症解除,则第二付就不用服。头一付后症状大减,两付后就痊愈了。

(2)大黄附子汤:《金匮要略》云:"胁下偏痛,发热,其脉紧弦,此寒也,以温药下之,宜大黄附子汤。"患者王某,男,19岁。他是孤儿,靠帮人放羊为生,平素一日三餐常以冷水就馒头,某日突发剧烈腹痛伴呕吐,被送往医院。当时我在广灵县医院工作,当人们把他抬到医院的前一天,他已从口中吐过粪了。来院后西医诊断为"急性肠梗阻"。当时病人腹痛难忍,因疼痛剧烈还曾用头撞墙。当时是1953或1954年,县医院尚不能输液、手术,于是医院准备用车将他送往市医院治疗。当将患者抬上车时,他痛的翻转打滚,面色苍白。我急忙上前触诊,脉已细的快触不到了。当时几个西医大夫说:"送已经来不及了,让门大夫给看看,服中药行不行了?"我当时就开了一剂"大黄附子汤"。开方时,我与当时一个较熟的大夫说用三钱附子、三钱大黄。他说:"要用就用它五钱吧。"后来就听从他的建议,附子和大黄各用了五钱,细辛二钱。急抓回煎好后,就准备与服。因当时患者呕恶欲吐,我就嘱其先服灶心土(水泡),之后紧接着服了汤药,服后果然未吐。服药两小时后,患者又翻来覆去、疼痛难忍,诉说有些下坠之紧迫感,似有便意。还未等护士端来便盆,他已排下很多大便,其中呈硬块状的干粪有十余块,且粪水结杂。患者便后腹部松快了,但出现气短、乏力等症,遂静脉推注葡萄糖补充能量,且嘱其静卧休息。下午时,患者就能慢慢进点汤水了。后经调养数日,痊愈出院。

又一例,患者许某,男,53岁。因患不全性肠梗阻已行两次手术,现已形成"巨结肠症",就是肠子比胃大,即升、降结肠拧成结,把内容物都留在横结肠中。患者因腹痛发作来找我诊治,我也给予"大黄附子汤",它是在用附子扶大阳(肾阳)的基础上,通过细辛通末梢,这样就能够把附子的热量、能量让肠壁利用,然后使肠壁活动增强,淋巴活动增多,肠蠕动便增强了,最后再用大黄斩关夺门、长驱直入,梗阻就会通了。因患者当时四肢逆冷,属脾肾阳虚,以肾阳虚为主。此方以附子扶了肾阳,细辛沟通肾阳到达末梢,在此基础上肠部的循环好了,再拿大黄长驱直入通泄大便,病自然就会好的。以后凡遇腹痛,则常服此方,一服即效。如服药后,出现腹痛加重,则加生白芍12g,以减轻由于肠蠕动增强后导致的腹痛加剧。此方对麻痹性肠梗阻或叫功能性肠梗阻效果更好,机械性肠梗阻一般用大承气汤。且应谨记用"大黄附子汤"时,不能画蛇添足,不能再额外加枳实、厚朴等药。

(3)黄芩加半夏生姜汤:《伤寒论》云:"太阳与少阳合病,自下利者,与黄芩汤;若呕者,黄芩加半夏生姜汤主之。"谈谈1957年的一个病例。王某,男,灵丘人,是地区医生训练班学员。1957 年"亚洲流感"在中国爆发,发病率很高,当时训练班 71 人中就病倒了 40 多个,有以表证为主的,有以呼吸系统症状为主的,还有以胃肠系统症状为主的。王某是较重的一个胃肠型感冒。当他脱水较重的时候,当时的另一教员(讲解剖的)就准备给他输林格氏液。当时患者呕泻不止,眼窝深陷,颜面苍白,手足不温,脉细弱,输了三瓶(一瓶 500ml)液体亦未止住吐泻。我当时给他开的是"黄芩加半夏生姜汤":黄芩四钱、生白芍四钱、甘草二钱、半夏三钱、生姜三片、红枣四枚。患者下午三、四点服药后,到了晚上就想吃点东西了。他吃了几片饼干,并未呕恶。到了第二天,再未出现水样便。后经调养痊愈。但需要说明的是,此方用于肠炎效好,痢疾就逊色了。

再举一例,患者叫杨某,是我一学生的二哥。因吐泻已在医院输了四天抗菌消炎的液体,无明显好转。其家属将他用汽车拉到大同医专找我诊治。诊见:四肢不温,吐泻不止,饮水即吐,脉弱。我亦处以"黄芩加半夏生姜汤",一剂后病愈。此外,我还需再三强调,不要画蛇添足,若在此方中加焦三仙等药,不仅无效,而且有害。

第三例患者是部队驻同某医院一护士的小孩,6 个月大的男婴,叫付某。其父是医务处的教导员,母亲是传染科的护士长。当时正是"文革"时期,其父到外地外调去了。患儿因患支气管肺炎在他们本院住着院,当时医院已经用遍了各种抗生素,如青霉素、氯霉素、链霉素等,还包括当时较新生产出的抗生素,导致"菌群失调综合征",患儿连续九天出现绿色稀水样便,进乳即吐。我去会诊时小儿已不省人事,氧气不离,每日输 200ml 血,颜面苍白,手足厥冷,腹胀如鼓(肠麻痹所致),上午体温 35℃,下午、晚上体温 39℃左右。用手将两腿抬起,则可看到不断从其肛门缓缓流出绿色稀水样便。当时患儿很危险,医院已下病危。患儿正气特别虚,兼有里邪,我经再三考虑,用的是"黄芩加半夏生姜汤"加茯苓、小红参:小红参 3g、黄芩 3g、生白芍 3g、半夏 2g、茯苓 6g、甘草 2g、生姜 3g、红枣 1 枚。其中茯苓淡渗利水,小红参大补气血,在扶正气、淡渗的基础上用"黄芩加半夏生姜汤"清热和中,降逆止呕。下午四点左右,药煎好后经鼻饲把头煎药灌进去,我又嘱晚上 12 点左右把二煎药服了。临走时我对其母亲讲:"如果能抢救过来,第二天再来接我。抢救过来并不是我的功劳,这是仲景的方,是仲景的功劳。"

第二天中午,医院的二位医生来接我,他们说:"门大夫,服了您的药后顶了大事了。肛门现在也不流粪了,今天早晨还吃了他母亲的一点奶,也不打嗝泛奶水了，上午体温也基本正常了。您再给去看看吧。"我又去后，诊脉时已能触到其脉了，到了下午体温也不高了，也能吃奶了。于是嘱其再服原方一剂，日服三次。第三天，患儿病势已安，但仍腹胀，我嘱其将黄芩 3g、生姜 3g、红枣 1 枚煎汤冲服参苓白术散 1.5g，一付药白天服两次，晚上服一次，共服三剂。服药后，症状基本消除，唯神色倦怠，又于前方减黄芩，服了几付后，病愈出院。

此患儿是用抗生素太多太杂，把大肠杆菌杀伤了。大肠杆菌在肠内是正常的菌群，中医称之为"脾气"或"肠气"或"胃气"，总之属于人体正气。此患儿治好后，医院还专门组织医护人员针对此例患儿进行了讨论。

(4)大黄甘草汤：《金匮要略》曰："食已即吐者，大黄甘草汤主之。"此方治疗食已即吐之证。此类病例很多，列举一二。

1971 年，在大同段市角（我旧居附近），有一白姓居民的儿子，七岁，因呕吐不止在市某医院住院治疗，经各种办法不效。后患者在其邻居布某（我曾治愈其狂证）的介绍下，前来请我去医院会诊。诊见：患儿双目略有下陷，体温不高，食已即吐，寸脉滑大，即认为上焦有实热，遂给予"大黄甘草汤"：大黄一钱半、甘草一钱。嘱其先少许抿点（不要大口喝下，以免引起幽门痉挛），停顿 3、5 分钟后，将其全部喝下。一付后，当天就未吐，到了第二天也没吐，于是中午就出院了。

还有一例一岁的患儿，喝水、米汤及母乳也要吐出，我就予以"大黄甘草汤"：大黄二分、甘草一分，用开水稍泡后，喂后即可。

一定要记住此方证的特点是"食已即吐"，就是吃完了就吐，而不是慢性的吐，如痰饮的吐、肝胆病人的吐、胃癌的"朝食暮吐，暮食朝吐"。

(5)一味麦门冬汤：1973 年，我校刘处长的叔叔在内蒙古乌盟工作，出差路过大同，刘处长带他前来请我给诊治。诊见：口唇干燥，面色青黄无泽，烦躁憋气，体温 37℃，全身还有浮肿现象，舌边紫，舌苔黄而干，脉弦大。患者在乌盟时已服过好多药，不效。乌盟医院认为是肝炎近乎肝硬化。《成方切用》云："一身洪肿者，麦门冬汤主之。"此方不是《金匮要略》的麦门冬汤，此方只一味麦门冬。我当时用了二两麦冬、十枚大枣，煎好后一次服下，嘱患者服后第二天看情况。因为我治浮肿，一般常用的方剂是小青龙汤、真武汤、胃苓汤、五苓散、猪苓汤，我不好用阴药。但他这病为阳病，脉弦大，故可用此方。

患者当晚就把药服下，服后到了晚 11 点左右就睡着了（以前到了晚上烦躁难以入眠）。凌晨四、五点晨起后小便了很多。第二天上午来复诊时，把昨晚服药后的情况以及晨起小便的情况告诉了我，并用手按四肢皮肤说浮肿已明显减轻，还说今天自觉不烦躁了，口干舌燥亦减轻。这时我才按顺序给予治疗，治肝、保护脾肾，整体论治，运用联合方组。

此例患者的症状表现，是由于肺有燥热，使肺清肃之气失司。这样一味麦门冬，养肺胃之阴而生津，通过生津而又润肺。肺得滋润，清肃之性又复始。因肺为水之上源，肺的功能得以恢复，则把正常的水液敷布，而口干唇燥自除，把多余不正常的水从小便利出，则浮肿自消。这样既解决了干燥的问题，又解决了浮肿的问题。

（6）一味白术酒：清·陈修园《时方歌括》云："治伤湿身尽痛。即白术一两，酒煎服。不能饮者以水代之。按《神农本草经》云，白术气味甘温无毒，主风寒湿痹死肌痉疸，止汗除热消食，作煎饵，久服轻身延年不饥。"我在广灵的时候，有一位四十多岁男性患者，小腿瘙痒的非常厉害，并有较多的小红疹，已3年余。我曾给予祛风、利湿等数剂药而效不显。后来，我就用了这剂"一味白术酒"：白术八钱，半水半酒（二两水二两酒）煎，煎后一次服下。一付药后，症状就明显减轻，连续服用半月后就痊愈了（这是半月后患者亲自前来告诉我的）。这个方子就是用一味白术燥湿利湿，用酒引药走表、入血分。此患者症状较重，故白术用到了八钱，一般白术用五钱。

（7）桂枝附子汤：《伤寒论》曰："伤寒八九日，风湿相搏，身体疼烦，不能自转侧，不呕不渴，脉浮虚而涩者，桂枝附子汤主之。"1964年，地区的"四清"工作团的区直开会，我当时也在地区开会。患者是工作团成员张某之女，19岁，患风湿性关节炎。一次父女二人上楼时，我们相遇。当时患者因关节疼痛上楼相当困难，有时还需其父帮助她把脚抬上台阶。当时他父亲对我说："老门，借此机会就给我女儿看看病吧。"我说："行！"就随他们到了办公室。视其皮下结节较严重，色发红，诊其脉并不洪大，询其也不想喝水，膝关节有时冷有时发热，当时就开了一剂"桂枝附子汤"：桂枝三钱、附子三钱、炙甘草二钱、生姜三片、红枣四枚。患者当天晚上就把头煎药服了，第二天早上服了第二煎。因我第二天开会很忙，所以没碰面。第三天见到其父，他说今天女儿腿上的红疙瘩都没有了，疼痛也不明显了。后来又开了"桂芍知母汤"，嘱服5、6剂。又过了4、5年，有一次遇到了患者父亲，他告我说："孩子服了那几付药以后，到现在一直很好。"所以仲景的方是治本的，风湿可以治愈。

此例患者风湿性关节炎有皮下结节，西医检查一般抗链"O"高，认为是风湿结节，且红结节一般是按热证处理的，但前医多用寒药未效，而我用桂枝附子汤取效，可知此非热证。

(8)桂枝甘草汤:《伤寒论》云:"发汗过多,其人叉手自冒心,心下悸,欲得按者,桂枝甘草汤主之。"此方治疗因大汗后造成的心悸、失眠,患者都有"叉手自冒心"的表现。在前面讲"兴阳法"时已举过此例患者郑某,因淋雨感冒自服一大碗葱姜红糖水,出了一次大汗,导致严重失眠三月住院治疗,只能用双手捂住胸口才能稍睡一会儿,这就是仲景说的"叉手自冒心"。患者服了三剂"桂枝甘草汤"后就痊愈了。

(9)泽泻汤:《金匮要略》云:"心下有支饮,其人苦冒眩,泽泻汤主之。"六十余岁一老太太,平时血压较高,一般是 180/120mmHg 左右,头晕脑胀,手指麻木。自述:头晕非常严重,不敢动弹,来诊时血压不太高,150～160/100mmHg,诊其脉象亦不洪大,呈弦细之象,面色亦不太红,略有短气。问其是头晕还是昏胀?答曰:"是以晕为主,稍有昏胀。"《金匮要略》中泽泻汤主症为"冒眩",冒眩就是指头昏目眩,恰为患者之病症。于是,当时我就处以"泽泻汤":泽泻四钱、白术三钱。服药一剂后,头晕就大有减轻。

后来我用此方治疗西医诊断的脑压高的患者效果很好,看来这个老太太可能就是脑压高。有时我也用此方治疗青光眼的眼压高所致头疼、头晕之证。

(10)白术附子汤:《金匮要略》云:"伤寒八九日,风湿相搏,身体疼烦,不能自转侧,不呕不渴,脉浮虚而涩者,桂枝附子汤主之;若大便坚,小便自利者,去桂加白术汤主之。"我用此方治疗四大类病证:

1)妇女不孕症(脾肾阳虚型,特别是肾阳虚型)。

2)男子阳痿(肾阳虚型):症见颜面苍白,手足厥冷,阳事不举,脉沉。鹿茸、肉苁蓉、仙灵脾等都是阴阳双补的药,除了附子、乌头是纯补阳的,其他药都不是。因此肾阳虚型阳痿服白术附子汤,补阳效果非常好。我年轻时曾治一韩姓男子,约 35、36 岁,阳痿,服用白术附子汤 30 余付,疗效非常好,后育有一子。以前他颜面苍白,四肢厥冷,流清涕,其实也是肾阳虚的特殊表现。

3)慢性腰疼(肾阳虚型):症见手足厥冷,且足冷更甚。

4)习惯性流产(肾阳虚型):症见乳房发育不良,性冷淡,尺脉沉细,西医检查往往是子宫发育不全。

用此方需抓住四点:①四肢厥冷;②面色苍白;③不想喝水;④脉沉细。此方我临床应用较广,且疗效甚佳,所以我常说:"咱们开方不要贪大求多,方精药简往往有奇效。"

(11)猪苓散(治水毒的呕恶不止):《金匮要略》云:"呕吐而病在膈上,后思水者,解,急与之。思水者,猪苓散主之。猪苓散方:猪苓、茯苓、白术各等分,上三味,杵为散,饮服方寸匕,日三服。"此方是将猪苓、茯苓、白术等分,一顿一方寸匕,即现在的每次一钱。"匕"这个字是古代"匙"的简写。顺便说一说"麻沸汤",麻沸汤是指相当于 70℃～80℃ 的水,即将要开的水。"沸"是水开了,开了花了,即 100℃ 时水的状态。"麻沸"就是水将要开时,在锅的底部和周围有很多像麻子大小的小水泡时,大约 80℃ 时水的状态,称"麻沸",不到 100℃ 是为了不要把药挥发了。

此方是治水逆的,就是由于水气病、痰饮病引起的呕而不止。一定要用散,服上散剂后,药就分布在了胃黏膜上。我用此方治疗了 10 余例"尿毒症"的呕吐不止。我的体会是:凡化验非蛋白氮、尿素氮高,超过 60～70mg/dl 的尿毒症的呕吐,用此方是很有效的,一般情况服四顿即可。如新华大队队长的爱人,连牛奶、米汤服下后亦要吐出来,肚子很大,腹水严重,非蛋白氮90mg/dl 左右,医院已报了两次病危。我先给予"猪苓散",三顿就把吐止了。然后才开始治疗她的肾炎尿毒症。

我平时常用小半夏加茯苓汤止呕,但有时解决不了问题,则需用猪苓散。我也曾试过将这三味药煎汤服,但效果不好,不如散剂。所以仲景丸散膏丹,各有妙用。此方也不能加半夏等止呕药,加上后反而不见效了。

(12)甘草附子汤:《金匮要略》曰:"风湿相搏,骨节疼烦,掣痛不得屈伸,近之则痛剧,汗出短气,小便不利,恶风不欲去衣,或身微肿者,甘草附子汤主之。"此方是《金匮要略》治风寒湿痹的方子,也是我治疗"寒痹"的主要方子之一,要比"桂枝附子汤"、"桂芍知母汤"和"白术附子汤"的疗效好。应掌握"寒痹"的主证是:剧痛,关节不能屈伸。

在我 35、6 岁的时候,我老家的南山有一女患者(现在住大同的帅府街,其夫是老干部,前几年已去世),当时 30 岁左右,因关节剧痛邀我到家中诊治。到她家中后,我见患者在炕角上坐着,当她儿子从旁边爬过来时,她因害怕触动关节疼痛而惊叫,这正好符合"近之则痛剧"的条文。诊见:关节肿大发亮,局部发热,诊其脉搏沉,小腿以下发凉,当时疼的很严重。当时就开了"甘草附子汤":炙甘草三钱、附子三钱、白术三钱、桂枝三钱,嘱其服两剂。两付药后出现了奇效,关节肿消了,局部也不疼了。30 余年后,她来我家后又谈起此事,说:"门大夫,当年您给我开了两付药,就把我的腿疼给治好了。"

从此病例可知,我们不能因为关节局部发热就不敢用热药。还需指出的是,用此方绝不能加减,也就是不能画蛇添足。如果认为腿疼,再加些牛膝、杜仲反而无效。我曾给太原一患者用此方治愈寒痹证,后来这个患者对我说:

"门大夫,您开的这几味药,其他医生给我开的方子里都有,但是那些方子服了就没效,服下您的这个方子后就效果很好。"可见仲景的经方药味虽少,却能治好很顽固的疾病。

(13)半夏散及汤:《伤寒论》云:"少阴病,咽中痛,半夏散及汤主之。"此方我的常用量是:半夏 9g、桂枝 9g、炙甘草 6g。

我在晋北卫校(忻县卫校的前身)任教期间,有一女学生赵某没有什么原因就得了不能发音的病,已四天了,一说话就着急的两眼流泪。她说话时只有点气流,别人听不清,脉搏也不洪大,没有热象。咽喉疾病一般慎用半夏、桂枝之类药物,因半夏偏燥,桂枝偏热、也偏燥,而常用生地、麦冬等清凉滋润之药。因她无热象,所以我当时就开了"半夏散及汤"。服了一付后就好了,发音正常。所以我们不要看不起方小药简,如果用的得当,常有意想不到的效果。我们说要继承,就是要继承这些东西。

(14)商陆肉:此方包括二两五花猪肉、一～二钱商陆。我已用此方治疗多例腹水患者,此方主要是治标、救急。如患者腹水严重,经常需要抽腹水,而西医利尿药已无济于事时,用此方通过利尿消除腹水,效果很好。我常嘱患者将二两五花猪肉(一层红一层白,肋下的肉)切成小块,不加盐,与商陆一钱同煎,晚饭前服。如曾治在大同某医院住院的尿毒症患者李某,开始治疗腹水时就是用的这个方子。当时患者本已无尿,服此方后当晚就小便 500ml。但此方是救急、治标的方子,当腹水消后,要马上整体考虑,着手治本。

逐水药中,商陆是较平稳的,且此药可水煎,其他逐水药甘遂、大戟、芫花等作用峻猛,又不能水煎。五花猪肉,一方面扶正,因为猪肉是血肉之品,另一方面因猪为水畜,作为引经药,可入肾助商陆之力。

(15)吴茱萸汤:《伤寒论》中的相关条文是阳明篇的"食谷欲吐,属阳明也,吴茱萸汤主之",少阴篇的"少阴病,吐利,手足逆冷,烦躁欲死者,吴茱萸汤主之",及厥阴篇的"干呕,吐涎沫,头痛者,吴茱萸汤主之"。我常用此方治疗西医所称"美尼尔氏症",即中医的头痛、头晕、头眩之证,伴四肢逆冷、恶心欲吐或吐涎沫者。

前年(1981 年),我校办公室主任老邱同志恶心呕吐,吐涎沫,头眩晕,面色苍白,我诊之脉沉,四肢很冷,于是处以"吴茱萸汤"原方两付。服药后,四肢温,头晕、恶心止。

最近约半月前,位于大西街的市五金交电商场的田某同志前来找我,说头晕的很严重,量血压低,我开的也是"吴茱萸汤"。因为她的症状较重,所以用的是小红参,处方如下:小红参 6g、吴茱萸 6g、生姜 3 片、红枣 4 枚。两付后就痊愈了。

此方与泽泻汤的区别是:泽泻汤是突然眩晕,没有手足厥逆、吐涎沫等症,而此方的眩晕往往同时伴有四肢冷、吐涎沫。

(16)干姜人参半夏丸:《金匮要略》云:"妊娠呕吐不止,干姜人参半夏丸主之。"此方是《金匮要略》中治妊娠恶阻的一个方子。本方除了人参之外,干姜、半夏均是妊娠慎用或禁用之药,这说明张仲景在用药上真神了。

我四十岁之前在广灵时曾治过一名妇女,从妊娠一开始就呕吐,一直呕吐到七个多月,找我诊治时,全身已很消瘦,开始我用的是"小半夏加茯苓汤",不效(还需特别指出,怀孕时不可在止吐方中加伏龙肝,因为它有收缩子宫的作用),这才用上"干姜人参半夏丸":干姜、人参、半夏各一钱,水煎服。一付后,患者自觉胸腹舒服一些,呕吐有所好转,两付后就不吐了。到后来,我就嘱其将这三味药等分,做成丸剂,一次服一钱的丸药。

还曾治一例大同安装四处的妇女,怀孕四个多月,妊娠反应很厉害,已发展成妊娠恶阻,与服"干姜人参半夏丸",嘱其制成丸剂服用,三次后就好了。还治愈过大同口泉一老汉,呕吐不止,曾用过各种降逆止呕剂,如丁香柿蒂汤、温胆汤、小半夏汤、小半夏加茯苓汤、半夏厚朴汤,皆药效不显,后用干姜、人参、半夏做丸,嘱一顿服一钱,共服丸药一两后病愈。

(17)桂枝汤:桂枝汤是调和营卫之要剂,所治甚广,这里只谈谈其治疗妊娠反应的用途。妊娠两个月以后、三个月以内这段时间里,孕妇体内有一新生物在其子宫内安居,而且还需要各种营养,这时孕妇的体内环境(内分泌)就会有所改变。此时孕妇就会难受、不适,似感冒又不像感冒,全身酸痛困倦,吃东西不香、选择性很强,懒惰,嗜睡,晨起恶寒,中午烦躁,尤其午饭后非要睡上一会儿,这就是一种"夺血"的预兆。因为婴儿所需的营养物质,需要通过血液循环才能从母体通过胎盘送过去。妊娠妇人的这种不适感觉就叫做"营卫不调",我们给她调和营卫,诸症就会自除。一些人往往机械地理解妊娠妇人不用"桂",这种认识是片面的。下面举一例:

马某,女,29 岁,我校校医,后调至内蒙古某医院。当时是"文革"期间,她还负责着一个专案组,工作很忙。怀孕后,除恶心呕吐外,全身倦怠无力,因工作忙自己身不由己,非常苦恼,就去找我说:"门老师,能否给我吃点中药?"我诊其脉滑,也没有其他异样,我就开了一剂"桂枝汤"。她当天晚上服了头煎,第二天早上复查。第二天下午又去找我时,说:"门老师,您这点小药挺顶事,我今天感到格外精神。"我又诊其脉,寸脉不大,亦无其他不良反应,又嘱其原方继服一剂。服后就一直很好了。后来我在《山西医药杂志》发表了一篇《桂枝运用体会》的文章,其中就有此例病证,后来全国统编教材《金匮要略》以及《中医文摘》杂志均选用了我的这篇论文。

(18)竹皮大丸:《金匮要略》曰:"妇人乳中虚,烦乱呕逆,安中益气,竹皮大丸主之。"我的女儿,她生产后四个多月的时候,有一天前来找我说:"爸爸,我胸中烦躁难受的很,而且想吐。"当时她的奶水很多,婴儿每日吃 1/3,余 2/3。我当时想,栀子豉汤证? 栀子豉汤证是面色红润,寸脉滑大或不滑而大,烦躁,这是胃中有了腐气了,即胃中发酵不正常了。而我触其寸脉并不滑大,面色亦不红,脉象较弱而且缓,我就想到了"竹皮大丸",当时用量如下:竹茹 9g、生石膏 9g、桂枝 3g、甘草 9g、白薇 2g。这是我第一次用此方,告诉她服了试一试。我女儿服了一付后,第二天来告诉我说:"爸,这药可顶事了,吃了胸中就不烦躁了,精神也很好了。"她后来一直很好。

《金匮要略》原文所描述的"乳中虚",一些人解释为乳房里面虚了,我认为是完全错误的,应解释为授乳期间虚了,也就是哺乳中间虚了,虚了就是出现了烦乱、呕逆、恶心(不吐),应安中益气。竹茹就是嫩竹子皮。

(19)《备急千金要方》三物黄芩汤:《金匮要略》云:"《千金》三物黄芩汤治妇人在草蓐,自发露得风。四肢苦烦热,头痛者,与小柴胡汤;头不痛但烦者,此汤主之。"此方我个人用量是:生地 30g、黄芩 10g、苦参 6g,水煎服。方中生地养肝肾之阴,生津液,黄芩、苦参清热解毒。

20 世纪 50 年代,广灵下陵关南庄的一位患者,女,45 岁左右,生了一儿已四个多月了,行动不便,其夫用牛车把她拉至我家诊治。进屋后,患者就卧在炕上不愿动弹了。我嘱其起来诊脉,脉象较好,不细不沉不弱,面色红润,问其哪里难受,她自述道:"烦躁较甚,小腹不适,手心烫,生产已四个多月了,总是很不舒服。"诊后我就想到了《金匮要略》中的条文,就开了此方。第三天其夫前来相告:"先生,服了一付后,我女人精神好多了,您看再吃一付不了?"我问其具体情况,他说:"头前晚上服了头煎,第二天早服了二煎,第三天早上当我睡醒的时候,她已经把饭做好了。四个多月来,她一直没有下过地,家里的事情什么也不管。"我估摸她已好了,就嘱其不要再服了。那以后就一直很好了。

此证相当于西医说的产褥热,我认为此方用于产褥热效果是很好的。我还曾用此方治愈一例产褥热,卫校书记刘某之妻,当时在广灵县医院当护士,用青霉素治疗无效,服此方后病愈。

我还是要强调，绝不能在经方中乱加减药物。经方中很多小方，临床上如果运用得当，效果非常好。

（20）百合知母汤：下面谈谈《金匮要略》上的"百合知母汤"等好几个百合的方子。曾有一例妇女，既有像《金匮要略》上说的"百合"症状（心烦，如见鬼神），又有"狐惑"症状（多年口腔溃疡、外阴溃疡）。治疗"狐惑"，我用的是仲景的"甘草泻心汤"。其口腔溃疡、外阴溃疡多年，从来也没有治好过，各种内服、外用药（如硼酸、呋喃西林、维生素 B_{12}）均用过不效，结果服了几付"甘草泻心汤"后，症状就减轻了。之后又结合服"百合知母汤"，心烦、如见鬼神之症服后就好了。百合的量必须大，必须在 30g 以上，因为百合为良善之药，量小不行。

（21）防己茯苓汤、防己黄芪汤、防己地黄：《金匮要略》云："防己地黄汤：治病如狂状，妄行，独语不休，无寒热，其脉浮。""风湿，脉浮、身重，汗出恶风者，防己黄芪汤主之。""皮水为病，四肢肿，水气在皮肤中，四肢聂聂动者，防己茯苓汤主之。"如我治脉管炎，其他症状均已好了，就是有点浮肿，防己茯苓汤、防己黄芪汤服后就好了。防己地黄汤治癫狂证：登高，语无伦次，脉虚大，但地黄量必须要大，要 45～60g 左右。

（22）栀子豉汤：《伤寒论》曰："发汗吐下后，虚烦不得眠，若剧者，必反复颠倒，心中懊恼，栀子豉汤主之。"特点：寸脉必须大，属阳明胃经有热，是由于胃部异常发酵，腐气刺激所致的心中懊恼，这个"心中"是指胃脘。

（23）乌头粥、乌头蜜：《成方切用》云："乌头粥治痹在手足，风淫末疾，并治风寒湿麻木不仁。（此粥大治手足不遂，及肿痛不能宜服此预防之）。"乌头粥治四肢麻木、下肢尤甚之证，效果很好。如脉管炎疼痛减轻，只剩下肢麻木，用此方治疗效果很好；再如，治下焦虚寒型慢性前列腺炎，我亦常用此方，常用量为：川乌片 9g、蜂蜜 30g、粳米 30g。乌头蜜的用量是：川乌 9g 和蜂蜜 30g，用治麻木、发冷、疼痛，麻木是主要的症状。

（24）甘草干姜汤：《金匮要略》云："肺痿吐涎沫而不咳者，其人不渴，必遗尿，小便数，所以然者，以上虚不能制下故也。此为肺中冷，必眩，多涎唾，甘草干姜汤以温之。"此方所治虚寒肺痿之证，仲景说是土不生金了，属中气过虚，脾寒到极点了，影响至肺。本方可治肺痿的略血，脉搏细弱或略数，但不能治肺脓肿（肺痈）的略血。我同时也用此方治疗中焦虚寒的胃痛。

（25）橘枳姜汤：张仲景在《金匮要略》中指出："胸痹，胸中气塞，短气，茯苓杏仁甘草汤主之；橘枳姜汤亦主之。"此方我的常用量为：橘皮 9g、枳实 9g、生姜 3 片，临证时用于治疗胸憋，疗效颇佳。

(26)附子粳米汤:张仲景在《金匮要略》中云:"腹中寒气,雷鸣切痛,胸胁逆满,呕吐,附子粳米汤主之。"要理解仲景语言的特点,"腹中雷鸣切痛"是指腹中一阵一阵的疼痛,腹中响时疼痛加重。要抓住此证的要点是"腹中雷鸣",雷鸣就不是一般的肠鸣音了,而是"咕噜咕噜"一下,好像是打雷一样,之后紧跟着就发生阵痛这个特点。

(27)当归生姜羊肉汤:《金匮要略》云:"产后腹中疼痛,当归生姜羊肉汤主之;并治腹中寒疝,虚劳不足。"此方用于治疗妇人、男子血虚受寒而腹痛之证。我常用此方治疗慢性前列腺炎的恢复期,尤其用它治疗妇女血虚下寒的痛经,症见:颜面苍白,唇色淡,经来迟,疼痛绵绵,脉弱尺脉沉。常用量:当归30g、生姜15g,羊肉2两,注意不要加生白芍。

(28)己椒苈黄丸:《金匮要略》曰:"腹满,口舌干燥,此肠间有水气,己椒苈黄丸主之。"我用此方治过一例局限性的腹膜炎,诸药(如大柴胡汤、大黄牡丹皮汤)无效后,用此方自配的散剂服后就好了。

(29)枳术汤:《金匮要略》云:"心下坚,大如盘,边如旋盘,水饮所作,枳术汤主之。"此方常用量:枳实15g、白术12g。曾治一例女患"肝硬化",腹水,齿衄,纳差,化验血小板低,白球比例倒置,脑磷脂胆固醇絮状试验(+),麝香草酚絮状试验(+)。我用联合方组:第一方"半夏泻心汤"和胃降逆,开结除痞;第二方"枳术汤"加味:枳实50g、白术30g、三七粉3g、山药20g,因其有牙龈出血,故加三七粉以活血止血;第三方"茵陈四苓汤",因她有牙出血,"血家不可乱用桂",所以把桂枝去了。嘱其交替轮服。服药三轮后,患者复诊时说,白球比例已不倒置了,化验其他各项指标均已正常,症状也大减了。

(30)桂枝去芍药加麻辛附子汤:此方也是《金匮要略》上的方子。约1953年,广灵山庄的王姓副书记心下憋满而痛,脸面青黄,形体消瘦,先服我二十多付药没有治愈。脉沉细,我触其也是心下痞硬,也像枳术汤证"心下坚,大如盘,边如旋盘",但此人脉沉细,分析是寒饮造成的,符合桂枝去芍药加麻辛附子汤之证,即《金匮要略》所云:"气分,心下坚,大如盘,边如旋杯,水饮所作,桂枝去芍药加麻辛附子汤主之。"遂处以此方。服一剂后,患者说:"服此方后感觉辣辣的,第二天早晨便下很多凉粉样杂物。"我再触其心下已柔软而不疼了。

(31)当归散、白术散、当归芍药散:此三方是《金匮要略》中治妊娠病的三个方子,我常用于治疗妇科病:①属于阴虚血热的用"当归散",服散剂就可以把胎保住;②假如脉象不快,手足心也不热,用"白术散",服散剂保胎很好;③如果小腹绞痛,有胎也好,无胎也好,只要妇女下焦有湿气、血滞者,用"当归芍药散",效果很好。此方当归、芍药、川芎入血分,其中当归养血,芍药养阴,川芎活血,白术、泽泻、茯苓利湿。三味药治血,三味药治水。

(32)桂枝加芍药汤:《伤寒论》原文:"本太阳病,医反下之,因而腹满时痛者,属太阴也,桂枝加芍药汤主之。"此方也即小建中汤去饴糖。我在临证时用此方治疗胃痉挛的疼痛及消化性溃疡。处方:生白芍18g、桂枝9g、炙甘草6g、生姜3片、大枣4枚,方中白芍必须用生白芍,用炒白芍无效。此方治疗虚性溃疡效果很好,如伴有四肢不温,则属气虚,于此方中加黄芪,即黄芪建中汤去饴糖,方中含芍药甘草汤以解痉,桂枝汤调和营卫,黄芪桂枝五物汤治血痹(一般这种病人颜面苍白,带点血虚血痹),小建中汤治中虚里急,所以此为气血两顾、阴阳两顾之方。

(33)芍药甘草汤:芍药甘草汤是《伤寒论》中的方子,我用治胃痉挛的疼痛,疼痛时四肢发冷。如果疼痛非常厉害,痛势难忍者,可加全蝎3g。

(34)调胃承气汤:甘草性平,味甘,有缓急止痛的作用。芍药甘草汤中用之,调胃承气汤中亦用。调胃承气汤服后并不是泻肚子很严重,就是因为方中有甘草,它起到了一个"缓"的作用。

我曾用此方治疗一些"烦"的病人,他并不是上面说的"栀子豉汤"的心中懊恼的烦,而是"热实"的烦,脉象有力,有的大便还干,欲解除此烦,必须用调胃承气汤。还有就是人们常说的小孩"吃多了",晚上睡觉不安宁,晨起面部不干净,有时吃东西呕吐,小量用个调胃承气汤效果很好,我一般用大黄、芒硝、甘草各6g。总之,此方证的特点是轻微的实热。

(35)四逆汤、通脉四逆汤:四逆汤、通脉四逆汤可以救急,如"兴阳法"中举的第一个病例江某,冠心病危证,用通脉四逆汤得以回阳救逆。运用此两方时,要抓住要点"颜面苍白,四肢厥冷,不欲饮水,脉搏沉细"。

(36)新加汤:新加汤即《伤寒论》太阳篇中"桂枝加芍药生姜各一两人参三两新加汤"。此方用于治疗营卫不和,气血虚弱之证,效果很好。

关于"人参"的问题,历代争论不休。现在绝大多数人认为人参是补气的,我是不太赞成的;唐宗海说人参是补血的,我也不太赞成。我认为人参是气血双补的。我也赞成《四言举要》里说的:"人参味甘,大补元气,补血生津,调营养卫",这四句话总结的绝了,这是符合《神农本草经》的。"人参"是阴阳之体,在天地之间,因为人生在天地间,天属阳,地属阴,中间的人就是阴阳之体。古人在发明汉字上是很有道理的,"人"字:左笔一画,上重下轻,属阳;右笔一画在左画之下面,上轻下重,属阴。虽然这种说法有些神秘,有些机械,但说明

"人"就是阴阳之体。古人之所以把这味药叫成"人参",就是说明它既补气又补血,既补阴又补阳,是阴阳之体。假使只是补气,那就应叫做"天参",只是补血,那就应叫做"地参"。"独参汤"就是气血双补之方。

《寿世保元》上提到过,如果产后大出血,应用人参一～二两,这是指真正的红参、高丽参,如果没有,则用当归补血汤(黄芪二两、当归五钱)代替。因为黄芪入气分、阳分,当归入血分、阴分,也为气血双补之方。

临床中用新加汤时须用人参,不能用党参。我曾在六十年代用新加汤治愈一例严重的神经官能症。此人在雁北工业局工作,找我诊治时已患病四个多月了。此人当时面色偏黄、不太苍白,脉搏较平和偏虚弱,常出虚汗,饮食一般,全身乏力,一直没有上班。我问:"有没有明显的疼痛或难受之处?"他回答说:"没有,就是软弱无力,无精神。"当时处方如下:小红参二钱、桂枝三钱、生白芍四钱、炙甘草二钱、生姜四钱、大枣四枚。我常说"用仲景方,必须用仲景量",就是指要掌握好仲景方中用药量的比例。患者服了两付后精神、饮食明显好转,过了几天就上班了。类似此种情况还治愈很多,因时间关系,就不多举例了。

(37)真武汤:《伤寒论》中真武汤的条文见于第 82 条"太阳病,发汗,汗出不解,其人仍发热,心下悸,头眩,身瞤动,振振欲擗地者,真武汤主之。"及 316 条"少阴病,二三日不已,至四五日,腹痛,小便不利,四肢沉重疼痛,自下利者,此为有水气,其人或咳,或小便利,或下利,或呕者,真武汤主之。"

我常用此方治疗慢性肾炎,但要抓住几个要点:不想喝水,浮肿,腹水,四肢不温,脉搏沉细。肾炎,用六经分析,它在少阴(慢性肾炎)就用"真武汤";假使它在太阳(急性肾炎),就用"越婢汤",甚至我们可以用带"麻黄"的方子,如"麻黄汤"、"麻黄附子细辛汤"治急性肾炎;它水射上焦,我们用"小青龙汤";水射上焦偏低一点,我们用"苓桂术甘汤";如果有表证,没有汗,脉偏浮,我们就用"越婢汤";假使表证既有,同时又牵涉了里,我们就用"越婢加术汤"。总之,水气病就是个太阳、少阴的问题。

(38)大陷胸汤、小陷胸汤:大陷胸汤证候比较重,它是用于不仅胸部,连胃脘部、腹部都有憋胀疼痛的证候。小陷胸汤所治就是胸脯的中下部、胃脘以上这个部位的憋胀难受,欲吐又不吐之证。我反复强调,不要画蛇添足,如在小陷胸汤中加厚朴等药,则起不了小陷胸汤的作用。

"文革"时期,我校王某的爱人,母某,在大同某医院住院,一天半夜十二点左右,请我去医院看病。当时患者仰卧着,一天没有进食,脉搏细弱的几乎无法触及到,患者用双手抓搔胸口,难受得很。我当时用的就是"小陷胸汤":瓜蒌五钱、黄连二钱、半夏三钱。服药后两小时,诸症消失。

(39)白果蛋、将军蛋:如我治"慢性前列腺炎"(无急性炎症表现),中医称作"劳淋"或"膏淋",常用"白果蛋"、"将军蛋"。尺脉稍大的用"将军蛋":大黄粉一钱,把鸡蛋一端打小口,把大黄入内,蒸熟,清早起来,用淡盐水送服;如尺脉沉细,下寒明显的,用"白果蛋":白果一钱,捣成粉状,入鸡蛋内,服法同上。白果有消炎解毒、收敛之功。

时间关系就不多谈了,总之是让大家在选方用药上,尽量用经方、小方,针对性强。我主张方精药简,但不是说不能用大方子,如我常用"防风通圣散"治外感里实证,以及用它治疗"牛皮癣",效果很好。

四、研治疑难病的体会

（一）胆 结 石

胆结石，中医属于少阳病，慢性者，则影响到了厥阴，即胆病严重影响到肝。我近年来治疗了 20 余例胆结石，效果均很好。我一般就是用"小柴胡汤"做底子，此方既是治疗方，也是引经方，处方如下：柴胡 12g、黄芩 12g、党参 15g、半夏 10g、炙甘草 6g、生姜 3 片、红枣 4 枚。其中生姜辛辣健胃，可走气分；红枣甘而健脾，可养营分，所以姜枣的关系就是脾胃的关系、营卫的关系。

此方加减应用：伴胆囊炎，加金银花 30g、连翘 10g、茵陈 20g；无胆囊炎，加枳壳 10g、郁金 9g、片姜黄 9g；体温较高，加金钱草 20g，同时还要加芒硝，大便正常的用 6g，大便偏稀的 3g；胆绞痛较剧者，加生白芍 15g。顺便谈谈郁金这味药。它是治胆结石的要药，味苦，形似胆囊，色黄如胆汁，按照"同类相亲"的理论，所以此药能治胆结石、胆囊炎、脂肪肝。血脂特别高的患者，则重用郁金，效果非常好。

昨天复诊的一位女患者，35、36 岁，胆绞痛较重，一周前我开了两个方子：第一方是小柴胡汤加味，第二方用桂枝加芍药汤，嘱其各服一付。昨天复诊时说，服药后就不疼了。

高某，男，在鼓楼东一家肉店工作，于 1965 年来诊。来诊时双手捂着肚子蹲在那里，满头是汗，我诊后就处以"小柴胡汤"加味。患者服了一剂后，第二天复诊时说："门大夫，这药可顶事了，我服了药以后就不肚疼了。"后来又服了 20 余剂，就慢慢的好了。直到 1979 年因胃癌去世前，胆绞痛再未复发。

谢某，男，一学生王某的舅舅，在饭店工作。他当时疼痛亦很严重，我予以两剂"小柴胡汤"后，疼痛就消失了。几年后在街上相遇，还谈及此事，他说从那以后，一直未疼。

史某，女，山阴县妇联主任。那是 1965 年，她当时在阳高县"四清"工作团工作，因右胁肋部痛、恶心呕吐、寒热往来、手足心热、口苦咽干，被地委王书记用车送到了市某医院治疗。医院诊为"胆结石"，当天下午两点准备手术。当时患者不愿意手术，她就搭一辆接送病人的车到了我家，问我："门大夫，您看中药能否解决一下我的病。"我诊后就开了"小柴胡汤"加味。她回去后就让爱人和医院联系，暂停手术，过几天再说。我当时嘱服两付，她服了一付后，第二天又到我家告我说："门大夫，我昨天服了一付药后，不到半夜就不疼了，平时每晚都疼痛的难以入睡。今天也不太痛，只是心口憋胀。"诊后，我开了两个方子：第一方小柴胡汤加味，第二方桂枝加芍药汤，嘱服三轮。一周后，她来诊时说胁痛已止，心口也不憋胀了，精神亦好。之后又服了一些诸如香砂六君子汤、半夏泻心汤等方药，胆石症就一直未发作。到现在(1983年)已19年了，一直很好。她后来也没有检查结石在否。

李某，女，驻同部队某军副参谋长江某的爱人。当时是1981年，患者面色苍黄，形体消瘦，不思饮食，胃脘胀痛，右胁下疼痛，口苦咽干，恶心呕吐，大便干，驻同109医院和322医院均确诊为"胆石症"，建议手术治疗。她本人不愿手术，就邀我诊治。当时患者同时还有神经衰弱以及白带多等证，总之是一派虚象，还夹有瘀象。舌质紫，苔淡黄，一派胆系症状。当时用联合方组，开了三个方子：第一方半夏泻心汤，解决胃脘的痞闷胀痛之症；第二方小柴胡汤加芒硝9g，治疗大便干；第三方桂枝加芍药汤，此方安中，治里急效果非常好，因胆系病影响胃，所以亦常用此方。一周后复诊，见其面色有了光泽，患者自述：服药后到现在一直不疼了，精神亦大有好转。后来又服了27、28付药(主要是以上的方子)，此人到现在一直很好，诸症全无，体重增加17斤，医院复查显示：结石只剩一块了。患者原来有7、8块结石，大小不一，有的呈泥沙状，有的呈豌豆壳样。

市社队局副局长梁某之母，80多岁。1981年秋初诊，当时胆绞痛很严重，因为年龄大不能手术，服了8、9付药就好了。一年后因胆石症复发又来诊治，用联合方组，服了两轮8付药后症状消失，患者就不再坚持服药了。今年(1983年)春天她又来了，说胆区又开始疼痛，但疼痛较前轻多了，我诊后又开了几个方子。约两个月后，其子前来说："门大夫，我母亲服了上次的药又好了，到现在一直没有疼痛，我怎么动员也不来了，她说不疼了就不想服药了。"因患者年龄大，胆石症反复发作，病情复杂，应该坚持服药巩固疗效，且因我对患者的情况比较了解，我就又开了几个方子嘱其继续服药。我后来也不知道老太太服药没。我举此例是想说明，患者已经81岁了，体质也不好了，气血亦衰弱了，但服药后还是很有疗效的，可见中药治疗胆石症是很有优势的。

（二）泌尿系结石

泌尿系结石，中医称为"石淋"、"砂淋"。我所诊治的此类患者均由医院检查后确诊。近五年来共遇四例，一例是双侧肾盂均有结石，二例是输尿管结石，在输尿管上 1/3 处，一例是一侧肾和另一侧输尿管结石。我用的方子基本是"猪苓汤"坐底，此方治疗接近于肾盂部的炎症、结石，表现为尿频、尿急、尿痛、尿红等症状。如果血尿严重，就加凉血止血的药物；疼痛重，就加清热解毒药物，以解决泌尿系感染问题。此外，这四例患者的方中都加了远志 6g。远志这味药治疗尿痛效果很好，这个经验我是和农民学的。

任某，男，小便时非常疼痛，呈鲜红血尿，住在雁北工人疗养院。请我前去诊治，诊见：面色潮红，手心发热，脉搏滑数，尿频、尿急、尿痛，特别是尿红，化验尿中红细胞满视野。患者曾患肝管结石，已在北京做过手术。之前还患有胆结石，胆囊早已摘除，后来就发展成泌尿系结石。我先给他用过八正散、小蓟饮子，无效。后来处以"猪苓汤"加石苇 10g、生茅根 30g、海金沙 10g、瞿麦 10g。猪苓汤的量基本上接近张仲景的分量比例：猪苓 10g、茯苓 20g、泽泻 10g、滑石 10g、贡阿胶 12g（烊化），此外，因肉眼血尿很明显，还加了三七粉 3g，嘱服 4 付。患者服了 3 付后，诸症缓解。服了第四付后，第二天黎明急欲小便，蹲在盆上疼痛非常剧烈（就诊时我嘱其尿在盆里），过了一会儿，只听"嗒啦"一声，小便出后，疼痛有些缓解，随后小便鲜红，完全似血一样。患者小便后，从血尿中找到一块半个黄豆粒大的棕黄色石头。第二天上午，其爱人专程把我接去，看了他小便出的结石。之后，我就结合着给予滋补肾阴的"左归饮"、"一贯煎"等方药，方中加车前子，后来此患者就逐渐痊愈了。

王某，男，驻同部队干部，于 1980 年初诊，是由我校解剖教研室李老师介绍来的。患者主症是剧烈腰痛，呈双侧交替性疼痛，不伴尿痛，化验小便有时有红细胞（＋＋），在北京 301 医院和驻同 322 医院确诊为"双侧肾盂结石"，双侧肾盂各有一块结石。他经李老师介绍前来就诊，当时我也是"猪苓汤"坐底，加石苇 9g、海金沙 9g、郁金 9g、熟川军 5g。服了五付药后，就把右侧肾盂的石头排下，排后患者就把石头送来了，是一块比高粱粒稍大点的三角形结石，呈淡黄褐色，现在还在我这里保存着。后来患者信心很足，要求继续服药，把左侧肾盂的石头排出。我当时还说："哪有这么大的把握！"之后，患者又服了十几付药，基本是上方加了点生白芍，以养阴缓痉。服药后患者又送来一块结石，这样两块结石都很顺利地排出了。

贾某,男,44岁,原医专校长的弟弟,其右侧输尿管上1/3处有一黄豆粒大的结石。患者自述:腰痛剧烈,小便不舒服,有点轻微淋证的症状,但无尿痛。我亦是"猪苓汤"坐底子,送服自拟"化石丹"。服药半月后,患者疼痛次数减少,后坚持服药三月余,诸症悉除。排石头时亦不太疼,后经某医院检查输尿管结石消失。

赵某,男,某卫生局局长,去年秋天(1982年秋),因左侧小腹疼痛,左侧腰痛较甚,疑似"不全梗阻"住地区医院治疗。观察治疗了一段时间,确诊不了,患者也不同意剖腹探查,故不能手术。后来邀我前去诊治,我共去了5次。第一次诊后开了"猪苓汤"送服自拟"化石丹",服了几剂后腰疼就好了,腰不疼了他也就不好好地服药了。过了一个多月腰又疼起来了,又请我去治疗,服了几付药后就又不疼了。之后又断断续续地服了几次。第五次诊治时,我又开了五付药,患者服后就把石头排下去了。患者在医院共住了3个多月,石头排出后就出院了,还到贵州出差去了,到现在还一直很好。

(三)肾 结 核

我曾治愈几例肾结核患者,以尿血为主,腰疼较重,不伴尿痛,也是用"猪苓汤"加味,即猪苓汤加夏枯草30g、煅牡蛎15g、元参15g、川贝母12g、熟地15g、山药15g、山萸萸15g,水煎服,结核病应多服几付。此方中含有程钟龄的"消瘰丸",其中煅牡蛎含钙质多,可帮助结核病灶吸收、钙化,而且煅者燥湿作用大;元参滋补肾阴,苦咸消瘰;川贝母化痰消肿,清热散结。

1975年,雁北药材公司副主任郑某,易感冒,手足心热,盗汗,消瘦,低热等结核症状均具备,胸片示:肺部有钙化点,化验尿中红细胞(+～++)、脓细胞常有,无尿痛,腰痛较甚,轻微的浮肿。我当时认为是肾结核,但多家医院各种诊断均否认结核。到了1981年,有家医院通过尿培养承认是肾结核。当时患者还住着院,尿中脓细胞、红细胞、白细胞、上皮细胞、蛋白始终不除,经各种抗生素(青霉素、链霉素)治疗均不效,后来把我请去会诊。我就是用上面说的"猪苓汤"加味,因为怕有其他杂菌感染,又加了银花15g。服药两付后,患者尿中脓细胞消失。之后我又让他服用配制的丸药,即六味地黄丸按比例加大分量,其中山药超比例加大分量,因为山药既补阴又补肾还健脾,同时还止血。我治疗妇女功能性子宫出血要大量用炒山药,常用至60g,因为脾统血,山药健脾而起止血作用。给此同志配制的丸药,加上蜂蜜共四斤。当服了全部丸药的1/2时,腰痛已止,浮肿消失,诸症大减。当服了2/3时,化验结果显示尿中红细胞、脓细胞、白细胞、上皮细胞以及蛋白均无,患者面色红润,饮食大增,精神大有好转。此患者到现在还一直很好。

通过多年的临床实践,结合患者的具体情况,我诊断早期结核病有以下几方面的标准:①经常乏困无力;②病程较长;③咳嗽、胸部不适;④经常感冒;⑤低热;⑥消瘦,面色苍白。此外,我认为诊断早期结核病不能非要强调有盗汗或血沉快,一般早期结核不一定出现盗汗、血沉快以及一些明显的结核症状。

(四) 胸 壁 结 核

这位十一岁的女孩叫张某,是由其母亲带着从黑龙江远程前来求医的。来大同之前因"胸壁结核"在沈阳某医院住院治疗,不知是通过报纸或是杂志的报道了解我之后,就远道前来求治。因其患儿家中经济条件很好,能负担起来回的路费及在同的一切花销。她们母女俩来山西后就住在山阴县的一位亲戚家中。每次来大同找我诊治后,便回山阴服药,服完药再来复诊。患儿初诊见:骨瘦如柴,手心热,早晨恶寒,下午低热,咳嗽时就用手拍打胸脯,我见状就叫她解开衣扣,见其胸部有一钢管,不断有分泌物流出,问其才知是她在沈阳某医院时,经手术后放置的引流管,并见她呼吸时从钢管口喷出气泡。我先给予"小柴胡汤加消瘰丸",因其病程较长,体质较差,所以我用上了小红参。处方如下:小红参 3g、柴胡 9g、黄芩 9g、半夏 9g、炙甘草 6g、夏枯草 20g、煅牡蛎 12g、元参 15g、川贝母 10g、枳壳 6g、生姜 2 片、红枣 3 枚,水煎服,嘱服六付。同时配合服用抗痨药异烟肼。

为什么要用小柴胡汤呢? 因为:①此方入少阳经,通膜原,就是现在所说的胸膜、膈肌;②患儿有轻微的寒热往来(早晨恶寒,下午低热);③此方疏通、调节表里,用作引经方。患儿服药后,引流管中的分泌物减少,症状缓解。此类病证,应祛邪扶正相结合,既要祛除体内(膜原)的邪气,又要扶正气,但扶正太早还恐留邪(胸部的开口早早愈合,邪气不外出,过一段时间还得再开口),若单施祛邪,体质较差,恐正气更虚而邪不去正先伤。根据这些情况,我又经过辨证,处方如下:夏枯草 20g、煅牡蛎 12g、元参 12g、川贝母 10g,水煎服。12 付后,诸症均见好转,胸部引流管中分泌物已较前稠了,说明其正气有所恢复。然后又施与"阳和汤加消瘰丸"的丸药:熟地 100g、夏枯草 500g、川贝母 100g、元参 200g、煅牡蛎 300g、鹿角胶 200g、麻黄 20g、白芥子 10g、炙甘草 20g、干姜 10g。上药除鹿角胶、川贝母两味后入外,其他药用一口大锅文火煎熬。约水沸后 60 分钟,以纱布过滤去渣,再将滤下的药液文火浓缩,在浓缩过程中,将川贝母捣末过箩,鹿角胶捣碎化于浓缩的药液之中,再浓缩成膏,放于净皿中。夏天每周蒸一次,以防止霉变,置放于较冷的地方妥善保存。服法:每日早晚或饭前或饭后,服药膏 6g,异烟肼每日继服。

大约服了一个多月后,患儿又来复诊。见其面色已有光泽、红润之象,饮食也大有好转,自己感觉很有精神,胸部也舒服多了,胸部开口处发痒,也没有分泌物和气泡了。我就嘱其去医院问问医生,能否把引流的钢管取掉。第一次去医院时,医生说还不能取掉,因为怕有些脓液及分泌物不能排出。又过了几天后,引流管内一直没有分泌物,很干净,我又建议去医院取掉。患儿到医院后,医生就把胸部的钢管给取掉了,取后患儿也没有异样感觉和不适症状。我见其局部疮口粉红,痒甚,就嘱其继续服用配制的药膏和异烟肼。服药两个月后,患儿胸部的疮口基本愈合,只有火柴头大小的一点似乎还没有长住。为了巩固疗效,我又开了个方子,即自拟的"四味保元汤":黄芪 30g、当归 12g、银花 15g、甘草 6g,水煎服,嘱服 8 付。保元汤,我一般用于托里透疹,治疗麻疹透不出来,还用于治疗慢性脉管炎后期,以促进溃疡愈合。服药 8 付后,患儿那一点小的疮口也愈合了。

(五)骨 结 核

1955 年,广灵梁庄的一男青年叫李某,右上臂肘部的外侧(伸、屈侧之间)有一坚硬的肿物,在大同某医院拍片后确诊为"骨结核"。我曾在民间学到一个外用偏方,治标效果很好,再结合内服药治本。我还是以"消瘰丸"为内服的基础方:夏枯草 40g、川贝母 12g、元参 15g、煅牡蛎 15g、牛蒡子 9g,水煎服,嘱服二十剂。外用方:青粉面(用豌豆和小量高粱或绿豆磨后提取的淀粉,当然绿豆磨的粉更好)二两,70°的酒精或 65°的白酒二两,放于较大的盘内,搅匀点燃,一边燃一边用铁棍搅。待自然熄灭后,其色呈黑红状,趁热用一小铲置于一块干净的白布上,敷于病灶。此方功能止痛消肿。内服汤药服到十五、六付时,上臂肿物完全消除,活动自如。

此外,顺便谈一谈用"消瘰丸"治愈的一例地方性甲状腺肿。这是广灵上石沟村的一男性患者,患地方性甲状腺肿(粗脖子病),颈部特别肿大,已压迫气管,导致呼吸短促,我也是用"消瘰丸"加味,处方如下:夏枯草 30g、煅牡蛎 15g、元参 15g、川贝母 10g、海藻 12g、昆布 12g、海浮石 9g、芒硝 3g、黄药子 1.5g、海螵蛸 12g,水煎服。注意方中不要加甘草,有相反的药海藻。该患者服了 4 付药后,颈肿即消。

(六) 脊 椎 结 核

胡某,男,河北蔚县人,患"脊椎结核"下肢已经不能走动,来诊时是由其兄背着,其父在后面托着。病灶在第二、第三腰椎,局部有一肿块而且溃破开口,肿块高约 1.5cm,破口处一直有淡黄色的分泌物。患者形体消瘦,身体的内侧发热,情绪低落,不能直立,面色萎黄,脉短数细弱。我说:"此病把握不大,我就给你试试吧。"患者在来大同之前,已经在蔚县的两家医院被确诊为"脊椎结核"。这种病很难治,但既然病人来找我,我就应该全力以赴,用最大的努力给人家治疗。当时我分析:患者既有阴虚又有阳虚,既气虚又血虚,其最大的痛苦是下肢活动受限(能小动不能大动,不能行走)。对于这种情况,我就采取扶正培本为主(用"阳和汤"坐底子),祛邪为辅(用"消瘰丸"做底子)的法则,把这两个方子结合起来使用。其实,本来应该各服各方,但是考虑到患者的病程较久,需服一段时间的药,所以就把这两个方子合起来使用。

首先,我用了补养气血、解毒祛邪的自拟"四味保元汤":黄芪 50g、当归 15g、银花 20g、甘草 6g,水煎服,嘱服 10 付。在服这 10 付汤药的过程中,嘱其配制丸药,丸药处方如下:熟地 200g、鹿角胶 120g、麻黄 15g、白芥子 10g、炙甘草 20g、肉桂 20g、干姜 20g、川贝母 150g、夏枯草 1000g、元参 200g、煅牡蛎 200g。先把夏枯草煎熬成汤,纱布过滤去渣,余药捣为细末过箩,再把夏枯草汤浓缩成半流体的膏,把药末和入成丸,10g 为一丸。每次一丸,一日二次,饭前服。患者带上药回家服药。两个多月后,患者服完药在其兄的陪伴下前来复诊,此时他已能行走了。诊后嘱其继服上次的丸药(再做一料),同时每日服抗结核药异烟肼,一日三次,一次 100mg。第三次来诊时,患者已不需任何人陪伴,自己坐着长途汽车前来,精神已很好了,诊其脉也无异常之象,并自述:来诊之前于蔚县医院拍片复查,检查结果显示病灶处局部骨质已剩小量破损,局部肿块基本消失,疮口愈合。患者虽然尚不能参加强体力劳动,但精神已明显好转,行走自如,活动如常,饮食也已正常。至此,这个病例就收到了较满意的治疗效果。

1973 年,高炮团长李某之妻,患"骨结核"五年余,当时右小腿上部近膝盖处内侧有灰色破口,曾在北京某医院、驻同某医院进行中西医治疗,效果不太明显。破口处常流稀水,行走非常困难,只能拄着拐杖慢慢移动。后经人介绍找我诊治。初诊时,我先处以"四味保元汤加消瘰丸",服后有明显的效果,自觉很好。继则开始服用丸药，丸药成分同上例，阳和汤量较上例量小，消瘰丸所用量大于上例，其中夏枯草 1500g。两个月后，患者右小腿处的疮口长好，行动自如，已能上班工作了，此病就此告愈。

（七）骨 髓 炎

市工程公司秘书张某之妻，因患"骨髓炎"已 8 年不能行走。8 年前虽已患此病，但是尚能行走，干点轻活，后来病情逐渐加重，现已不能下床。北京宣武医院和太原的山西医学院第一医院均诊断为"骨髓炎"，建议截肢，患者不同意，情绪很悲观。后来，通过我的学生肖某的介绍，其夫前来向我约诊，并把患者以前在外地医院的诊治情况介绍了一番，并详细描述了患者当时的病情：其右大腿内侧有一条一尺多长的破口，色灰白，流水，疼痛不甚，不能行动，拍片示骨质已破坏。我当时根据病人家属所介绍的情况，处以"阳和汤"，嘱其服 30 付。当服到 17 付时，患者伤口出现了发痒的症状，其夫前来询问，我嘱其继续服。后来一直服了 34、35 付，破口处逐渐长出了红肉，伤口从里至外慢慢地愈合了。这时我还一直未见到这位患者。

数年后，山西电视台来拍摄我的专访时，在拍摄具体病例中，我想到了这例患者，就专程前往患者的工作单位访问拍摄。当时她在一个集体制的家属服务队工作。我们到达那里后，先和单位领导说明了来意，领导很支持这项拍摄工作，并带着我们去找患者。当时，患者正在屋里蹲着很高的凳子画油布。当领导把她喊下来叫到屋外拍照时，我才发现患者的伤口已经完全愈合，留下一条一尺多长约半寸深的伤疤。患者当时告诉我："门大夫，我已经在这里工作 5 年多了，从伤口愈合后到现在，身体一直很好。"我亦非常欣慰。

此外，我也治疗了多例其他部位的结核，如支气管内膜结核、脑结核、乳腺结核、淋巴结核，这就不细谈了。

通过多年的临床实践，我认为在结核病的诊断上，除了西医的透视、拍片以及化验检查之外，我们更应该重视患者的自觉症状和他觉症状，包括：①低热，表现为手足心发热；②经常感冒；③消瘦，但轻度结核患者饭量往往很大；④半声咳嗽；⑤病程很长，青年人多见；⑥困倦乏力，下午尤甚；⑦夜间烦躁。这些临床表现可以帮助我们更准确地诊断早期的结核病。

五、研治肿瘤的经验

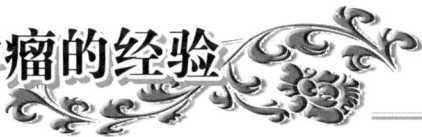

（一）鼻咽部出血性纤维血管瘤

患者宋某，男，16岁，雁北天镇县人。患者于1974年6月在北京某医院住院治疗，住院号52182。在该医院住院期间，医院请外院专家会诊达40余次，首都医院专家去会诊了四次，同时还有北京医院的专家，都是该领域的权威。患者在医院光拍片就达40余次，经多方会诊，最后确诊为"青春期鼻咽部出血性纤维血管瘤"。全国五官科权威——首都医院的五官科主任说："这个病叫青春期纤维血管瘤，此病往往死于出血，因为病灶处是血管丛，难以止血。新中国成立后曾遇到五例，其中有两例没有下手术台就死亡了。如果不治疗瘤体将逐渐长大，一旦瘤体破了出血不止，患者就很危险了。"专家们意见不一，有的建议手术治疗，但也明确告知患者术后病灶也切除不净，还要进行烤电、注射硬化剂等治疗，而有的认为手术困难很大，恐造成大出血，故建议中医治之。患者家属最后决定拒绝手术，遂于1974年8月出院回家。患者在住院期间基本没有进行治疗。

患者是1974年9月来找我诊治的。来诊时，我正准备前往山西医学院为中医培训班的学员讲课去。当时诊见：患儿左侧鼻腔半通不通，右侧鼻腔完全不通，右眼突出约一公分半，右颧弓部隆起，右耳失听，右眼视力下降（由1.5降到0.9），右侧面部肌肉大于左侧面部，自述睡觉时呼吸困难。诊后，我用自拟的"夏枯消瘤丸"加减，改服汤剂，处方如下：夏枯草20g，煅牡蛎15g，川贝母10g，当归12g，丹参12g，丹皮9g，两头尖6g，辛夷9g，花蕊石6g，莪术5g，山甲珠12g，三七参10g（为细末，分两次冲服），麻黄5g，水煎服。嘱其父亲先服五付，服完后有什么情况再说。随后我就前往山西医学院授课。到了九月中旬，其父前来相告，说患者服了药以后，没有明显的变化，只是右耳的听力好像较前强了些。我就说："此病我也没有好的办法。"因为他认为这种病去北京、上海也没有很好的办法，况且手术成功率也不是很高，于是对我说："门大夫，我们还是在这里治疗吧，就一直服您的药试试吧。"

这样从 9 月下旬开始，患者又开始服药，我又嘱其再服上方 5 付。当时其父一直没有买到"两头尖"这味药。这五付药服完后，患者从鼻腔里流出些白色的液体，质地较黏稠。其父也未到太原来问我，继续给患者服用此方。一个多月后（十月下旬），其父再次来到太原找我，告知患者已服药 30 余剂，现在右眼突出较前好转，右眼的视力也较前有进步，鼻腔似乎能通点气，右耳也能听到微弱的声响了。我又处以：夏枯草 30g、葛根 12g、当归 24g、丹参 15g、川芎 9g、乳香 9g、莪术 6g、三棱 3g、煅牡蛎 15g、元参 18g、川贝母 10g、麻黄 1.5g、辛夷 3g、两头尖 3g、花蕊石 9g、三七粉 3g、露蜂房 6g，水煎服，嘱服 20 剂，并嘱无论如何要找到"两头尖"。20 付药后，患者右鼻腔完全通畅了，晚上睡觉时也不堵塞了，听力、视力也有所提高，同时右眼的肿胀明显减轻，右颧弓部的隆起也明显缩小。这时是 11 月份了，我已经从太原结束讲学回到大同，并嘱患者继续服用上方。

1975 年 2 月，其父带着患者前来我家，这时患者和初诊时已大不一样，右眼肿突基本消除，若不仔细观察是难以看出来的，鼻腔呼吸通畅，右眼视力恢复正常，右耳听力完全恢复，如仔细观察右侧面部还稍高一些。我当时还后悔，初诊时他的右眼明显肿突时没有拍张照片，留作病例对照。后来这个患者就痊愈了，到现在一直很好。这以后有一年，大学工委搞展览，希望我提供些治愈的典型病例的资料，我们就专程去天镇县找这位患者，还开车把他接到县医院拍了片子。外科大夫将它和原先拍的片子对比时说，患者被压迫的骨质破坏处已基本恢复。这之后，他们还去北京进行了展览，我校的郑老师带着患者的病例，去他曾经住院诊治的北京某医院说患者已经痊愈了，北京的大夫们无不感到惊讶。当时医院的一个王副教授，就把这例病的油印材料（大同医专印）所用的方子全部抄了下来。他认为通过内服药治愈这种病是很难得的。

（二）脑垂体腺瘤

乔某，男，在广灵县公安局工作，时年 50 多岁。初诊时是 1974 年 10 月。患者当时是由两个亲友搀扶着来的，观其外表，形体肥胖，面色紫暗似晚期肺气肿患者的面容，行走时步履不稳。患者情绪很低落，问诊知其经常失眠，头晕目眩，行走时东摇西摆，除头晕外还伴有间歇性头痛，特别是视力下降并有复视。量血压 150/100mmHg。舌边尖紫红而干，脉搏沉而涩。来诊之前，患者刚从北京回来。曾在首都医院、宣武医院、日坛医院均被诊断为"脑垂体腺瘤"，因各医院均认为此病不适合手术，所以建议他找中医进行保守治疗。因我在广灵工作过,患者与我比较熟悉,所以当时他就对我说:"老门啊,你救救我这条命吧!我还有两个孩子呢,一个12,一个9岁,都还未成年,哪怕再让我活3、4年也行啊。"我当时说了些安慰的话后,就进行了详细的望闻问切,诊后又进行了分析判断,然后处以联合方组,第一方"活络效灵汤加味",活血化瘀:当归9g,丹参24g,生乳香9g,生没药9g,桃仁9g,山甲珠9g,三七6g,莪术6g,甘草6g,酒引;第二方自拟"芍钩木耳汤",调节神经系统,濡养神经:生白芍30g,钩藤18g,白苣子9g,龙骨18g,牡蛎18g,夏枯草30g,何首乌12g,怀牛膝18g,甘草3g,全蝎6g(冲服),僵蚕9g;第三方"半夏白术天麻汤",化痰熄风,以制风痰上扰:白术12g,半夏9g,茯苓15g,橘红6g,甘草6g,天麻9g,生姜9g,红枣4枚。上三方水煎服,交替服用,各服五剂。服完后,再吃第四方丸药。第四方"夏枯消瘤丸"加减,这才涉及到他的本病:煅牡蛎100g,元参120g,川贝母60g,三七15g,花蕊石(煅)15g,蜈蚣5条,两头尖10g,元明粉15g,夏枯草1000g,海藻30g,露蜂房15g。将夏枯草水煎浸膏,其他药为末,用夏枯草膏和为丸,若干则加蜂蜜,每丸约12g大小,早晚饭前各服一丸。

说一说为什么要用元明粉,以及上例鼻咽部纤维血管瘤为什么要用麻黄?个人认为,麻黄能帮助吸收,但用量要小。元明粉能渗,因其咸寒,可渗透到组织细胞中,以利于其他药起作用。另外,中医理论认为元明粉咸可软坚。

到了1975年11月初,患者来了封信说:"服完丸药后,效果相当显著。首先感到精神正常了,行走也方便了,已经能步行上下班了。"患者当时还没有恢复公安局的职务,暂时在一个配种站工作。到了11月中旬,患者带着在市二院(现地区医院)刚拍的片子前来复诊。他还拿着以前的片子让大夫比照,人家说瘤体已缩小了约2/3,周围骨质的破坏程度也有了很大的好转。患者问我下一步该怎么办?我又于上方丸药中加当归60g,丹参100g,嘱其按照上次的服药方法长期服用。药服完后,他又来诊时说:"老门,我现在可以骑自行车了。有一次我骑车从县城回老家,来回约80余华里呢!"这时患者的各种症状基本消失,血压也较前降低了,主要是精神已经很好了,情绪有了很大的改观,面色也不紫红了。此人嗜酒,当病情稍有好转就开始喝酒,一直喝到现在。1976年时,他到医院进行了复查,经检查显示瘤体已消失。

前一段时间(1983年8月),他来地区公安处开会,抽空来我家坐了一会儿,聊天时他说:"老门,当时我求你帮我活个3、4年,现在已经8年了,我还好好的,我还是每天喝酒。"当时因复视又在地区医院拍了个片子,医生还是说瘤体已消失,病未复发,于是他就很放心地回去了。这个病例我不敢说完全治愈了，但是就其拍片结果和患者的症状来看，确实有了很大的变化。

还有一个病例，患者叫鞠某，女，25 岁左右，在郑州工作，是省卫生厅医学教育处处长朱某爱人的姐姐的孩子。患者因头痛头晕、双手指端明显肿大、经常泌乳、闭经(16、17 岁来过几次，之后未再来经)等症，在北京某医院就诊，检查后确诊为"脑垂体腺瘤"。朱某及其爱人知道我治愈过脑垂体腺瘤，就带着患者来找我诊治。当时的治疗方法及用药与上例(乔某)大同小异，亦是汤药、丸药结合。到目前为止，从拍片上看，瘤体小了 3/4，从症状上看，泌乳已消除，但月经还是被动的，每月必须肌注黄体酮。此例患者现在还在治疗中，下一步我准备在治疗脑瘤的基础上结合治疗一下月经的异常。

（三）甲状腺腺瘤

近年来经我治疗的西医确诊的甲状腺腺瘤，温结节多，冷结节少，大约十五、六例已痊愈。下面就来谈几例。

第一例：旧专署传达室看门的傅老汉的爱人，当时是 1962 年或 1963 年，患者自述左侧颈部有一大疙蛋，我经过检查认为是甲状腺腺瘤，瘤体呈圆形，较光滑。我当时治疗肿瘤的经验不太多，只是根据中医的辨证，考虑到此病属瘰疬的范畴，就处以"消瘰丸"加味：煅牡蛎 100g、元参 100g、川贝母 80g，研为细末，每次服 6g，每天用夏枯草煎汤两次，冲服药末，嘱其把这 280g 的药末服完。约过了三个多月，我再次见到患者时，发现其瘤体已全部消失。

第二例：1964 年，地区水利局副局长刘某，因右侧颈部的肿物来找我诊治。当时诊见：其右侧颈部有一肿物，用手触之似有两个，外面的小，里面的较大，状似葫芦，情绪低落。当时患者刚从北京看病回来，思想负担很重，身体逐渐消瘦。诊后，我先予服两付"逍遥散"，疏肝解郁，接着就是煅牡蛎、元参、川贝母研末，用夏枯草煎汤冲服。因当时正在开"四清"工作会，我们经常在一起开会，有一次见到他，他说："老门，我一共服了二十多包药，用了一斤多夏枯草了。"后来患者颈部的肿物就慢慢消了，一直没有复发，直至去年(1982 年)因患胃癌去世。下面谈谈他从北京检查回来为什么压力很大。因为患者颈部的肿物较硬，根稳，推之不动，当时北京某大医院怀疑是"何杰金氏病"，此病属于恶性肿瘤病。我考虑他不是恶性的，因为恶性肿瘤不会这么轻易治愈的。

第三例：近几年治疗的一位患者叫佘某，男，大同市城区卫生局干部。他在大同、北京等多家医院被确诊为"甲状腺腺瘤"，经人介绍来找我诊治。诊见：形体消瘦，右侧颈部长着一个很大的肿物，我当时还拍了张照片留作资料。

诊后,我也是用"消瘰丸"加露蜂房、丹参,研为细末,用夏枯草煎汤冲服。将药末服完后,患者欣喜而来,告知颈部肿物已完全消失了。当时我又为他拍了张照片。

(四)颅底部神经纤维瘤

患者叫王某,男,46 岁,在广灵县畜牧局工作。患者从 1982 年 6 月出现头晕、发音沙哑等症,很像声带处长了息肉所发出的声音。1982 年 11 月中旬,患者到北京进行检查,整整待了七十多天。他先去了 301 陆军总院,腰穿结果显示脑压较高,在 250mmH$_2$O 以上,后又通过扫描检查,确诊为"左侧颅底部神经纤维瘤",瘤体比大豆大一些,左侧瘤体所压迫的骨质稍有破损,影响舌下神经、舌咽神经、副神经、迷走神经。患者自述从 1978 年就出现自己咬舌头,以及吃饭时噎的症状。因为做手术有风险,医生建议保守治疗。患者从北京回来后,就来同我诊治。当时我通过诊断、辨证后,拟用"夏枯消瘤丸"加减,改服汤剂。处方如下:生白芍 24g、夏枯草 30g、露蜂房 5g、煅海浮石 9g、煅牡蛎 15g、川贝 10g、元参 15g、莪术 5g、煅花蕊石 5g、海藻 12g、昆布 12g、柴胡 9g、桃仁 9g、川芎 6g、当归 12g、红枣 5 枚,水煎饭前服,嘱服十二付。

二诊时,患者发音沙哑有所减轻,咬舌次数减少。我又在原方基础上加葛根 15g,嘱其继续服用。就这样断断续续一直服着药,到现在为止已经来诊五次,现在的结果是:舌头已经不咬了,发音略有沙哑,较前已明显减轻,精神、饮食明显好转,头晕和噎食的现象都消失了。此例患者现在还在治疗中。总之,疗效还是明显的,但还不能说治愈了,需要等到下一步症状基本消除后,患者到北京进行复查后,根据复查结果再下结论。

(五)乳腺纤维瘤

我先后曾治愈 20 余例乳腺纤维瘤。先谈一例,患者叫王某,女,42 岁,在朔县某公社工作。初诊日期是 1976 年 4 月。这之前曾去山西省肿瘤医院进行检查,医院诊断为"乳腺纤维瘤",并建议手术切除。因患者畏惧手术,故来同请我诊治。诊见:患者右侧乳房有一较蚕豆大的肿物,触之较硬,推之可移,并有右侧腋下淋巴结肿大。患者自述:现在的瘤体比在太原检查时似乎又有所增大,腋下淋巴结也较前多了一个硬结。当时我通过诊断,又结合我以前治疗肿瘤的经验,拟用"逍遥散"加味,处方如下:柴胡 12g、夏枯草 24g、元参 18g、川贝母 10g、当归 12g、白术 9g、生白芍 10g、茯苓 9g、莪术 3g、瓜蒌 20g、山甲珠

12g,水煎饭前服。此方未用甘草,因为甘草使药性缓,而此为急病,所以弃用甘草。

患者于 1976 年 6 月复诊,自述肿块已明显变软,我又处以"夏枯消瘤丸"加柴胡,令其制成丸剂,每丸约重 12g,嘱其每日早晚饭前各服一丸。直至 1977 年 11 月,她因其他疾病来诊时,告知乳房肿块已全部消失。

此外,乳腺结核用上面的方法也易治愈,逍遥散加味还可治疗乳腺增生。

(六) 骨　瘤

王某,男,18 岁,其父在地区公安处工作。患者因左腿疼痛不能行走,膝关节内侧肿硬等症到北京的大医院检查,共去了四家大医院。其中两家医院诊断为"骨瘤",不排除是恶性的。还有一家医院诊断为"疲劳性骨折"。首都医院两种意见,骨科有一位大夫认为是"骨瘤",另有两位大夫认为是"疲劳性骨折"。患者就带着这两种诊断意见回来找我治疗。因我对此病较生疏,没有这方面的诊治经验,当时就根据患者情况辨证处以自拟"活化汤"化裁,治疗了 20 余天后左腿疼痛明显减轻,关节硬肿亦变软回缩,同时又配合了一个偏方,我曾用此方治疗过骨折的病人,效果很好。此方用的是一种虫子,雁北地区的人们叫它"鞋板虫",有些地方叫它"潮虫",《本草纲目》叫"鼠妇"。我嘱其家长给患者每日一次服鼠妇二十个,不管用什么方法吃下去就行。于是,家长每日偷偷把此虫放在饭菜里,患者不知道便吃下去了。当吃到一千五百多个的时候,患者的腿就不疼了。之后又接着吃,共吃了二千多个鼠妇,诸症就消失了,到现在已痊愈。后来患者又到北京的医院进行复查,医生认为"骨瘤"或"疲劳性骨折"均不存在了。

(七) 再生障碍性贫血

此例为再生障碍性贫血伴骨髓纤维化,非常难治。患者叫魏某,女,37 岁,山西应县人,因鼻衄、齿衄、肌衄于北京某医院住院治疗,化验血象很低,确诊为"再生障碍性贫血"。共服了一百余付中药,效果不太明显。1977 年初来大同找我诊治。诊见:鼻出血,牙龈出血,皮肤紫斑较多,颜面苍白,口唇干,全身酸困无力。诊后,采用联合方组:第一方《伤寒论》"桂枝人参新加汤",此方扶元气非常好,方中我用的是小红参,因出血不用桂,桂枝用量减少;第二方"归脾汤",亦用小红参 6g;第三方"十灰散",十味药各等分,炒灰存性,少用点醋冲服,醋可收敛,还可入血分。上三方各服一剂。当服到第四天时,患者的鼻衄、齿衄都止住了，皮肤紫斑的颜色变成了青黄色，似有吸收的征象。血止后，我嘱其长期服用"龟鹿二仙胶"：龟甲胶 200g、鹿角胶 200g、枸杞子 100g、小红参 50g，把枸杞子、小红参水煎约两小时后，过滤浓缩，然后把二胶捣末放入煎汤内和匀，浓缩成膏状。同时又嘱患者找一个"黄鼠狼子"（不是偷鸡的黄鼬子），去皮去内脏后烤干研末，每次 5 分和上药膏同服，服完为止。服完药后，效果很好，血小板由原来的 2 万增至 13 万。之后又配制了一回上述的药膏，嘱其继续服用。患者服完药后到现在一直很好，当时北京的医生都说此病预后不良，可见我们中医中药治疗一些危重病的效果是很好的。

六、研治血栓闭塞性脉管炎的经验

　　我是从 1968 年开始研治此病的,到 1975 年的 10 月,我统计过 325 例。当时山西省大学工委学校要搞展览,省里派人前来从我统计的 325 例中走访了 190 例。这 190 例中,痊愈的和基本痊愈的(已能参加体力劳动)163 例,好转的 19 例,无效的 8 例,痊愈的和有效的占 90%。从 1968 年到现在(1983 年)的 15 年里,我业余收治的脉管炎患者(只有记录的)有三千多人次,现在每天诊治的病例中仍有 2～3 例是脉管炎患者。

　　血栓闭塞性脉管炎是西医名称,中医叫"脱疽"、"脱骨疽",是从其结果命名的,是指其病情严重会致骨节脱落,民间叫"跌骨疔"。此病《黄帝内经》里就有记载,但是没有提出治法来。《内经》曰:"发于足趾,名曰脱疽,其状赤黑,死,不治。"明·薛己《立斋外科发挥》云:"谓疔生于足趾,或足溃而自脱,故名脱疽。"从古代的记载来看,此病预后不良。现代医学认为此病属变态反应性病变,是血管退行性变而血栓形成,亦认为预后不良,轻者行腰交感神经切除术,重者截肢,有的还需远端截肢。

　　我曾遇到 20 余例截肢后又出现了溃烂现象的脉管炎患者。1971 年有位脉管炎患者叫李某,在市某医院住院治疗。有一天,他坐着小车来我家找我诊治,因双腿已截肢行动不便,是由别人背来的。患者已截肢 4 年余,右腿截至大腿根部,左腿截至膝盖上部。患者自述:一年前,双侧下肢截肢的部位又发生了溃烂,并伴有剧烈疼痛。于北京铁路总院进行检查,发现腹腔动脉血栓已形成。在这种情况下,我通过辨证,处以方药。患者来诊了 3、4 次,共服药 30、40 付后,溃脓处愈合了,疼痛消失了,精神也明显好转。当患者痊愈后来我家时,两眼含着泪说:"门大夫,我要是早来找您的话,我的两条腿可能就保住了。"我问他:"你是什么时间截的肢?"他说:"1966 年。"我就安慰他说:"那你就不要后悔了。我那个时候还没有正式研究此病,那时我也没有什么好的办法,通常也是用四妙勇安汤、独活寄生汤等方,可能会使病情加重。我是 1968 年才开始对此病进行研究,摸索出一条以'温经通络为主,活血化瘀为辅,补养气血为副'的道路来。"

有些人怀疑说："哪里有那么多脉管炎?"我把自己记载的病例进行了统计,患者是来自 27、28 个省市的,远者沈阳、佳木斯、福建、上海,近者雁北各县,当然多数还是雁北各县的,因为雁北为高寒地区,脉管炎多发易发。

通过对此病的研究,我认为"寒凝血滞"是本病的本质性因素。血遇温则行,遇寒则凝,故寒凝而血滞,滞者,不通也,不通则痛。中医有"寒者热之"的治法,所以我就用"温经通阳"的方法,大胆地用上"乌头桂枝汤",然后接着就是"活血化瘀",这样就逐渐使患者的疼痛消失,坏疽愈合。总之,可以概括为"先温后通"的治疗方法。当然,对于湿热蕴毒型的脉管炎患者,则需用四妙勇安汤清热解毒,气虚者还要加黄芪。

(一) 辨 证 分 型

根据脉管炎的病情、病机,我将此病大致上归纳为四个类型:①寒凝血滞型;②气血瘀阻型;③阳虚毒陷型;④阴虚化热型(包括湿热蕴毒型)。

(二) 分 型 论 治

1. 寒凝血滞型

此型患者素体肾阳虚,而且常在阴冷的地域工作或久立作业(如矿工、车工、钳工),下部受寒而发病。症状表现为:趾(指)端怕冷,温度降低,夜间疼痛加剧,局部皮肤青紫,有的局部溃烂、坏死。根据"寒则凝,热则化"和"通不痛,痛不通"的经验总结,我们认为:疼痛是不通造成的,不通是由于寒凝造成的。我们把"疼痛"和"不通"这对矛盾相比较,"不通"是矛盾的主要方面。要想解决"疼痛",必须把"不通"变成"通",我们欲达到"通",就得把"寒凝"转为"热化"。医生就是转化矛盾的,于是本着中医"寒者热之"的原则,我制定了"温经通脉"的治疗法则,这样才能解决"寒凝血滞"这个问题。此型患者,占我所治全部脉管炎患者的 70% 以上。此型常用的方剂为:

(1)乌头桂枝汤:此方是治疗的当头炮、先锋。用于肢冷严重,疼痛剧烈的患者。处方:川乌片 10g,生白芍 10g,桂枝 10g,炙甘草 6g,生姜 3 片,红枣 4 枚,蜂蜜 20g,水煎饭前服。注:蜂蜜不能小于 15g,也可用到 30g,与其他药同煎,否则制约不了川乌的毒性。

(2)附子汤:此方用于四肢皆冷,下肢较甚,疼痛较上方缓和的患者。处方:制附子 10g,白术 12g,生白芍 12g,茯苓 12g,党参 15g,水煎饭前服。

(3)当归四逆汤：此方用于四肢皆冷，偏于上肢冷的患者。处方：当归15g，生白芍9g，桂枝9~12g，炙甘草6g，通草6~9g，细辛3~9g，红枣4枚，水煎饭前服。

(4)温脾汤：此外，对于单纯下肢冷较甚，而且局部紫红，疼痛一般，痛势不剧的患者，我还用许叔微的《本事》温脾汤。

2. 气血瘀阻型

此型是由于寒凝血滞日久，虽然经过了一段时间的温经通脉治疗，温度有所回升，疼痛亦减轻或消失，但气血还有瘀滞的现象。表现为：局部皮肤颜色青紫或暗红，或有红斑，或有索条，这些就是西医称作本病合并的"静脉炎"。还伴有患肢麻木，及轻度的憋胀疼痛感，这是由于寒凝有所缓解，阳气亦有所恢复，但瘀象没有缓解。总而言之，是血液回流不畅了。

中医也清楚动脉出、静脉入，西医所谓离心、向心，其道理是一致的。此期如不及时治疗，也会出现溃疡，甚至出现坏死。古人云："流水不腐，户枢不蠹。"因此我们在治疗上应考虑怎样使其血液流通。因为气为血之帅，气行则血行，欲使其血液流通，就得"行气"。经过"温经通脉"后，随着矛盾的转化，我们的治则相应地也要转化，此时应"活血化瘀"，使其血流通畅，就解决了气滞血瘀的问题。此型常用的方剂为：

(1)身痛逐瘀汤加减：此方用于趾(指)端已经转温，但皮色仍然青紫，有酸麻胀憋感，剧痛已不明显，足背动脉也能触及的患者。处方：当归10g，川芎6g，桃仁9g，红花9g，秦艽9g，独活9g，地龙10g，没药10g，五灵脂9g，川牛膝9g，香附9g，炙甘草6g，水煎饭前服。气虚者加黄芪30g，局部有灼热感者加苍术9g，黄柏9g。

(2)活络效灵汤加味：此方适用于瘀色严重，成斑成条，触之发硬，有轻度疼痛，也就是"脉管炎合并游走性静脉炎"。处方：丹参30g，当归24g，乳香9g，没药9g，桃仁9g，红花9g，炮山甲9g，莪术3g，水煎饭前服，入黄酒为引。

(3)自拟活化汤：处方：当归30g，丹参30g，鸡血藤30g，地龙12g，土鳖虫6g(研末冲服)，桃仁10g，红花10g，山甲珠10g，水蛭6g，黄芪30g，桂枝12g。水煎饭前服，入黄酒为引。

3. 阳虚毒陷型

此型是由于患者平素肾阳虚，加上病程日久致气血虚弱，以致影响肾阳，使肾阳更为虚弱，有的形成"干性坏疽"(局部黑干枯萎)，有的形成"湿性坏疽"(局部有色黑灰的破口，常流清水)，有的骨质都受到了破坏，合并了骨髓炎，也就是西医的"寒性脓疡",中医称之为"阴疽"。

此型日久不能愈合,应补肾扶阳解毒,常用的方剂是"阳和汤",处方:熟地 30g,鹿角胶(另化)12g,桂枝 3g,白芥子 3g,麻黄 3g,干姜 3g,炙甘草 6g,水煎饭前服,入黄酒为引。

4. 阴虚化热型(包括湿热蕴毒型)

此方用于病情较重,病程缠绵日久,体质偏于阴虚,而又化热的患者,或者是刚患病不久,患肢出现了溃疡而又感染了,以至于湿热结毒,表现为局部皮色发红,脓液较稠黄,气味腥臭,局部有热感。局部是阳性溃疡,应养阴清热解毒,此时应用"四妙勇安汤"加味,处方:银花 90g,元参 30g,当归 15g,生甘草 9g,薏苡仁 30g,炙龟甲 12g,乳香 9g,水煎饭前温服。

(三)诊断和鉴别诊断

1. 诊断标准

(1)患肢怕凉、麻木、疼痛,夜间加重,有间歇性跛行。

(2)患肢温度降低,颜色紫暗,足背动脉搏动减弱或消失。

(3)抬腿垂足试验(白格氏试验)阳性。又叫抬举试验,即举足时患足苍白,说明血流不畅;垂足时患足紫红,说明血液回流不畅。

(4)有的晚期患者有干性或湿性坏疽,有的患肢溃破处久不愈合形成寒性溃疡,有的出现继发感染。

以上四条具备其中三条,方可诊断为脉管炎。

2. 疗效标准

(1)痊愈或基本痊愈:①患肢疼痛消失;②患肢温度恢复正常或接近正常,足背动脉可触及,溃疡愈合;③能做一般的劳动、工作。

(2)有显著疗效,好转:①疼痛消失或明显减轻,遇劳、遇冷或行走较多则患肢不适;②患肢温度有所回升,溃疡面缩小,颜色红润,触及足背动脉搏动不明显;③能参加轻度的体力劳动。

(3)无效:患者经服 80～100 剂汤药后,症状和体征没有明显的改善。

3. 鉴别诊断

(1)末梢神经炎:①末梢神经炎疼痛是对称的;②一般没有创面溃疡,更没有趾(指)节脱落现象;③有些是药源性的,如服用呋喃类药物,呋喃唑酮(痢特灵)、呋喃西林等导致的末梢神经炎;④白格氏试验(一)。

(2)肢端动脉痉挛症(雷诺氏病):①疼痛为阵发性,疼痛无规律(无时间特殊性);②遇冷、热均能引起疼痛(脉管炎遇热痛减,遇冷痛剧);③疼痛的时间较短;④女多于男,上肢多于下肢;⑤无溃疡形成。

(四) 典 型 病 案

1. 寒凝血滞型

患者叫吴某,男,42岁,辽宁省辽阳市小包公社望宝大队的农民。不知他是从哪里打听到我的,从辽宁远道来到大同,初诊日期为1978年6月5日。他的一个亲戚在铁路系统工作,因此来同后他就住在大同铁路招待所,共住了一个多月就痊愈回家了。患者初诊时自述:1975年因浇地双足着了凉,原来是左足发冷,断断续续地疼痛,后来就逐渐加重了。到了1978年春天,左足无名趾就溃烂、脱落了,他到辽宁省一家医院治疗,治疗了一段时间无明显疗效,医院动员其截肢,患者不愿意,后来打听到我能治此病后,就来大同诊治。当时诊见:患者患足(左足)溃疡面流脓水,质地不稠,足背动脉搏动消失,足部冰冷、色紫暗,呈跛行,夜间疼痛不能入睡,白格氏试验强阳性,左手手指亦厥冷,寸口脉沉细而涩,舌淡苔白。

脉症合参,辨为"寒凝血滞兼阳虚毒陷"型,治法:温经通脉,活血化瘀,扶阳解毒。处方:第一方"乌头桂枝汤";第二方"当归四逆汤";第三方"生化汤"加鸡血藤15g;第四方"阳和汤",嘱其交替服用,共服4轮。乌头桂枝汤通过温肾阳温经,当归四逆汤通过扶心阳温经,这样就把全身的阳气焕发起来,在此基础上活血化瘀、扶阳解毒,使其逐渐痊愈。

1978年6月28日,患者复诊时欣喜地说:"门大夫,我服药后疼痛减轻了大半,晚上也能睡多半夜觉了。"我细诊之,其左足的足背动脉已有微弱的搏动,左足第四趾破溃处流水减少了,稍有点白脓,足温亦有所回升,行走时左足也不像以前那么疼痛了。于是,我又在补益气血的基础上活血化瘀,扶阳解毒,处方:第一方"四味保元汤"加蝉蜕9g;黄芪50g,当归15g,银花30g,炙甘草9g,蝉蜕9g;第二方"身痛逐瘀汤"活血化瘀;第三方"阳和汤"托里扶阳;第四方"人参养荣汤"气血双补,嘱服4轮,共16付。

1978年7月18日三诊,患者寸口脉不太沉细了,患足的破溃处脓水减少了,局部发痒,足背动脉也能触及了,精神、饮食均转佳,夜间已能安睡了,但是仍有轻度的疼痛,稍有五心烦热,这是由于阳补的较急,出现了轻微的内热之象,此时应结合清热利湿,滋补阴液治疗,处方:第一方"二妙散"加味:薏苡仁30g,黄柏9g,苍术9g;第二方"四味保元汤"加蝉蜕;第三方"左归饮":熟地

24g,茯苓 12g,山药 12g,山芋 15g,枸杞子 15g,炙甘草 6g;第四方"阳和汤",嘱服五轮,共 20 剂。因他的溃疡还没有愈合,阳和汤还不能停用。

1978 年 9 月 20 日四诊,患者左足的足背动脉几乎和健康的右足相同,疼痛已消失,足温基本正常,溃疡已全部愈合,留下一道瘢痕,患者至此痊愈。今年(1983 年),患者的一位亲戚见到我大儿子说:"老吴至今一直很好,已能参加劳动了。"患者治愈回去后一个多月,又介绍来两例辽宁省的"脉管炎"患者,也先后治愈了,这里就不一一介绍了。

中医对疾病的分型是不能截然分开的,此例就是寒凝血滞兼阳虚毒陷型。有时通过治疗,疾病本身是要转化的,所以治疗应随之变化。

2. 气血瘀阻型

此型就不准备举例了,因为寒凝血滞往往都伴随气血瘀阻,只是寒凝血滞是主要矛盾,一旦通过治疗寒凝血滞有所缓解,气血瘀阻现象就明显了,所以此型例子太多了,就不予列举了。

3. 阳虚毒陷型

患者叫李某,男,41 岁,大同某公司的材料员。患者病程已 20 余年,因工作关系曾去过很多地方诊治,均无明显疗效,患者的信心已经不足了。后来经人介绍来找我诊治。初诊是在 1969 年,当时诊见:患足(右足)第四趾已形成溃疡,还脱落了一节,颜面苍白,脉搏沉细。患者自述:患肢怕冷,患足破溃处流出较稀薄的脓水,破口在里,久不收口。我当时辨为"阳虚毒陷型",施与"阳和汤"。当服到 15 剂时,患者自觉患足破溃处有发痒的感觉。当服到 20 剂时,患足破口逐渐愈合,脓水已无,此后就慢慢痊愈了。

4. 湿热蕴毒型

患者叫刘某,男,36 岁,阳高县人。左足冷痛两年余,现左足二、三趾已形成溃疡,溃烂严重。1982 年初诊,当时患者左足已溃破 4 月余,破溃处局部有灼热感,味恶臭,全身微恶寒,高热。辨为"湿热蕴毒型",处以"四妙勇安汤"加味:银花 90g,元参 10g,当归 15g,甘草 9g,薏苡仁 30g,蒲公英 30g,益母草 30g,赤芍 15g,乳香 9g,水煎饭前服。服药数剂后,体温降至正常,诸症减轻,调治月余而告愈。

（五）研治体会

1. 首先要"敢"字当头,不怕困难,战略上藐视疾病,战术上重视疾病,要大胆和慎重结合起来,胆愈大而心愈细。作为一名医生,应有决心、有毅力,同时要做患者的思想工作，让患者有信心，取得患者的配合，如治疗期间，必须戒房事、戒烟。

2. 必须以辨证的观点，要认识共性，区别个性，辨证和辨病相结合，辨证治疗必须要有整体观。只有在整体观念、辨证施治的原则指导下，才能取得疗效。

3. 在治疗脉管炎的过程中，辨证分型不是一成不变的，要随着矛盾的变化转换我们的治疗方法。要尊重客观，脉管炎的患者和患者的病情就是我们的客观对象。辨证分型要根据患者病情发展变化而定，治疗亦根据病情的变化而变化，因为证型往往是相互夹杂、相互转化的，所以"联合方组"的运用是非常必要的。

4. 根据治疗八、九百例脉管炎的统计，属于"寒凝血滞型"的占多数，即75%左右，气血瘀阻型占10%左右，阳虚毒陷型占10%左右（包括骨质坏死，伴骨髓炎的），阴虚化热型（包括湿热蕴毒型）占5%或较5%稍少。

5. 根据多年来治疗脉管炎的经验，我初步统计此病的发病率和性别、年龄、职业有密切关系。据215例脉管炎的统计：

（1）性别：男患>女患，男119例（93%），女16例（7%）。

（2）年龄：中年>青年、老年，按年龄分三阶段：①21～30岁37例，占17%；②31～45岁131例，占61%；③46岁以上47例，占22%。治疗患者中，最年轻的17岁，年龄最长的68岁。

（3）职业：工农>其他职业（体力劳动>脑力劳动），工人82例，占38%；农民65例，占30%；军人10例，占5%；干部等其他职业40例，占19%。以上统计也不是很科学，但反应了脉管炎患者中工人、农民等体力劳动者占比例较大。

6. 根据运用"联合方组"的体会，我认为在脉管炎的治疗过程中，运用"联合方组"是合适的。脉管炎患者在发病过程中有很多兼证，如兼有胃病的患者，往往出现胃脘胀痛、恶心等症。前面讲过在运用"联合方组"过程中，其中有一条是"扫清治疗主证的外围障碍"，所以遇到此类病例，在运用"联合方组"时，第一方便是治疗"胃病"的方剂。脾胃调理好了，接下来再服治疗"脉管炎"的方剂，才能使药物充分吸收，才会有很好的疗效。处方如下：第一方"香砂六君子汤"，如胃酸过多致心下痞满时，可用"半夏泻心汤"；第二方用温经通脉的方剂；第三方活血化瘀；第四方补养气血。

有些患者既往有肝炎史，在治疗方案和治疗过程中就要结合治肝病，同时也要结合健脾胃。通常第一方用"加味平胃散";第二方用"膈下逐瘀汤",这些方剂对治疗"脉管炎"并不相悖;第三方用"附子汤"或"当归四逆汤";第四方可根据脉管炎患者的情况酌情选用。这种治疗方案叫"全面结合,整体治疗,分清主次,兼顾他病"。

根据以上情况,所以我一直采用"联合方组"的用药形式。还有伴有其他病证的,如遇到一例伴"淋病"的患者,尿频、尿急、尿痛,对于这样的兼病也要结合治疗。如果单打一,只治疗"脉管炎",其治疗效果就不会理想。这类病例如属热淋用"八正散",阴虚热淋用"猪苓散",这样兼病痊愈了,对治疗主病脉管炎也是有利的。这就叫"整体治疗,辨证论治"。所以临床上"联合方组"的运用是很重要的,而我们在问诊时也务必要详细。

7. 另外附带说一个问题,对一些溃疡比较明显,有脓液或流水,即有破伤的时候,我常常结合使用外用的西药,即每日外涂一次 1‰雷夫奴尔药水,属于治标之法。其作用一是消炎抗感染,另外还有止痛的作用。

脉管炎的诊治基本就是这些。关于脉管炎,我还是初步摸索,十余年来也治好了七、八百例病人,自我感觉疗效还是可以的,是令人满意的。古代虽提到"脱疽"、"脱骨疽"的病名,但就治疗而言,也没有更多的具体方法。如《内经》里提到了此病的症状和危害性,其他后世医家也多次提到此病,但均未记载成套的理论和治疗方法。我多年来研治"脉管炎"病,有一些体会,但不一定很全面,今天把它介绍出来,供大家参考,不妥之处,还是希望大家批评指正。

七、研治牛皮癣的体会

"牛皮癣"是民间称谓的一个病名,在古代文献中亦有记载,但称谓很不统一,所以古代不统一,现代亦不统一。古代有"白疕"、"蛇风"、"白翘疮"、"风癣"的不同称谓,实际上中医称本病为"松皮癣"。现代医学称之为"银屑病",这也是根据本病的临床特点而命名的。按西医讲,它属于"红斑鳞屑性皮肤病"。为了大众化,我们就权且称"牛皮癣"好了,而实际上中医所称的"牛皮癣"相当于西医的"神经性皮炎"。总之,今天要说的这个病,就是西医所称的"银屑病",中医所称的"松皮癣",也就是社会上所称的"牛皮癣"。

"牛皮癣"是一个反复发作的、常见的皮肤病,人们都知道此病顽固难治,最令人讨厌的是瘙痒难忍、容易复发,但也有很少数的患者不太痒。我治疗此病也有 600 余例了,不痒的也就 4~5 例,病灶、皮损均存在,就是不痒。因为其顽固难治,所以社会上流传着这样的一句话"名医不治癣,治癣必丢脸"。这就反应了本病的难治。我们是社会主义时代的医生,当然也不管丢脸不丢脸了,反正病人有病痛,我们就要给他治疗。这几年来,我在中医的整体观和辨证论治的指导下,也采取了辨病和辨证相结合的方法,根据《内经》"形诸外,责之内"的理论,对本病进行研治,透过它的现象探求它的本质,遵循外病内治的原则,到目前已治疗约 600 余例。但因观察、研究的时间较短,还没有完全掌握其规律,只初步摸索出了一些规律:以内治(治本)效果较好,结合外治(治标)。先说说其临床特点。

(一)临床特点

"牛皮癣"多发生于人体躯干和四肢的伸侧(也就是中医六经所循行的"阳面")以及头部(凡四肢有的,头部大多也有),很少漫延到面部,我多年来只遇到 10 余例面部皮损的,严重者可漫延到全身所有的皮肤。本病多在秋、冬两季症状加重,少数患者春、夏两季加重。这与其体质阴阳虚盛有关。其形状特点:呈点状、钱币状、环状、牡蛎状、地图状,临床确实多种多样(我同时照下很多照片资料），受损皮肤表面有一层银白色的鳞屑，搔后银屑脱落，基底呈粉红色平面，发点亮，有的还有小的丘疹，边缘界限明显，上面覆盖着一层较薄的薄膜，有的还有小的出血点。这就是它的症状特点。只有明白了上述特点，才能与其他皮肤病鉴别。神经性皮炎就无此特点，它就是皮肤粗糙，形似布纹，因此我把它叫做"布纹征"。

有的"牛皮癣"患者皮损表面覆有一层黄白色的硬脂斑，西医也叫它"鳞屑"；病情特殊的还伴有关节型的，前五、六天我还遇到一例，全身"牛皮癣"，关节疼痛还很明显，类似"类风湿性关节炎"；有的带脓疱型，手指抓后继发感染；有的皮损处流水的，即渗出型，西医叫"银屑病湿疹样变"；有的呈红皮型，全身皮肤似猩红热般发红、发痒、发热，且有皮损，也就是中医所称的"阳盛之体"。总之，其主要的自觉症状是皮损部位有不同程度的瘙痒，这就是患者难以克制的主要痛苦。

（二）病 因 病 机

下面简单地说一说它的病因病机。中医常说的外感六淫之邪、内伤七情，西医也常有此说法，即精神、情绪因素对本病的影响。以上原因导致了什么？导致了气血失和，营卫不调，经络阻遏，毛孔（玄府）失去透发、宣通之机。患"牛皮癣"者，往往出汗少或不出汗，毛孔闭塞，这样皮肤失去了荣养，形成了"内湿外燥"的病机，接近于肌肉的部分有湿，皮肤这一部分为外燥，内湿不得外泄就产生了瘙痒，外燥不得滋润则脱屑，这就出现了皮损的症状。根据祖国医学察外知内的理论，皮毛之枯燥与肺有关，肌腠之湿邪与脾有关。病程日久，缠绵难愈，湿邪则深入影响肝肾，故日久还与肝肾有关。因此，治疗此病必须树立整体观念，全面分析，外病内取，辨证施治。

（三）辨 证 施 治

1. 风寒体虚型

风寒是外因，体虚是内因，所以治疗上既要祛邪又要扶正。除了以上所讲的皮损特点外，患者还表现为风寒体虚的特点，故冬季发作较多见、较重，春夏季较轻。头部及上半身皮损较多，皮色为淡红色（说明无更多的热象），鳞屑较多，瘙痒较轻，舌苔薄白，脉略浮。治疗原则为：辛温解表，润肺燥脾兼补气。常用方剂为"人参败毒散"加味：党参 12g、荆芥 9g、防风 9g、炙甘草 6g、川芎 6g、茯苓 15g、羌活 9g、独活 9g、前胡 6g、柴胡 6g、桔梗 6g、枳壳 9g、麻黄 6g、桂枝 6g、蝉蜕 9g、麦冬 12g,水煎服。病程久者,加鳖甲 12g、生姜 3 片。我个人的体会:凡瘙痒严重,不用麻黄是不会见效的,其他皮肤病也是如此,所以我在治疗中常用麻黄这味药。

2. 风热挟实型

此型相当于西医所说的银屑病发展期。此型皮肤发燥,腠理发湿,风热而挟实,其脉象浮而有力,皮损多在夏季较多,症状较重且反复发作,冬季则皮损减轻,皮疹色红,瘙痒严重,少汗或无汗,全身布满皮损,舌质比较红,舌苔黄,脉象浮而有力。治疗原则:祛风清热,润肺燥脾兼泻实。常用方剂为"防风通圣汤"加味:防风 10g、熟川军 3g、芒硝 3g、荆芥 6g、麻黄 6g、赤芍 10g、栀子 9g、连翘 9g、甘草 6g、桔梗 6g、川芎 6g、当归 9g、生石膏 15g、滑石 9g、薄荷 6g、黄芩 9g、苍术 9g、蝉蜕 9g、萆薢 9g、麦冬 12g、鳖甲 12g、生姜 3 片,水煎服。此方我们应该重视,它对于发展期的身体不虚的患者,疗效好,见效快。

3. 津虚血燥型(阴虚内燥型)

此型的表现是新的皮损不断出现,旧的皮损还继续扩大,皮损鲜红,鳞屑较厚,皮肤干燥,奇痒难忍,舌边尖红,苔微黄,脉象弦数。此型燥重于湿,治疗原则:养阴清热,凉血疏风。常用方剂:"滋燥养营汤"加味,此方是我从《成方切用》里选出来的,处方如下:熟地 12g、生地 12g、当归 15g、生白芍 15g、秦艽 9g、黄芩 9g、防风 9g、甘草 6g、麦冬 15g、元参 15g、丹参 15g、蝉蜕 9g、丹皮 9g、槐花 9g、麻黄 3g,水煎服。

4. 湿热蕴毒型

此型临床不多见,属于"银屑病"继发感染,甚至于感染化脓,或伴有渗出液,而且皮损糜烂,舌苔黄腻,脉象滑数。此型湿甚于燥,治疗原则:清热解毒利湿。常用方剂为"银花解毒汤"加减:银花 15g、连翘 9g、黄芩 9g、生地 15g、川连 5g、当归 12g、赤芍 10g、蝉蜕 9g、甘草 6g、萆薢 9g、苍术 9g、元参 10g、土茯苓 15g、木通 6g,水煎服。

5. 肝肾阴虚型

此型为慢性静止型,较为难愈。皮损分布稀疏,病程较久,有的在 10 年以上,常伴有腰酸肢软,头晕耳鸣,有的还伴有低热、手足心发热,舌质发红,脉象弦细带数。此型为病程日久影响了肝肾,不单是肺和脾的问题了,所以治疗原则为:养阴润燥,调补肝肾。常用方剂:"一贯煎"或"知柏地黄汤"加萆薢 12g、白蒺藜 12g(慢性的、顽固的,用此药效果很好)、生白芍 12g、麻黄 5g(通透宣发,佐制阴药的过腻)。我常说,学中医的在临床上辨证不要嫌其烦,嫌其复杂,越辨证的确切,针对性越强,效果就越明显,此型已影响到肝肾了,你还治肺、脾,效果就不明显了。所以作为一名医生,对每一位患者都要做细致、深入的了解和研究。

6. 冲任不调型

此型多见于妇女尤甚是妊娠期间,此型虽然不多,但应该重视。此型是因妊娠期冲任失调所致,表现为妇女经治疗后皮损见轻或消失,产后皮损又出现,且伴有月经不调。治疗原则:和血调整脾胃,兼助肾阳。常用方剂为"四物汤"加味:当归 15g、熟地 15g、生白芍 15g、川芎 6g、仙茅 12g、仙灵脾 12g、菟丝子 12g、丹参 12g、蝉蜕 9g、白蒺藜 12g,水煎服。

7. 湿恋关节型

此型多因风燥伤卫,皮损未去,病程日久,内湿不得外泄而留恋在关节,所以此型多伴有全身关节疼痛,舌质较嫩(有湿气),脉滑数。此型虽然不多,但临床上有此类患者,我们也要分型分出来,这样治疗就比较具体了。治疗原则:养阴利湿。常用方剂为"麻杏薏甘汤"加味:麻黄 9g、杏仁 10g、薏苡仁 24g、甘草 9g、蝉蜕 9g、萆薢 12g,水煎服。此方虽简单,但效果很好,只要抓住"伴有关节疼痛,脉象偏数"的证型特点,即可用此方。

8. 肝郁血滞型

此型也是病情发展的一个过程,我也把它列为一型,此型往往出现在"银屑病"治疗的后期,即恢复期。虽然皮损也消退了,瘙痒也停止了,自觉症状、他觉症状基本上都改善或痊愈了,但其皮色不净,灰紫黑的斑痕(色素沉着)遗留不退。我们认为是肝郁血滞了,西医叫做"吸收",就是老吸收不了,中医认为是内有肝郁而外现郁色,即有诸内形诸外了,有的 1~2 年不愈。治疗原则:平肝疏郁活血。常用方剂是"逍遥散"加味:柴胡 12g、生白芍 12g、当归 12g、茯苓 15g、白术 10g、炙甘草 6g、薄荷 6g、丹皮 9g、蝉蜕 9g、白蒺藜 12g,水煎服。蝉蜕对皮肤的功能恢复相当好,因为它能促进皮肤新陈代谢。

以上是"银屑病"分的八个类型,看起来较为繁琐,但我认为辨清楚证型还是很有必要的,疗效也是比较满意的。临床上治疗本病有时也用一些外用药,但不是以它为主,只是作为一种治标的方法。我常用的有一种药酒:生杜仲 30g、百部 30g、紫荆皮 30g,用 65°左右的白酒八两浸泡一周后,用脱脂棉蘸、浸涂患处,每日早晚两次。

(四)研治体会

下面谈谈治疗体会。"银屑病"的特点为病程长,不易治愈,多数患者易复

发,有的反复多次复发,所以目前认为本病很难根治。我自 1970 年到现在
(1983 年)十余年的研治过程中,初研治时所治愈的患者,至今未复发的也有很
多,但治愈的患者也有一些复发的,有的是痊愈十余年后又复发的,所以说此
病彻底痊愈是不客观的,只能说临床治愈。究其原因,有三个方面:一是病因
至今尚不明了。前面所讲的中医对本病的认识,也只是认识了一部分,且多是
在病机上的认识,如内湿外燥等仅仅是一些机制,特别是我多年来发现的一点
是:皮肤(即毛孔、玄府)失去了透发、宣通之功能,以上所用的方剂,均离不开
通透、宣发,只有通过通透、宣发,才能使内湿宣泄,病情好转。二是在对本病
的认识上缺乏整体观,不从脏腑、气血变化着眼。三是在诊断、治疗的过程中,
缺乏辨证施治的观点,不从理法方药着手;只重视皮肤局部,不重视内脏功能;
只重视偏方、验方、外用药的作用,不重视辨证分型、内服药的作用。一旦治疗
无效就听之任之,病人也失去了信心,医者也无能为力、失去信心。所以作为
一名医生,应该有一种为事业而奋斗的精神,所以对于这种病,我们也应该采
取与其他疾病一样的态度。比如,肝炎一病,中医辨为肝脾不和、肝肾阴虚几
种类型,也是通过辨证而分型论治,对于肾病(慢性肾炎、尿毒症、肾功能不全、
肾衰竭等)中医也要进行辨证,然后分型论治,为什么"牛皮癣"就不可以? 既
然认为它复杂难治,就应该全面地辨证、分型论治,所以我对待人和病、邪和
正、内和外要进行全面的分析,尽量避免头痛医头、脚痛医脚的局部观点。总
之,应在整体观念指导下,全面认识、分析此病。

　　研治以来的体会:第一点,要解决主要矛盾,就是要解决"内湿外燥"这个
矛盾,即要抓住"通玄府,利毛窍,通透宣发"的治疗法则,这才能把复杂的病理
状态转化成正常的生理状态,使表里调和、营卫调和而病自愈。第二点,本着
"形诸外,责之内"的原则,既强调内因,又强调外因,在用药上不单纯用祛邪
药,也不单纯用扶正药,即祛邪与扶正相结合。第三点,治疗"银屑病"也和治
疗其他病一样,医生、患者双方都要有耐心、有信心,树立必胜的信念。由于患
者体质的不同,疾病的类型不同,医生辨治水平的不同等原因,患者的疗程就
各不相同,因此有的患者服了 20 付药后还未见效,便失去了信心。这时作为
医生一定要有信心,同时还需做患者的工作,使其树立信心。当然也有个别患
者,长期服药并无明显疗效的。

　　简单举几个例子。我在研治本病的初期,曾治一例症状较典型的患者,叫
门某,男,我原籍的大队书记。这是 1970 年的事情,当时患者的皮损布满全
身,其癣状怕人。一般本病很少侵害颜面部,而他的颜面部整个受损,皮损已

侵害眼睑,以致双眼呈细缝状。因为是本家亲戚,他来诊时就与我一室就寝。他每晚睡前要全身上下搔抓挠痒,直至出现血点时才觉过瘾,每次抓挠后,都可用双手捧出数捧鳞屑及皮痂,可盛少半簸箕,真可怕! 就连其背部及双手不及之处,还要用我的"痒痒挠"(老头乐)使劲抓挠。他在我这里治疗了29天,也就是与我同住了29天,在走的前一天,其全身皮损、鳞屑全部消退,皮肤光溜溜的。当时他是属于风热挟实型,主要是用防风通圣汤,未用外用药,老家经常来人告知他的近况,我得知他时至现在也未复发。

再一例是一位女患者王某,朔县人。她也是全身性皮损,较之上一例患者皮损略稀疏一些,此患亦缠绵日久(病程较长)。此例虽皮损稀疏,但比较难治,可以说是我治疗过的患者中最难治的一例了,先后服药长达113剂才痊愈。所以我上面讲了,治疗这个病必须有耐心、有信心,因为这个病比较复杂、顽固。

还有一例是一个复犯的,患者叫杜某,男,大同市人。患者治好后,过了一年半又复发了,至今已治愈了三次,但还是复发。

所以我把这几种情况进行了分析,我们应该在思想上先有这样一个认识:即急性的、实性的、热性的、症状严重的、布满全身的比较快愈,慢性的、稀疏的,不论病程长短,都比较难愈。因此我们必须强调辨证,不辨证是绝对不行的。

再一个体会是关于职业方面的。工人、农民(即体力劳动者)疗程短,易治愈;城市的干部、知识分子(即脑力劳动者)较难治一些,可能与城市公费医疗,用药容易、用药多,与抗药性有关系。有的一轮服毕(一般是12付或16付药),皮损就全部退净,这些多是农民或工人,但干部、知识分子就较慢,这个规律不单存在于本病的治疗过程中,我认为别的病亦然。

还有一点是,未成年的儿童或未结婚的青年比较容易治,愈后瘀斑也易退,已婚的成年人、老年人较难治。这可能与生理上新陈代谢有关系,按西医的理论,在生理、化学方面,儿童是以合成为主,青壮年是分解、合成各半,老年人以分解为主,疗效的好坏、快慢可能与这些有关系,甚至还与内分泌有关系。

我对治疗的600余例"牛皮癣"患者进行了临床统计:服药50剂以下治愈的为大多数,占60%左右;服药100剂左右治愈的是少数。总之,医患双方对本病都应该有一个足够的认识,要有一个必胜的信念。以上的体会,包括那些辨证分型,仅仅是本人的粗浅认识。所有的方药都是古人的成方,我不过是在其基础上略有加减。如果说有点疗效,还是在中医辨证论治的指导下取得的。

如果说一些自己的创新之处，就是我从头到尾谈到的：根据其"内湿外燥"的机制，通过"通透、宣发皮肤腠理"而使内湿宣泄。说起来，这就是我在本病治疗中的一点新的认识。开始的时候我就是强调利湿、润燥，所以疗效上差一些，后来认识到治疗时必须强调通透、宣发，用药时必用通透毛孔的药物，疗效才提高了一步。只有通透、宣发了，才能够解决外燥，也才能解决内湿。

以上仅仅是我的管窥，也可能是偏见，不一定正确，但是作为我的经验，偏见也好，正见也好，我愿意把它介绍出来。

八、自拟方的临床运用体会

现在谈谈另一个问题,即我多年来在临床上运用自拟方的体会。前面已说过我在临证时是以仲景方为主,张仲景在《伤寒论》序言里说要博采众方,我亦是吸收各家之长,此外,在不足的地方我也自拟一些方子。社会在不断发展,疾病亦不断变化,后汉时,仲景还未用"金银花",而现在我于临证时大量运用金银花,这就是时代发展的需要。关于我的自拟方,有的是在古方的基础上加以改造或叫做改良,有的是在前人方子的基础上进行了加减,当然了,加减的成分已超过了原方,而且必须是在临床有一定疗效的,我才会在今天把它谈出来。由于时间关系,下面简要地介绍一下。

(一)木 耳 羹

第一个方子叫做"木耳羹",组成(按成人量):豆腐一斤(黄豆豆腐带水分),黑木耳 50g(最好是天然的),淡核桃仁 50g(捣碎),清晨水煮后饭前吃。主治:极度神经衰弱所致的精神错乱,也是精神疾病的一种状态,但患者的身体状况和脉象均是一派虚象。我曾治一女患者,姓名已记不清了,是大同矿务局三矿一职工王某的妻子,当时年龄是 25 岁。这是 1959 年的事情,当时患者语无伦次,行为反常,甚则呼号叫骂,不避羞耻。我起初也用过一些汤剂(包括瓜蒂散),均无明显效果。当时诊见:颜面苍白,入睡特别困难,脉搏很虚,其他方面(包括饮食)都不是旺盛的状态,表现为一派虚象。西医称之为"极度的神经衰弱"或癔病,此病就不能当做实证的癫狂症进行治疗,于是我处以"木耳羹"。患者共服了两付就痊愈了,至今一直很好。

(二)生 发 丸

第二个方子叫"生发丸",是我 20 世纪 50 年代创拟的。其组成:熟地100g、菟丝子 100g、当归 100g、川芎 50g、天麻 50g、木瓜 50g、荆芥 50g、羌活50g、枸杞子 30g、五味子 30g,上药为末过箩,以蜂蜜适量和丸,每丸量 12g,每日早晚饭前服一丸。

我用此方前后治愈很多例脱发和斑秃患者,如曾治一例患者叫栗某,女,21岁,应县人,本校学生。她平素经常围着头巾,当时找我诊治时解下头巾见:头顶光秃,头皮粉红,只有两鬓稀疏几根细发,因此她长年围着头巾,非常苦恼。她当时因为在校读书,无条件自制丸剂,就改服汤剂:熟地20g、菟丝子20g、当归20g、川芎10g、天麻10g、木瓜10g、荆芥10g、羌活10g、枸杞子6g、五味子6g,水煎服。先后共服了11剂此方就痊愈了。因我平时较忙,后来一直未注意她治愈后的情况。1982年,她毕业时来看望我,当时见她满头黑发,她高兴地说:"门老师,我现在的头发比患病前的发质还好。"

还曾治一女患者,叫赵某,在新建路菜市场工作,当年(1979年)37、38岁,诊见:满头黑发脱光,只在后项部有一些稀疏的毛发,我嘱其用"生发丸"原方做丸药一料后就痊愈了。几天前我们还曾于菜市场相见,她的头发生长得很好。

还有一例比较失败的,是城区组织部长之女,姓郭,名字已忘。她服药后也有效,头发也能生长一些,但半年后又自行脱落,巩固不住,后来就戴上假发套。所以,此丸药治疗斑秃也不是100%有把握。

(三)活 胃 散

第三个介绍自拟的"活胃散",处方中有一味很重要的药物是"松树脂",即新鲜松香,如无可用净乳香代替。方剂组成:苍术50g、生白芍50g、川黄连30g、干姜30g、松树脂50g,上药为末过箩为极细末,与松树脂和为丸剂,每丸10g左右。做丸剂时要蘸点植物油(麻油或香油),松树脂就不粘手了。冬天可加点水,夏天不能加水,可加点蜂蜜。如松树脂已干结,可与上药共为细末,末为6g。本方主治:消化性溃疡,中医称之为"胃脘痛"。后来经临床应用,我发现此方治疗慢性胃炎、胃酸过多、痉挛性胃痛也有很好的疗效。

溃疡病按西医的理论,一是消化不良,产生很多气体,碳酸气的产生在胃里进行膨胀,膨胀后溃疡面受到牵掣就会疼痛;二是平素有胃病的人产酸多,酸腐之气刺激溃疡面也要疼痛。所以"活胃散"的组方是根据溃疡的病理特点而创制的:方中生白芍缓解痉挛,黄连、干姜消胀治酸,尤其是松树脂,它的附着力很强,又不溶于水,有很强的保护溃疡面、止痛、敛疮、生肌的作用。为什么树木受伤后要分泌出树脂呢?就是为了保护受损的树的体干。

其实研制此方时我的胃病已有四五年了,症状不重,没太在意,有一年在大同市三院检查,医生说溃疡面较大,害怕以后会癌变,建议我五天之内手术治疗。我考虑手术及术后恢复需要很长时间,就没同意做手术,我个人对自己的身体是比较马虎的。后来为了缓解胃痛,我就开始着手研究,以创制一个能方便服用的散剂,并最终研制出"活胃散"。几年前,有一次当我胃疼加重的时候,坚持服用了"活胃散"一个多月,到现在我的胃再没有疼过。

曾治一老油漆工,名叫王某,当时 56、57 岁。患者症状很重,曾有消化道出血,呕吐过黑色血状物,化验大便一直有潜血,已一年多不能上班工作。患者年轻时有饮酒嗜好,曾一日三顿饮酒,后减为一日两顿。此人当时服了一剂后,诸症就改善了,后逐渐痊愈,至今未复发。

顺便谈了一个仲景"桂枝加芍药汤"的病例。患者是一位女性,叫张某,32岁,在烧麦店工作,其夫郭某在市邮电局工作,就在我住的街道负责邮递工作,与我很熟。患者某日突发阵发性腹痛,疼痛难忍,伴恶心呕吐,大汗淋漓,家人将其紧急送入医院诊治,当时诊断为"胃扭转"。后来又去北京某医院亦诊为"胃扭转",必须手术治疗。患者不愿意手术,其夫无奈,于是又回到大同找我诊治。当时我亦无把握,他说:"您就给咱们试试吧!"我就处以"桂枝加芍药汤"原方,又加一钱全蝎研末冲服。因方精药简,无须复渣。原处方为:生白芍18g、桂枝 9g、炙甘草 6g、生姜 3 片、红枣 4 枚、全蝎 3g(研末冲服),水煎服。共服两剂,服后疼痛消失,至今再未复发。

按常理讲,胃扭转一般不能通过药物治愈,想不到中药可把它的功能恢复正常,使胃自己复位。前一段时间我还与北京的几位老中医专家说起,我们不要因西医的诊断限制了我们的"辨证论治",或者说吓住了我们的辨证论治。中医自有一套完整的理论体系,只要辨证准确,再难治的病也能取得好的疗效。我还要强调一点的是,千万不要画蛇添足,看到疼痛加点元胡,因为呕吐加点半夏,这样就失去了桂枝加芍药汤的效用。

(四)化 石 丹

第四个介绍自拟"化石丹",此方是在《金匮要略》"硝石矾石散"的基础上加以改良而来。药物组成:焰硝(火硝)60g、郁金 60g、好肉桂 30g,上药捣为细末过箩,每次服 6g,午、晚饭后各服一次。主治:胆石症。我从 1982 年到现在(1983 年)用此方治疗了 13～14 例胆石症患者,临床症状均消失,经检查:有的患者胆结石已消失,有的结石体积已缩小或数目已减少。

如驻大同部队某 X 军副参谋的爱人李某,是一例较重的胆石症患者。当时患者颜面苍黄,口苦咽干,善太息,恶心呕吐,寒热往来,每至下午和入夜后右胁下阵发性剧痛(胆绞痛),非常痛苦。我先是处以联合方组,即半夏泻心汤、小柴胡汤、桂枝加芍药汤等方剂调理全身的气血后,再给予"化石丹"治疗,患者之后就痊愈了。

一周前,又有一位胆石症患者来诊,也是位女同志。她先服了几剂汤剂后,右胁肋疼痛消失,接着也处以了"化石丹",现在还没有反馈病情。

顺便谈谈泌尿系结石。我常在此方的基础上加海金沙 30g,嘱患者用猪苓汤送服,猪苓汤用量:猪苓 12g、茯苓 15g、泽泻 10g、滑石 10g、阿胶 10g(烊化)。

曾治一例右侧输尿管结石的患者,名叫贾某,是原大同医专校长的弟弟,经他介绍找我诊治。患者当时的主要症状就是腰痛,我当时就处以"猪苓汤"冲服"化石丹"。服药半月后,患者疼痛次数减少,后坚持服药三月余,结石排出,腰痛症状消失。后来患者带着排下的结石来访,结石呈淡黄褐色,有半粒黄豆大小,毛糙不齐。

还有一例泌尿系结石患者叫赵某,某卫生局局长,当时在地区医院住院治疗。他也是腰痛剧烈,我亦处以"猪苓汤"送服自拟"化石丹"。后来此患者也排出来了结石,至今身体一直很好。

(五) 山萸二枣汤

第五个自拟方是"山萸二枣汤":山茱萸 60g、生枣仁 15g、炒枣仁 15g、生龙骨 15g、煅牡蛎 15g、当归 9g、炙甘草 6g,水煎饭前服,第一煎晚饭前服。主治:严重的神经衰弱,特别是以失眠为主的神经衰弱,也包括一些虚劳病证。此方多在运用各种安眠方剂,如酸枣仁汤、归脾汤无效后才用。

此方特点:第一,山茱萸的用量较大。山萸这味药,张锡纯用得较多,它除了补益肝肾之外,还有敛神和敛精的作用。临床上我运用山萸治疗一些阳痿、遗精的患者,效果也很好。因此,如果患者伴有阳痿、遗精等症,此方亦非常适合。第二,生、炒枣仁相配,相互协调,养心阴,补肝血,安心神。按巴甫洛夫学说,此两药是抑制和兴奋的关系,过分的抑制会引起兴奋。按中医理论讲,生枣仁是不眠的,炒枣仁是安眠的。因此,此方就是利用这一对矛盾,调整人体阴阳交汇。

曾于 1978 年治愈一例失眠三个多月的患者,姓刘,是驻大同某部队政治部的副主任。他已失眠三个多月,每晚都非常烦躁,不能入眠,或出室踱步或坐或卧,异常痛苦,伴头晕头痛,脉搏略显虚弱,在某医院住院治疗,经口服、肌注西药镇静安眠药物,仍不能入眠,因此医院邀我诊治。我最初用一些重镇安神的方药,包括重剂龙骨、牡蛎之类,亦无果。之后就运用了此方。患者晚上服了头煎药后,当天晚上就睡了5个小时。我又嘱其继服原方两剂,服药后每晚能安睡5～6小时。后经调理,睡眠逐渐恢复正常而出院。

后来我又用此方治疗多例失眠患者,均取得很好的效果,在此就不赘述了。此方的特点就是山茱萸量大,这样才能有效,如果用10g山萸就不能取效了,所以说每个方子都有个侧重点。

(六)瓜 蒂 散

第六个方子是自拟的"瓜蒂散",古代有多个"瓜蒂散",如《伤寒论》、《外台秘要》、《圣济总录》、《温病条辨》等医籍中都载有瓜蒂散,我自拟的与此有别。自拟瓜蒂散的组成:甜瓜蒂3g,郁金3g,捣为细末,清早一次开水冲服。此方作用是催吐,所以早晨就不能吃饭,越吐的迟效果就越好。如刚服完药就吐,效果就差。所以,服药后不要饮水,如有恶心呕吐的现象,可嚼服少许干馒头以止吐。主治:狂躁型精神病,中医称之为"狂证",与"癫证"有别,"癫"属阴,"狂"属阳。我在25、26岁时已开始运用此方治疗狂躁型精神病。

例一:患者布某,男,职业为理发师。初诊是1968年,当时是"文革"期间,他由于性格内向,因单位派系斗争而出现精神分裂。他本是一个惜爱家庭及物品之人,患病后把家里的物品摔砸了很多,窗户的玻璃全部被砸碎。发作时呼号怒骂,狂奔哭闹。其妻万分悲伤,无奈之下,把他送至张家口地区某精神病院,住院治疗了两个月,却未见明显效果。回大同后,因我们是街坊平素很熟悉,其妻就找我求治。因为当时患者症状较重,我就说:"先服药试试吧。"就处以上方:瓜蒂3g,郁金3g,一剂,为末冲服,晨起服下。患者服药后,到了上午十点左右吐出了很多黏腻的顽痰,吐后全身异常乏困而入睡,醒后出现疲劳之态,并表现出懊恼感、自卑感,持续几天之后就逐渐恢复正常了,病愈后还定期给我理发。大前天他又来家中为我理发,并说现在自己已注意保健,每天打太极拳。话说从1979年到现在(1983年)已十五个年头了,一直很好。

例二:患者王某,男,34、35岁,雁北地区公安处干部,也是狂躁型精神病,症状基本上也是一些狂躁表现,这里就不多说了。第一次初诊时也给予"瓜蒂散"一付,冲服。服后约一个半到两个小时,患者吐出多半盆黄黏稠痰,吐后两天症状似有减轻。第三天,又出现面红亢奋之状,我认为吐得还不彻底,又处以原方一付。服后又吐出一些顽痰,也出现了劳倦衰软之象,后又处以一些补益调养之剂就恢复了。愈后一年,患者的病情又出现反复,其妻相伴来诊时,我看其面色表情已不像是狂躁型了,这时再用"瓜蒂散"就不适合了。当时我就把他介绍到山阴县一个精神病医院,该院的院长是我的一个学生,研治精神病多年,经验丰富。他在那里治疗了一段时间就痊愈了。"瓜蒂散"主要功能是催吐,治疗狂躁型精神病可以,对其他抑郁型、妄想型的精神病患者效果就不行了。

（七）夏枯消瘤丸

第七个谈一谈"消瘤丸",其组成为:生白芍 100g、煅牡蛎 150g、元参 150g、川贝母 150g、两头尖 40g、露蜂房 60g、煅花蕊石 60g、三棱 60g、莪术 60g、山甲珠 30g、三七 40g,上药捣研为细末,之后再以夏枯草 1500g 煎汤,纱布滤过,再加热浓缩成糊状,将其他药末加入和匀为丸,每丸重 12g,早晚各服一丸。如觉干燥可加适量蜂蜜,如觉较稀就服药膏即可。每周蒸一次消毒以防霉变。主治:各种慢性肿瘤。乳腺肿瘤,用瓜蒌 15g、柴胡 10g 煎汤送服;甲状腺瘤,用海藻 15g、昆布 15g 煎汤送服;脑瘤,用葛根 15g 煎汤送服;如瘤体坚硬的,加芒硝6g,水化后冲服丸药。

我曾用此方治疗多例颈淋巴结核,有的已溃破,有的发展到腋下淋巴结,服此方后结节就消失了。此病我是不主张手术的,手术可祛除结节(结核病灶),但身体的结核因素祛除不了。治疗期间,患者同时配合口服抗结核药异烟肼,服药半年到一年后,患者就会体重增加,体质增强,这样身体的结核因素就逐渐地被清除了。

以上谈的大多是良性肿瘤,但也曾治疗过几例恶性肿瘤,其中有一例"滑膜肉瘤",也用这些方子,但在煎夏枯草时应加入白花蛇舌草 100g 和山豆根100g 同煎,浓缩为膏后再加入上药末和匀为丸,也有很好的疗效。

曾治愈一例女性患者,30 岁,左胁下肿物如鸡卵大,非常光滑,触诊局部压痛不明显,多家医院未予确诊,当时拟"夏枯消瘤丸"加减,改服汤剂。患者服了七八剂后肿物就消散了。

（八）一味当归汤

第八个自拟方是"一味当归汤",组成:当归 50g、香油适量(10ml 左右),微炒。主治:年老、体弱、大病后期、妇女产后、慢性贫血患者等,由于血枯、津伤而导致的大便秘结。此方不伤气血而通便。前人也曾用过此方,我在其基础上又加大了当归的用量。

此外，再介绍两个治疗便秘的自拟小方。一个是"麦冬花粉汤"，组成：麦冬30g、天花粉15g，水煎服。此方用于体虚便秘，不宜用泻药者。还有一个是"苁蓉枳壳汤"，组成：肉苁蓉30g、枳壳15g，水煎服。主治同"麦冬花粉汤"。

（九）芍药钩藤木耳汤

1. 组成与主治

第九个方子是"芍药钩藤木耳汤"，组成：生白芍30g、钩藤30g、炙甘草9g、郁李仁6g、白芷子10g、黑木耳15g、天麻6g、僵蚕9g、全蝎6g(研末冲服)，水煎服，忌辛辣刺激食物。此方是在仲景"芍药甘草汤"的基础上加味而来。主治：多种神经系统的疾患，以及其他疾病引起的神经系统病变。如三叉神经痛，神经性头痛，以及拔牙后引起的神经痛，面神经麻痹，坐骨神经痛，多发性神经炎，肢端动脉痉挛症(雷诺氏病)，以及膈肌痉挛，癫痫小发作。

2. 大体方义

大体方义：方中以芍药、钩藤为主。两药均入肝经，芍药和肝血、养肝阴，柔肝解痉；钩藤疏肝风、调肝气，解痉止痛；白芷子、郁李仁，一甘一苦，甘苦相须，利五脏、疗伤损，破瘀血、润燥结，以通经脉；木耳、天麻，一柔一刚，刚柔相济，益精气、濡经络，祛风化瘀止痛；僵蚕、全蝎，一缓一急，缓急相得，祛风邪、缓拘挛，以定痛；甘草调和诸药，延长药效，同芍药配伍，酸甘化阴，养阴益血，可治挛急。九味药主辅相谐，标本同治，共奏濡润筋脉、通经活络、解痉止痛之功。

3. 随证加减

下面谈一谈本方在临证中的随证加减。

（1）凡遇三叉神经痛、神经性头痛、面神经麻痹及坐骨神经痛时，应加柴胡10g，没药10g。因为这些病的疼痛部位都在侧面，是少阳经循行的部位，所以必须加少阳经引经药柴胡。

（2）治疗拔牙后而引起的神经痛，应加生石膏20g。因为牙痛与阳明经有关，生石膏能清泻胃火。

（3）治疗癫痫小发作时，应加二丑5g、琥珀6g(研末冲服)。

（4）治疗癔症，则应加百合30g、麦冬15g、红枣4枚。

（5）治疗肢端动脉痉挛症、多发性神经炎，加桑枝15g、乳香9g。

4. 典型病例

（1）三叉神经痛

首先谈谈三叉神经痛的治疗。近二十年来,我治疗了 17～18 例较严重的三叉神经痛患者,最严重的有 9 例。

1966 年秋,我曾治疗一位 58 岁的女性患者,姓林,名字记不清了,人们都叫她林大娘。初诊时,其左侧面部三叉神经痛已有十五六年了。此患者的疼痛部位在面部、眼下及腮部,即三叉神经第 2、3 支分布部位,如火灼和刀割样剧痛,疼痛呈阵发性,每次发作时少则数秒钟,多则 2～3 分钟。患者自述:初患病时每日发作 1～2 次,后来疼痛发作逐渐频繁。找我就诊时,疼痛发作已非常剧烈、频繁,每日多达二十余次。患者是位家庭妇女,当时穿着旧式衣服,衣服上面没有口袋,自己便在裤带上拴了三个口袋(当地俗称"腰转转"),里面装着"索米痛片",每遇疼痛便服上几片,有时一次服 3～4 片,最多一日内服三十余片。因长期服用"索米痛片",其胃口也很差了,经常胃脘部不适。当时我就在原方的基础上加柴胡 10g、没药 10g、荆芥 6g,嘱其服三剂。患者服药两剂后,疼痛就消失了,第三剂准备疼痛时再服,后来一直未出现疼痛。诊后第四年和第十二年曾两次相遇,她均告知疼痛未再发作。

还有一例疼痛较林大娘更剧烈者,患者名叫刘某,女,41 岁,天镇人。1978 年,患者由其夫陪伴来诊。自述:三叉神经痛已六年,多处求医未果。每遇冷、热或着急、紧张时均可引起疼痛,疼痛发作时哭天喊地,痛苦异常。当我给她诊脉时,她可能由于紧张又出现疼痛,便立即撤下被诊之臂,双手捂面,歇斯底里地号叫起来。我当时的诊室在二楼,她的叫声把二楼其他办公室的同事都惊动了,大家聚集在我办公室门外,都以为这里发生了什么意外。其夫怎样说服劝止均无效,其叫声如同受酷刑而发出的声音。我当时给她开了六剂"芍药钩藤木耳汤"。患者一个月后复诊时说:"门大夫,上次您开的方子,我服了四剂就不疼了,这一个月来再未出现疼痛,您看我还需要继续服药吗?"我告她不用再服药了,余下那两付也不用再服了。此方曾有许多学生临床应用后,反馈告诉我效果非常好。由于时间关系,三叉神经痛的患者仅举此两例。

(2)神经性头痛

第二个谈谈神经性头痛的治疗。我近年来用此方治愈了 7 例神经性头痛的患者,其中病程长者达五年之久,最短的也有九个月,均经多方治疗,疗效不显,经服用"芍药钩藤木耳汤"后均先后治愈。

例:李某,男,34 岁,大同工程公司干部。1967 年春初诊时自述:已头痛一年余,前半年疼痛时轻时重,尚能坚持工作,后半年因头痛加重已不能坚持工作,病休在家。其疼痛为持续性钝痛,伴头昏、头胀,头顶部有紧压感,晨轻暮重,用脑或情绪波动时疼痛加重。入睡困难,伴全身倦怠无力,萎靡不振。脑电图检查示:未见异常。经附近医院诊断为:神经衰弱,神经性头痛。我先予服竹叶石膏汤,四物汤加菊花、白芷、生石膏,以及归脾汤、小建中汤等方剂,均未奏效。后处以"芍药钩藤木耳汤"加柴胡9g、白芷6g、怀牛膝12g,共服六剂而愈。1978年,患者带着自己的小儿子来诊病时告知,自11年前诊治痊愈后,至今一直未复发。分析此病例可知,由于神经衰弱导致的头痛不能用清泻阳明之火的方法。当然此患者没有四肢厥冷、吐涎沫等症,所以也不能用吴茱萸汤。

(3)拔牙后引起的神经痛

马姓女患,62岁,其夫是雁北行署专员。初诊是在1975年,患者自述:二十天前,因龋齿牙痛在第一人民医院拔掉了两颗臼齿,次日左面腮部肿痛,疼痛日渐加重,如刀割火烫。肌注青霉素等抗菌消炎药数日后,面部红肿逐渐消退,烧灼样疼痛缓解,但锥刺样疼痛仍阵发性出现,时发时止,发作时剧痛难忍。当时诊见:左侧面部红肿已退,脉搏亦无洪大之象。我当时分析:她可能是因拔牙引起了三叉神经病变,也就是拔牙后局部损伤,气血瘀滞,经脉失养而致局部拘急痉挛疼痛,即西医的神经性疼痛。当时先与服"玉女煎"加银花、连翘,服后疼痛加重,才又处以濡养经脉、熄风止痛的"芍药钩藤木耳汤"加柴胡9g、麦冬12g、怀牛膝12g、生石膏20g。患者服药两剂后疼痛减轻,继服十余剂后痊愈。

(4)面神经麻痹

近几年来,我用此方治疗面神经麻痹5例,其中1例无效,4例痊愈。其中一例患者是我的同事,本校病理科老师张某,男,35岁。初诊是1975年4月,诊见:右侧面部瘫痪,口眼向左侧歪斜,右眼不能完全闭合,右侧额纹消失,右侧鼻唇沟变浅,微笑不自然,味觉亦受到一定的影响。他自述:回阳高县老家探亲时,夜晚睡觉时没有关好窗户,次日晨起后就出现上症。患病七天后,曾找本校针灸老师治疗了几次,效果不明显。我最初处以"牵正散":僵蚕、全蝎、白附子等量为末,清早顿服,黄酒送服一钱。共服牵正散三次,效果不明显。后改用"芍药钩藤木耳汤"加柴胡10g、白附子5g、制川乌片3g,先后服了八九剂就痊愈了,至今未见复发。

(5)坐骨神经痛

坐骨神经痛,多因腰椎病变压迫坐骨神经而致,病在腿而根在腰。近几年来,我先后治疗27例此病患者,其中除1例确诊为"股骨头缺血性坏死"的患者治疗无效外,其余均痊愈。26 例中服药最多的 36 剂,最少的 9 剂就痊愈了。

例一:燕某,女,43 岁。1979 年 1 月 20 日初诊,自述:一年来,从腰骶经臀部至右下肢大腿后侧及小腿后外侧放射性疼痛,近三月疼痛加重,呈阵发性,遇冷加重。弯腰、打喷嚏、咳嗽及大小便时可引起剧烈疼痛。诊其脉象沉而略紧,舌质淡苔薄白。就诊前,某医院诊为"根性坐骨神经痛"、"腰椎间盘突出",给予口服、肌注维生素类和烟酸等药物半月余,未见明显疗效。我当时处以"芍药钩藤木耳汤"原方三剂。患者复诊说:"门大夫,我服药后疼痛稍有减轻,虽然仍反复疼痛,但疼痛间隔的时间稍延长点了。"我又在上方基础上加木瓜 10g、柴胡 10g、白芷 9g,嘱服三剂。服药后,其右下肢疼痛大减,但仍发僵,诊其脉象虽沉而紧象变缓。再与上方四剂后,患者疼痛基本消失,后经休息调养数日而愈。1981 年冬我顺路随访,患者自诉治愈后未复发。

例二:患者叫李某,女,48 岁。1981 年 3 月初诊,自述:右腰、臀及下肢外侧面疼痛已三月余,发作频繁,曾住院治疗十一天,确诊为"根性继发性坐骨神经痛",经口服氟美松、维生素 B_1、地巴唑及肌注抗生素、维生素 B_{12} 等药物,疗效不显。诊其脉象沉而稍弦,舌象正常,遂处以"芍药钩藤木耳汤"加柴胡 10g、木瓜 10g、白芷 9g,三剂,水煎服。五天后,患者复诊时说服药后无明显疗效。诊后又处以上方,黑木耳加至 20g,另加土鳖虫 6g(研末冲服)以活血化瘀通经络,嘱服三剂。三诊时患者自诉:疼痛较前有所缓解,但仍时发剧痛。当时又与服前方(因为辨证确切,此时就要守方),方中加蜈蚣三条,一条半煎服,一条半研末服,白花蛇一盘,烤干研末冲服。嘱服三剂,另嘱其先服一剂后先来我这里告知情况,根据服后的情况再做决定。一剂后,其胞妹前来相告,她说:"门大夫,我姐昨天吃了这付药后右腿疼痛明显减轻了,今天再没疼过。您看剩下的两付药吃不吃了?"我嘱其把余下的两剂服完,此后患者再未出现疼痛,又嘱其继服三剂以巩固疗效。后信访得知,患者至今已近三年未复发。

临床实践证实,此方治疗三叉神经痛作用较快,治疗坐骨神经痛作用较迟缓。

(6)多发性神经炎

魏姓女患者,52 岁,大同煤峪口矿矿工家属。1971 年初诊,当时我正在给"西学中学习班"学员上课,其子用小推车将患者推至教室门口候诊。课间休息时,其子欲将她搀扶到教室里,但患者十分恐惧因触动手指而引起的疼痛,不肯让孩子搀扶,我便来到小推车前半跨在车辕上为她诊脉。通过问诊了解到:患者三月前曾患淋证(泌尿系感染),表现为尿频、尿急、尿痛。该矿卫生所曾给予"呋喃西林"片剂服用,服药七天后,泌尿系感染症状缓解,但服到十余天后出现了双侧手指、足趾疼痛,触之则痛剧的症状。疼痛呈阵发性,时轻时重,有时剧痛难忍。西医称此类疾病为"药源性疾患",某医院亦确诊为"呋喃西林中毒性多发性神经炎",经口服维生素 B_1、地巴唑,肌注维生素 B_{12} 近两周,无明显疗效。呋喃西林引起的神经炎临床上多见,呋喃坦丁引起的少一些,而呋喃唑酮(痢特灵)引起的神经炎我也治愈过。当时诊其脉象稍沉,予服"当归拈痛汤"三剂。服后,疼痛未缓解。于是处以"芍药钩藤木耳汤"加桑枝 15g、乳香 9g,五剂,水煎服。两剂后,其子前来代诉:患者双手指疼痛明显缓解,已能轻轻地触摸物体了。嘱其将余下的三剂药服完。此后,该患者再未来诊。四五年后,一位煤峪口矿粮站的患者来诊时才告知,这位魏姓女患者服药后疼痛消失,至今再未复发。

(7)癫痫小发作

赵某,男,8 岁。1975 年 10 月 26 日初诊,其父代诉:近两年来,其子从晨起到夜眠连续不断地发出"呔""呔"的声音(注意:不是膈肌痉挛所发出的呃逆声),声音时高时低,间隔时长时短。闲暇时声音高亢,学习时其声低沉,间隔时间也延长。大同及北京几家医院均诊断为"癫痫小发作",予服苯妥英钠、镇静及维生素药物后,未见疗效。我开始时给予旋覆代赭汤、半夏厚朴汤、丁香柿蒂汤等调气利膈之剂,未见明显疗效。当时想到小儿多种不良动作均系长期习惯所致,如口吃、频繁眨眼、抽吸鼻子等。患儿这种"呔""呔"之声,也是一种长期形成的不良习惯,这种情况是药物难以奏效的。当时其父母慕名而来,且求医心切,我觉得这种信任与责任是难以推卸的,更何况"医乃仁术",为医者必备"仁爱"之心,还是应该想方设法为其解除病痛。遂想到多年来运用的比较应手的"芍药钩藤木耳汤"濡养神经,缓急止痉,还是对其证的,当时就处以"芍药钩藤木耳汤"加琥珀 5g(研末冲服),两剂,水煎服。两付后,发作次数明显减少,复诊时其母高兴异常,当时我还嘱其患儿再按以前症状表演一下,患儿羞涩地低头微笑。遂嘱其继服此方十余剂。此后症状逐日消失。多年后邂逅其母,她说患儿自治愈后再未复发。这是一个比较特殊的病例,我把它介绍出来以供大家共同研究。

我在临床上也用此方配合其他方剂组成联合方组,曾治愈数例癫痫大发作,其表现为:卒然倒地,神志不清,口吐白沫,抽搐,双目上吊。因时间关系,就不介绍了。

(8)癔症

刘姓女患,20岁,1970年8月13日初诊。当时已患病一年,症状日渐加重。其父相伴来诊并代诉:患者平素性情孤僻,少言寡语,患病后喜怒无常,常表现出悲伤之态,情绪非常低落,悲观厌世,同时伴有失眠,胆怯易惊,饮食无常,时多时少,甚至拒食,偶有轻微抽搐,意识尚清。诊其脉象略数而无力,舌质淡苔薄。患者来诊前已在多家医院被诊断为"癔症",经中、西医治疗八月之久,无明显疗效,其父母非常着急。我当时处以"芍药钩藤木耳汤"加百合24g、麦冬20g、炒枣仁15g、红枣6枚,水煎服,嘱服六剂。

8月21日复诊时,患者自诉服药后精神明显好转,上述症状亦不同程度改善,每晚能安睡4~5小时,情绪亦较为安定,并时而出现喜悦的表情,其父母深感欣慰。之后于前方中去郁李仁,百合加至30g,麦冬减到15g,又加龙骨15g、琥珀6g(研末冲服),嘱其再服六剂。9月10日三诊时,患者自诉服药后现每晚能安睡7~8小时,胆怯易惊、喜怒无常、悲观厌世等症基本消失。此次停服芍药钩藤木耳汤,处以"归脾汤"调理心脾,养血安神,以巩固疗效。1978年其胞姊来诊时告知,其妹之"癔症"再未复发,且已结婚生子。

(9)肢端动脉痉挛症(雷诺氏病)

此病有三个特点:一是女性多见,二是上肢多发,三是多呈对称性疼痛。患者任某,女,35岁,朔县人。1974年10月20日初诊。主诉:双侧手指间歇性疼痛九月余,呈对称性,受凉后手指苍白,遇热后手指潮红,甚则紫红。每遇冷热或情绪波动时,均可诱发疼痛。缓解后,手指麻木不仁。诊其脉搏略弦紧,当时处以"当归四逆汤"。服药三剂后,疼痛稍有缓解,指温有所恢复。继服原方七剂,未见进一步疗效,遂改用"芍药钩藤木耳汤"加川乌3g、没药9g。三剂后,疼痛消失。之后又处以上方六剂,嘱隔日一剂,以巩固疗效。七年后偶遇患者家属,告知愈后再未复发。

(10)膈肌痉挛

这是一位65岁的雷姓男患者,系某中学干部。1978年来诊,患者自诉:半个多月前因"急性肠胃炎"在市某医院住院治疗,大量运用抗生素,导致肠炎虽愈而胃气大伤。因当时年岁已高,胃气大伤后呃逆频频,似有胃气欲绝之象。九天前开始服用该院中医所开"丁香柿蒂汤"、"四七汤"等方剂,未见明显疗效,遂来找我诊治。诊见:颜面苍白,精神疲惫,不思饮食,形体消瘦,脉细略紧,舌淡苔白。此乃脾气不升,胃气不降,应平肝缓急,扶正降逆,用"芍药钩藤木耳汤"加小红参6g、半夏10g、代赭石15g治之。两剂后,其症若失。去年

(1982年)我在太原开山西省人大代表会议,与患者相遇时还谈起此事,他说病愈后未再复发。

5. 运用体会

(1)此方对于一些较顽固的神经系统疾病,有很好的疗效,大家不妨试试。因为神经系统疾病的西医病名较具体、较明确、较好理解,而中医多将此类疾病称为"痹证",不太具体,所以以上病证均以西医病名作为诊断。

(2)运用此方时必须辨证。上述神经系统疾病,其方证之共性均属阴亏津伤,肝燥筋急,经脉失养,其主证表现为疼痛和拘挛,个别有麻木感,所以应以"养阴润燥,柔肝缓痉"为组方原则。运用好这八个字,"疼痛"自然迎刃而解了。所以说"止痛"不是首要解决的问题,消除了病因,疼痛是随之可以解决的。通过"养阴润燥,柔肝缓痉",最终必会"止痛"。所以,"止痛"是结果,要想止痛必须先解决筋脉失养的问题,也就是要"养阴润燥,柔肝缓痉"。

(3)方中配伍要得当,主辅明确,互制互利。各药之间,滋润而不滞腻,疏通而不辛燥,养阴而不显其寒凉,通络而不过分疏泄。总以甘酸化阴,生津润燥之主,以扶其正;疏肝化滞,祛风通络为辅,以祛其邪,而达到"通以止痛,缓以解急"的目的。此类疾病,临床用药时切记不可过于辛辣、过于寒热、过于滞腻,因为神经(中医称为经脉)是喜润、喜缓而恶辛、恶燥的。

(4)以上所介绍的治愈病例,均是个人之经验。在此介绍是起一个抛砖引玉的作用,希望同仁们去做进一步的研究和探讨,以便更好地为患者解除病痛。

九、教学中应注意的问题

下面谈谈教学中应该注意的一些问题。下列的内容是我在新生入学后，正式开课前所进行的入学教育，是每届学生入学后的第一课。

（一）激发学生的学习兴趣

入学后，对于新来的学生，首先要启发他们学习祖国医学的兴趣，让学生奠定热爱中医的思想基础，这个非常重要。热爱祖国医学，首先要热爱祖国，也就是我们所提倡的爱国思想，这个任何时候都是需要的。也就是从祖国的伟大、民族的伟大、党的伟大、社会主义的伟大，然后谈到我们历史的伟大，最后到我们中医的伟大，也就是毛主席所讲的"中国医药学是一个伟大的宝库，应当努力发掘，加以提高"。通过以上深入浅出的介绍与讲授，这样才能奠定学生热爱中医的思想基础，提高学习中医的兴趣。只有产生了兴趣，才能够热爱中医的事业，才能够培养出人才。下面就如何培养学生的兴趣，谈以下几个方面的内容：

1. 从悠久的历史上讲述，祖国医学的发展是可以和祖国四大发明并论的宝贵的文化遗产。即从历史角度进行阐述，使学生产生责任感，让他们感到自己有责任去发掘、整理、继承、创新和提高。

2. 从世界各国逐渐认识中医，对中医的认可和兴趣，以及中医在不断地发扬光大的事实来提高学生们的兴趣。近几年西方很多国家，包括美国都出现了"中医热"的现象，很多国家成立了中医的学术机构，创办了中医的刊物，所以要从发展的眼光来看待我们的传统医学，中医要走"国际化"的道路，中医的优越性将会日益彰显。目前美国很多学术机构、学术团体已在研究我们的

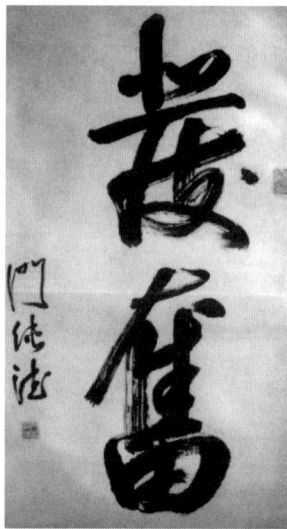

门纯德先生书法作品

108

《易经》《灵枢》《素问》，并多次请我国的学者去讲学，所以我们不去很好地学习、研究，是将会被耻笑的，我们会脸红的。在国际上诸多国家都争相学习中医、研究中医的形势下，我们要有一种责任感、紧迫感。多年来我一直在呼吁这个问题。我们中医的书籍、古籍是很多的，每个大图书馆都很多，可以说是汗牛充栋，但是你不学习、不研究、不思考，就不能够掌握和运用这些知识。用黑格尔的话说"那不是真知"。前段时间，彭真委员长关于中医的发展问题，在给卫生部领导同志的一封信里讲到："我们应该走在外国人的前面，也有条件走在他们的前面。"

3. 从疗效上评价中医，从几千年来，中医在中华民族的繁衍生息及与疾病斗争中所取得的成就上来讲述，从其已取得的确切疗效上及已为广大人民所推崇和认可的事实上，去激发学生学习中医的兴趣。

（二）了解学生的学习背景

要了解新入学的学生的思想状况和文化基础、知识结构。虽然招的学生大部分是第一志愿，也愿意学习中医，但此时的学生对中医的了解还只是一点感性认识，有的连感性认识都还没有建立，所以要求我们教师在教学中、临床中，对每位学生不同的思想状况、文化基础、知识结构，采取不同的方式方法，通过耳濡目染、潜移默化、循循善诱的方法，使他们从感性认识而逐渐对祖国医学有一个正确的理性认识，从而坚定他们学习中医的志向和决心，走上正规的道路。这之后学习中医知识时，他才能够认真地去学习、去钻研。

（三）启发学生的思考能力

要启发学生深入思考问题，让他们养成勤于思考、善于思考的习惯。只有不断思考，才能不断进步。单纯听讲、死记硬背是无法学好中医的。我常说："听中医课要多用脑少用耳，因为耳朵是在理解道路上的一个门户，或者仅仅是个工具，或者说是个传导器。不能仅仅用耳朵来听，而应该多用脑，用脑来分析着听，直至最终理解。因为中医不仅仅是一加一等于二的问题，它是复杂的推理疾病的过程。"

（四）培养学生的学习方法

要培养学生掌握正确的学习方法。在校学习期间，要做到课堂理解为主，背诵记忆为辅。黑格尔曾说过："熟知并非真知。"很多人《伤寒论》《金匮要略》条文背诵得很熟,但对这些知识缺少思考、理解和认识,临床上从不用《伤寒论》《金匮要略》的方剂。要想把理论知识变为真正的知识,就必须去理解,要想理解,就必须去体会。我现在连十个方子都背不下来,但是我能开三四百个方子,我就是凭将这些方子理解后,手用熟了就记下来了。通过理性认识知道了感性认识,通过高级反射知道了低级反射(按巴甫洛夫的反射学说,背诵是低级反射,而理解是高级反射)。所以,我主张要先理解后背诵,多理解少背诵。

(五)指导学生的课堂笔记

指导学生上课记笔记的方法。首先要明确记笔记的目的,记笔记的目的是为了增强大脑的记忆和补充大脑记忆的手段,而不是接受整个课程的唯一方法,是学习和复习知识时增强记忆的方法。所以记录时,要记重点、记要领、记关键。总之,不要成为一个无声的录音机。

(六)重视学生的古文学习

要教育学生学好古文。古代医籍中,宋以后的医籍较为浅显易懂,也易和临床结合。古籍经典著作多为先秦、两汉的作品,如《金匮要略》《伤寒论》、《神农本草经》等。这些著作义意深奥,需要我们好好挖掘,所以必须要有扎实的古汉语知识,才能读懂和理解这些古籍经典。

(七)培养学生的职业道德

要在给学生传授医学知识的同时,灌输中医传统的医德。现代叫医疗作风,中医叫医风,医风包括医德、医态。我从1957年开始讲授中医课程时,就开始注意讲授为医者的职业道德方面的知识,当时还编写了一个册子称《医家五要》。1971年教材改革撰写了教材时,我还把此内容写在《中医治疗学》四诊的前面,题目叫"进行诊断时医生应该注意的事项"。中医流世传承几千年,深受人民群众信赖,除了良好的疗效之外,更重要的是医疗作风、医疗态度,是医德的问题。

凡古代之大医均具备高尚的医德修养,张仲景在《伤寒论》原序中提到过:"感往昔之沦丧,伤横夭之莫救",他还痛斥那种"省疾问病,务在口给,相对斯须,便处汤药"及"按寸不及尺,握手不及足"的草率作风。所以,我们常说的话不能熟视无睹,应"痛病人之痛,急病人之急"。我常忆起孙思邈所言:"凡大医治病,必当安神定志,无欲无求,先发大慈恻隐之心,誓愿普救含灵之苦。"希望我们的学生都能做到这一点。

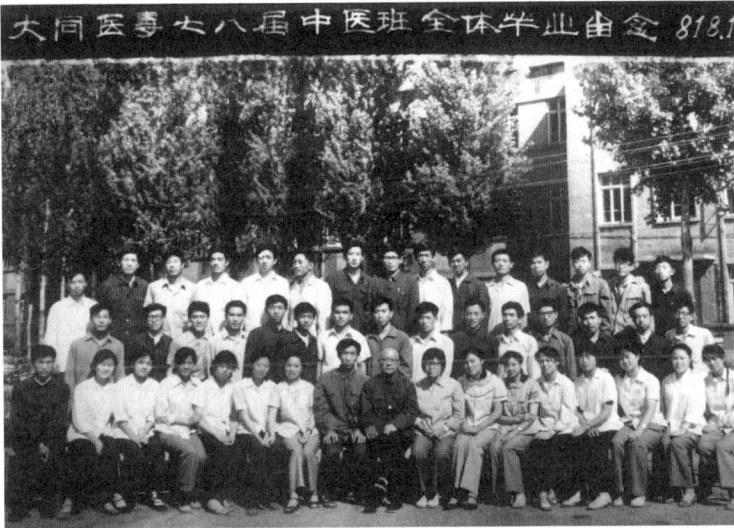

门纯德先生(第一排左九)与毕业学生留念(1981 年)

十、"医家五要"的职业要求

医德、医态、医术这三者是互相关联的，这不仅是个疗效的问题，而且是关乎人的生命的大问题。所以欲达到诊断的正确、遣方用药的准确、疗效的满意，医生首先要有良好的医德、诚恳的医态、精湛的医术，就是毛主席在《纪念白求恩》里讲的"态度要极端热忱，技术要精益求精"。下面从五个方面讲一讲，总称为"医家五要"（是每届学生毕业前或临床实习前我要讲的题目）。

（一）要严肃而热情

在临床诊病中，对待每一位患者不推延、不急躁、不固执、不轻佻，态度要诚恳，处理（四诊）要严谨。同情重患者，体贴轻病人，不怕脏，不怕累，把病人的痛苦当做自己的痛苦，使患者尚未吃药病先轻松。

（二）要大胆而细心

在遇到疑难病症时不畏首、不畏尾、不怕难，一切为患者着想，少考虑自己的得失，多操心患者安危。既反对知难而退、明哲保身的个人主义思想，也反对粗枝大叶、不懂装懂的盲目主义作风。既要有对事业的高度热情，又要有实事求是的科学态度，两者是缺一不可的，也就是勇敢和慎重、大胆和细心相结合的医疗作风，做到战略上藐视疾病、战术上重视疾病，要谨记古人所言"胆愈大而心愈细，智愈圆而行愈方"，有胆有识地圆满完成医疗任务。

（三）要专心而认真

我们在诊疗疾病的过程中，不马虎，不草率，不敷衍，不塞责；在操作时，不思想杂事，不分散精力，严格要求自己精心诊治。做到思想上舍己为人，技术上精益求精，方法上细致认真，防止粗枝大叶，避免医疗事故。

（四）要保密而慎重

主要是在对待患者的病情方面，重病不大惊，奇病不小怪，不得任意宣扬病情。即使是真正的不治之症（包括癌症），患者已失去治疗信心，我们也要多做思想上的开导工作，使之不灰心、不丧气。如遇青年男性、女性之隐私疾患，不能宣扬、取笑，要由远及近地慢慢询问，防止影响病人的自尊心，避免患者精神负担而影响疗效，必要时可告知陪诊的亲属。

（五）要谦虚而好问

作为医生不要骄傲自满，不会就学，不懂就问。我常说，学校的学习、书本的学习是很重要的学习，但平时一点一滴的学习也是很重要的学习，特别是在诊病中在患者身上的学习。患者是最可靠的老师，我们既是患者的先生，又是患者的学生。没有患者，我是认识不到张仲景的。所以我常说："我的老师，一是书本，一是患者。"所以我们要恭恭敬敬地学，老老实实地学，不懂就是不懂，不要装懂；懂就是懂，假象的谦虚就成了虚伪。要不断进取，不吃老本。学而不厌，诲人不倦，在干中学，在学中干，苦练基本功，掌握过硬本领。

尤其对一些医疗的原则问题，绝不能不懂装懂，不求甚解。不求甚解这个成语出自东晋·陶潜《五柳先生传》"好读书，不求甚解，每有会意，便欣然忘食"，每遇学习时，总是"是是是，对对对，明白了明白了"，实际上他什么也没真明白，这就是不求甚解。这个五柳先生的屋前有五棵柳树，故而得名。我们做医生的决不能在不求甚解、似是而非的情况下开方下药。似是而非，看似正确实而错误，犯了虚虚实实的错误，损失难以弥补。我们要懂得学习的敌人是自己的满足，有些事情看似知道，从未深入细致地去研究它，实际上你是不知道的，也不是真正知道的。我们应牢记古人所讲"医而无术则不足以活（生）人"。比方说，凡是丰满成熟的谷穗，都是谦恭地低垂着头，但却能给予人们饱满的粮食；凡是秕瘪未熟之谷

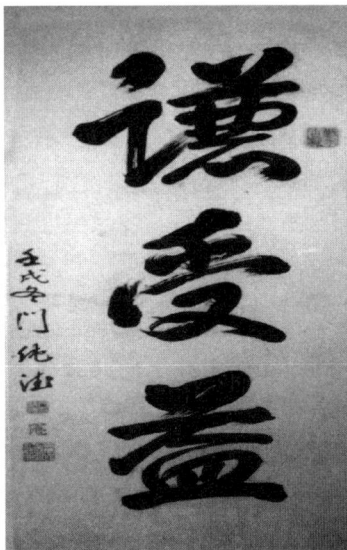

门纯德先生书法作品

穗,往往直挺挺地高昂着头,谷穗朝天,却不受人们欢迎,因为它只能给予人们失望。我们年轻学生们应做前者。

综上所述,前四个问题是讲医生应该怎样对待患者,后一个问题是谈医生如何要求自己的。不论是在理论还是在实践中,我们只要谦虚好学,同样可以有一些体会和经验。哪怕是点滴的经验也要交流与同道,传授给下一代,使我们的经验能够发扬光大。

十一、做医生的几点体会

作为一名医生，首先要忠于我们的医疗事业，其次要敢于大胆地治疗，然后是善于掌握医疗技术和治疗方法，也就是忠于医疗、敢于医疗、善于医疗，三者缺一不可。忠于是立场，敢于是策略，善于是技术。下面谈几点体会：

第一，作为一名医生要不怕困难，敢于面对疾病，敢于治疗疾病。特别遇到疑难重症，不能推诿，知难而退，要从思想上树立为患者解除痛苦，治好疑难病症的强烈愿望，把研治疑难病症当做我们的责任，也就是我们现在所说的"事业心"。我一生最大的愿望就是做一名像样的好医生，一名群众信赖的好医生，我一生最大的乐趣就是想治好每一个来找我治疗的疑难病症。每当我治愈了一例疑难的病症，就是我最快乐的时候。如同家梁矿一个老工人名叫郭某，今年（1983 年）4 月 1 日山西某医院诊断为"胰头癌"，住院治疗二十余日后转回大同某医院维持治疗，在该院住院五十余天，病情日渐加重，在生命垂危情况下邀我会诊。当时患者黄疸指数 80 多，肝脾肿大，大量腹水，发热，吐血，病情已经非常严重。当时我用《金匮要略》的硝石矾石散主方进行治疗。经我治疗后，黄疸指数降至 6，腹水消退，食欲大增，每日能食半斤食物，精神好转而出院。出院后每日上街锻炼身体。当然此患者并不是癌症已治愈，但通过中药治疗其生活质量得到了很大提高。以上只是我所救治的疑难危重病例之一，目的是想告诉大家做一个医生要敢于去面对疑难重症。

第二，做一个医生要做到讲、写、用三者一致。不能讲一套（讲课、讲座、学术交流等）、写一套（写教案、教材、写书、写文章等）、用一套（临床应用时又是一套），口头上讲张仲景很高明，临床上从来不用《伤寒论》、《金匮要略》的方子，我认为这是口是心非。我们应该是怎样去讲就怎样去写，就怎样去用。三者必须一致，不然总有一套是假的。我以前多次写过教材，特别是 1971 年所写的教材，以及备课的教案，和我临床的很多诊疗笔记均是一致的，大家可以去对照对照、检查检查。

第三，临床上最好要运用正规的方剂。因为这些方剂是几千年来，我们前辈经过大量的临床实践所精炼而来的。当然我并不反对自拟方剂，但必须是经过多年大量的临床实践所形成的有效方剂。讲这个问题主要是告诫医者，凡病只想药性，只做简单的药物堆砌，这样就会不可避免地出现东拼西凑的大杂烩方剂，不但疗效受影响，给患者造成经济负担，同时还可能影响身体健康，所以一定要按步骤地进行理、法、方、药连贯性地思辨。

第四，要正确理解"古为今用"和"厚古薄今"的辨证关系。有人认为"古方不能治疗今病"，这种认识是错误的。当然"古方不可能完全治疗今病"还是可以理解的，因为很多的现代病在古代是没有的，如"有机磷中毒"。正确的态度应该是不分古今，谁的好用谁的。既要挖掘、继承旧的、传统的，又要创造、发明新的、现代的。深入地研究学习中医的古典著作，正是为了吸取其长处（精华），为现在服务。

第五，学习中医要善于抓纲，纲举才能目张，即所谓的提纲挈领、执简驭繁。阴阳就是我们要学习和掌握的总纲，以上杂谈所涉百余病证的辨证用方，主要是阐发在病理上的阴阳二字，药理上的寒热二字，治疗上的增损二字（增损指补泻）。

第六，学习仲景之书的方法，我自己的体会是要善于抓要害。仲景的书是点睛不画龙，龙睛已点成，龙靠我们自己去画。仲景只是点了龙睛，不画龙身，更不画龙鳞。唐宗海、陈修园说仲景之书是"字字是法，句句是方"，就是反映他点的这个"睛"。仲景画睛不画身，言简意赅，就是留给我们机会去玩味，去体会，去画龙身。比如，吴茱萸汤，我们要抓的要点（也就是"睛"）是"吐涎沫，四肢冷"，不管是头晕、头痛，还是肝胃虚寒的呕吐也好，只要有"吐涎沫"的症状即可用此方；大黄甘草汤的要点是"食已即吐"，"食已"就是点了睛了；桂枝甘草汤的要点是"叉手自冒心"，只要抓住这一要点，不管他是以心悸为主症，还是以出汗或失眠以主症，都可以用此方治愈。再比如，宋金时期的李东垣的补中益气汤（当然这也是一个很好的方子，我临床上也常用），它所罗列到的很多的病症：治烦劳内伤，身热心烦，头痛恶寒，懒言恶食，脉洪大而虚，气短而咳，阳虚自汗或气虚不能举元，治哕、利，脾虚久不能愈，一切清阳下陷、中气不足之证。这就是画了一个完整的龙，甚至连龙鳞都画出来了，但是没有点睛。此方实际上就是针对清阳下陷、中气不足之证。有的人辨对了证，用此方则有特效；但有人弄错了，给肾阳衰、尺脉沉细触不及的人服用此方，导致短气不能吸入，胸憋气短，即导致"拔其本也"，拔了肾阳了，这些人就是连龙尾都没抓住，更别说抓龙睛了。张仲景高明之处就在于，他把要害之处教给我们了。

十二、关于中医工作的几点建议

为了中医的医疗事业，我不愿以一个单纯的治病的医生的身份出现，治疗几个疾病还不能满足我的意愿，我的意愿是我国的中医事业能够发扬光大，山西省的中医事业能够发扬光大，把山西的中医工作搞上去，为此我愿尽自己的微薄之力。下面谈这么个主题"发展祖国医学，首先必须继承祖国医学"，副标题为"中医发展的途径"。

我出生在农村，深知旧社会乡间缺医少药、有病无治之苦，而且目睹庸医杀人的悲痛情境，我常为此哀叹不已，我从青年时代就立志要做一个像样的乡间医生。因此，建国前7～8年，我在我的原籍就已成为一名图名不图利、看病不卖药的乡间医生了。建国后，在党的中医政策的感召下，尤其是在党三十多年来对我的培养教育下，接受了很多现代的新知识，总觉得我们拥有祖国医学这份宝贵的遗产、这个伟大的宝库而深感骄傲，而我自己能够成为新中国的一名医生而感到自豪。因此我无比地热爱祖国医学，之所以热爱祖国医学，是建立在我热爱祖国、热爱社会主义、热爱共产党这个思想基础上的。建国三十多年来，中医事业的发展道路是不平坦的，一直是党的中医政策的保驾护航而走到今天。从1953年就提出"团结中医、挖掘中医遗产、发展中医"，六十年代初，毛主席提出了"中国医药学是一个伟大的宝库，应当努力发掘，加以提高"的号召。祖国医学这份光辉灿烂的文化遗产，是我们的祖先世世代代生命和智慧的结晶。一直以来，凡是懂科学、有头脑的外国人都很羡慕我们这份宝贵遗产，学习并运用我们的宝贵遗产，而我们个别的中国人，不仅不认识他的祖先，连祖先给我们留下的宝贵遗产亦不认识了。所以我要奉劝这些人，首先要从爱祖国、爱民族开始，爱我们民族的优秀文化遗产，包括中医这份厚重的文化遗产，同时也应把祖国医学的命运与国家和民族的命运联系在一起，热爱祖国医学就是热爱伟大的祖国。

建国三十多年来，从中医的整体来看还是发展的，前进的，但同其他科学的发展相比，还是比较缓慢的、不平衡的。中医的未来发展前途，是摆在我们面前的一项重要任务。最近我省总结抢救老中医的经验,这项措施是非常积极的,非常及时和有必要的。我认为中医现代化的提法是正确的,不仅是中医,任何一门科学也存在着一个现代化的要求,就是现代很多前沿科学也需要不断地更新。从历史上看,任何一门科学都在不断地发展着,同样,中医这门科学也不能停滞不前。但祖国医学的发展绝不能脱离其学术体系,剥离其文化依存,去除其故有的特色,所以目前必须重视中医理论的自身发展。要发展祖国医学,首先必须继承祖国医学,唯有全面地继承祖国医学遗产,提高和发展祖国医学才有牢靠的基础。因为遗留下来的古代书本知识,即使是宝藏,也还必须通过实践才算是继承了。单是把这些古典医籍放在图书馆内或自己的书橱里,能算继承吗?把古医籍熟读万遍而不应用于临床,还算什么继承?你不用于临床就不能认识它。我们跟在老一辈的后面走,不敢超越,不敢尝试,也不能算继承,非得自己亲自尝试了,才能继承。那么,究竟如何继承祖国医学呢?下面谈谈自己不成熟的一些看法。

(一)重视对中医理论的学习

学习中医理论是继承祖国医学的基本方法,也是整理、提高祖国医学的先决条件。只有学习好祖国医学理论,才能为发展祖国医学、实现中医现代化奠定可靠的基础。最近在全国包括山西在内,已经出现了学习中医古典著作的热潮,这是一件可喜的事情,也是发掘、继承祖国医学的有力措施。今后,只有把学习祖国医学落在实处,坚持下去,才能发展祖国医学。学习的形式应不拘一格,应因人、因地、因条件的不同,允许多种形式学习祖国医学。

我认为,首先,当务之急是学习、继承古典医著,并一定要与临床结合;其次,应学习、继承前贤、各家的医学著作;最后,还应学习和继承在世的老一辈有真才实学的学术见解和临床经验,并协助他们总结经验,传于后世。具体做法是:

1. 增加招生名额 适当地增加中医专业招生的名额和比例,逐渐缩小在校中西医学生的比例差,从中不断地培养人才、发现人才,逐步解决中医事业后继乏人、后继乏术的问题。建议新生录取时应:①第一志愿应是中医;②侧重录取文科成绩较好的学生;③学生年龄偏大一些(成熟一些)。

2. 加强对中医在职人员的进修学习 目前全国各省基本都已有中医学院,但所培养出来的学生,对于我们这样一个大国所需要的中医人才而言,还是不能够满足的。现在在职的中医药人员,大多是中医学校、进修学校、师带徒、自学等人员,中医理论有待进一步的提高。所以建议各省建立医学进修学院,以承接在职中、西医学中、高级在职人员的进修学习,尤甚应侧重抓中医的进修;各地市应建立医务人员进修学校,以提高初、中级医务人员的业务水平;各县建立医务人员进修班,以分期分批学习,提高县医疗单位以下医务人员的业务能力。各级进修单位在学员进修结束后,都要通过考核。成绩合格者,发予证书,作为晋升、评定职称的参考,使人人有奔头,个个爱学习。建议全国大的中医学院根据本学院的特长,在全国的统一安排下,举办中医师在职专科进修班,以培养、提高在职的中医教师,以解决当前中医师资力量的不足。

3. 鼓励师带徒学习中医　祖国医学是在数千年来与疾病长期作斗争的过程中而总结出来的一门科学,它的知识非常丰富,其各家又有各家的特长。中医的代代相承,除历史先人总结出大量的经验,著书立说,流传后世外,更主要的是依靠师承的方法,使中医这门科学得以传承至今。最近省政府下文,领导指示要给老中医配备助手,整理名老中医的经验,这是非常及时的,也是解决师承问题的较好方法。师承是通过老中医的心传口授,手把手地把自己的经验传给下一代,这种方式能学到很多书本上没有的知识。前人的很多经验,也是后人收集整理而来,我国历代出现的中医各家、前贤,大都是通过师带徒、父传子的传承方式培养出来的。

关于师带徒的传承方式,从五十年代至今宣传、号召很多,成文指示、具体措施不多,最后落实、检查亦不多。我也带过很多徒弟,最后也没有明确的政策结果。多数靠努力进入医疗机构,成为单位的技术骨干。我所带的学生、徒弟,不包括医专以及医训班的学生、学员,不包括各县的徒弟,只大同市,我用业余时间所带之徒就有二三十人,且这些徒弟多数已成为单位的业务骨干。建议国家卫生部及中医局和各省卫生厅,应拟定合理的具体措施和办法,在双方自愿的前提下,适当地给予老师合理的酬劳,并规定学习年限、出师的考核方法,使师徒双方有章可循,名正言顺地传授中医的知识和经验,尤其可传承一些书本以外的知识,使中医这种传统的学习方法能够延续下来。

因为现代多数老中医在新时代的学习和陶冶后,完全摒弃了过去"传男不传女"、"传家不传外"的保守的传承方式和思想。拿我自己来说,我很想把我的这点经验传授给那些喜爱祖国传统医学的青年人。每日他们向我请教问题时,问一个问题,我欲给他说十个问题、百个问题,把我所有的经验倾囊而出传授与下一代。对一些年轻人,有点恨铁不成钢的一点点感慨。总之,我认为"师带徒"是一种很好的传承方式。

4. 提倡自学　古代医学家,包括著书立说的,成名成家的,很多大家都是通过自学成才的。他们可贵的自学精神,来源于对祖国医学浓厚的兴趣和持之以恒的、坚持不懈的精神。有兴趣才会有恒心,有恒心才会出天才。现在社会上爱好中医的中青年大有人在,拿我们太原来说,办一个中医夜大,报名人数达上千之多。所以要提倡并鼓励这些爱好者自学,要为他们创造条件,不能歧视他们,但自学需自己挤时间,绝不能占用工作时间。一旦学有专长,通过严格的考核,国家应按才取用。我认识和知道有这么几个同志,其职业不是中医或医疗单位,但中医学得很好,理论和实践均有很大的成绩,文章亦写得很好,这些人就应当让其从事中医专业,因为他对中医有兴趣,有恒心,最后是可以成才的。这样既节省了国家的教育资源,又培养了大量的人才,对国家来说,也是一条可取的培养人才之路。

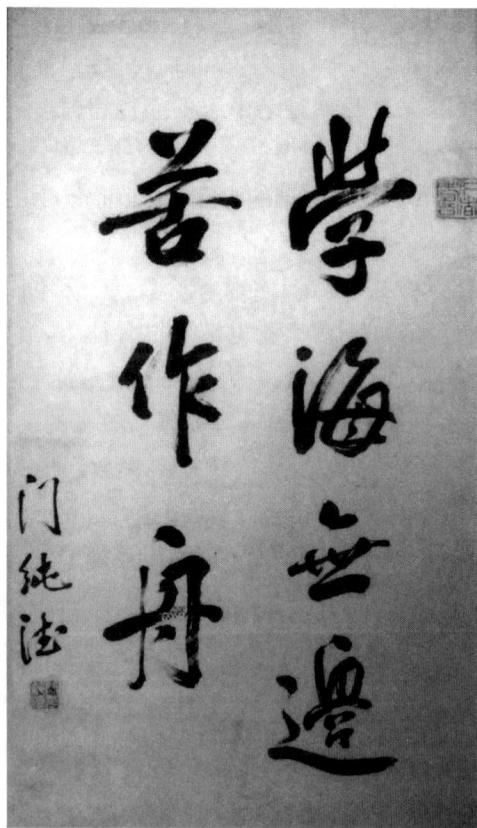

门纯德先生书法作品

总之,通过各种学习、传承方法,提高中医学术水平,培养出一批高水平的中医人才和一批高水平的师资队伍,还要通过各种途径发现人才,大胆提拔人才,这都是中医发展的关键。

(二)系统整理历代中医文献

全面地、客观地、系统地整理历代中医文献,是继承中医学术理论的一个重要内容,也是研究和提高中医理论的一个重要方面。建议各省市建立健全的研究、整理祖国医学的研究机构,原有的中医研究机构(院所)应进行合理的调整,能够在整理中研究,研究中整理,使之不断提高。目前,有的中医研究机构西医是主人,中医成了客人,中医没有主动权,为了真正成为中医研究机构,确保中医这份宝贵遗产整理出来、继承下去、加以提高,这个机构一定要选拔有真才实学、有事业心的中医药人员充实进来,要以中医药人员为主,与西医的比例不能少于三分之二,当然机构还需要西医的协助了。没有现代医学知识和现代的理论数据也不好办,要给他们创造条件,要有职有权,主动收集各地民间的资料,不夹杂偏见地进行整理、研究。从某种意义上讲,整理研究的本身就是提高。

(三)重视在临床实践中继承

中医理论的产生和发展,都是在长期的临床实践中积累总结而发展起来的。它对于临床实践有绝对的依赖性,临床实践是中医理论产生和发展的源泉,同时也是衡量中医理论正确与谬误的唯一标准。因此,中医理论的研究工作绝不能脱离临床实践,这是中医的一大特点。现在有些单纯钻研中医理论的人员不沾临床的边,只进行纯理论的研究,则理论对临床的指导意义就无从说起,势必走上歧路。不用仲景方的人,他们就认为仲景的理、仲景的法、仲景的方过时了。历史上中医理论的每一次飞跃(或发展)无不是在临床实践中发展而来的。从战国时代、汉代包括后汉张仲景时代,都是各家学说的一次飞跃(或发展),中医的学术及各家学说也得到了很大的飞跃(发展),如张仲景、华佗等都是临床实践的医生,所以要纠正理论与实践脱节的现象。

例如,最近我在某医院会诊的一位肾衰竭的患者,已出现大量腹水,尿素氮 140mg/dl,医院每日静脉给予抗生素已 20 余日,亦请其他中医治疗,服中药二十余剂,未效,病情渐重,尿素氮仍不断上升,医院已报病危。会诊时见:一身尽(悉)肿,脉浮,我给他用的是仲景的"越婢汤":生石膏 15g、麻黄 9g、炙甘草 6g、生姜 4 片、大枣 6 枚。患者原来一昼夜小便半罐头瓶(约 250ml),服药后,当夜就小便四罐头瓶(约 2000ml),腹水立消。第二天采血化验。第三天化验报告出来,尿素氮降至 100mg/dl,降了 40mg/dl。这是仲景先师《金匮要略》治风水的方子。我要不用这个方子,我就认识不了张仲景这三味药的作用,所以我就更加热爱仲景的学术思想了。我是用此来比喻理论与实践结合的重要性,同时让人们认识仲景经方的作用,前医所用很多"大杂方"未见效呀!

同时还要重视师承的问题,让有名望的、有真才实学的名老中医手把手地带一些水平较高的中青年中医,作为助手把临床所取得的大量宝贵经验传承下去,整理成册,实践证明这一步很重要。高、中级中医院校的毕业生,经过一二年名师帮带、指点,亲自经过临床实践后,这样不但在实践中继承了名医的特技、专长,使之代代相传、脉脉相承,这些经验往往也会得到提高和发挥。如果不经过临床实践传代这一环节,单靠课堂上学习是很难把先人的经验传承下去的。就是本人再加努力,也会走很多弯路。因此,要使中医理论不断提高,得以传承,决不能脱离临床实践。你把张仲景的理法方药讲得再好,自己如不亲自应用,也只能是人云亦云而已,不是从内心信服仲景学说。只有在临床上不断运用仲景的思想理论,应用仲景的方子,才能真正认识仲景先师的伟大(上面谈的一个越婢汤远远不能说明问题,但由于时间的关系,就不再举例了,毕竟此时我是在提建议,不是介绍临床经验)。

(四) 关于中医学术以及科研的评审问题

中医是一门独立、独特的医疗体系,有其自身的理论特色和衡量标准,所以建议国家、省、地市各卫生部门,均应建立中医学术的管理机构,以针对中医学术、科研的审核,中医药人员的职称晋升等问题。如针对中医的学术以及科研等的审评,应以科学的标准、实践的标准,不能单纯以西医的标准、机械的标准来衡量、要求(当然一些现代科学、现代医学的一些不机械的标准还是要采纳的)。若不能很好地解决这些问题,必会限制和压制中医的继承和发展,不同程度地伤害了中医的积极性。

下面谈谈我对"中医方药没有重复性"的看法。我认为只要诊断(中医的诊断)明确,辨证恰当,其重复性强得很。如《伤寒论》里提到的"头痛、项强、恶寒、无汗、脉浮紧"这个特点,我们就用"麻黄汤";抓住"痞满燥实坚"、"脉沉实有力"这些特点,我们就用"承气汤"。这是百无一失的。诸如此类不胜枚举,已经重复了一千几百年了。但是这些重复性，不能拿西医的诊断来衡量，而应要求用中药的重复性。如前所讲：急性肾炎和慢性肾炎，它的病机特点是有很大区别的。慢性肾炎出现的肾衰竭是肾阳虚、里寒证，用的中心方剂是真武汤；急性肾炎，中医谓之"风水"，是一种表热证，如果是急性肾炎具备了表热的特点"脉浮，一身尽（悉）肿"，用的是"越婢汤"解表发汗利尿。

希望各级领导重视中医的特点，对中医的学术特点、科研特点，采用相关符合中医特点的政策以对待。同时应防止用西医的观点。整理中医的理论及临床实践等学术资料，不能废医存药。只从药上研究，如"某药主治某病"，就失去了中医辨证论治的特点。病的主治应分几个类型，如治气管炎西医还分急性、慢性，中医则为表里、虚实、寒热。所以，中药是不能脱离中医的，包括中成药。如某些协定处方只能管共性，不能针对个性。如对某病的研究规定几个死方剂，每个医生的个人积极性就受到了限制，其发展提高亦受到了影响。要想修改方子，还得通过会议，大家讨论后决定。这样就歪曲了中医的辨证论治，只讲论治不讲辨证不妥当！

再简单谈一谈"熟知并非真知"的问题。有些中医学者只强调把书熟念、熟背。黑格尔有句话"熟知非真知"，我认为学习和继承祖国医学，只靠熟念熟背，不予应用于临床是不行的。我的老家（河北蔚县）有一同乡，到他为止已四代中医，其高祖父、曾祖父是本地有名望的中医，到他父亲时其医术就已大打折扣了。到他时，祖上留下了四大间屋的中药铺面。此先生不但把中医的经典医著、本草、汤头背得滚瓜烂熟，还把一些参考书也背熟了，如《丹溪心法》、《寿世保元》。今年（1983年）3月刚去世，此人后来生活一直很窘迫，从青年到老年从未临床诊病，一辈子只会背书。当然这只是个个例，但对我们应有借鉴的作用。所以背得再熟，不会用、不敢用也是枉然。我主张既要记忆，又要理解，既要理解，又要用于临床实践。学习中医、从事中医的不接触临床，往往要错误地认识很多古代中医的理论和知识。

最后再强调一句，要重视继承中医传统的医疗作风。简单地讲，就是从古代传承下来的医德。古代很多中医大家堪称楷模。

以漫谈的形式谈了一些自己为医多年来的体会，有些方面谈的可能较直接，还有的不太全面，但这是出于我对祖国医学的热爱和一份责任，希望后来者能借鉴我的经验，学习好祖国医学，继承好祖国医学，在党的领导下将祖国医学发扬光大，为人民的健康事业作出贡献。

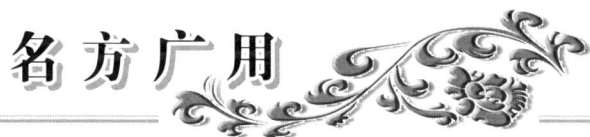

名方广用

门纯德 著

门理章 门军章 门九章 李 霞 整理

目 录

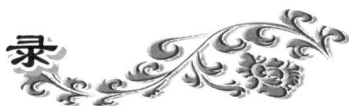

一、麻黄附子细辛汤《伤寒论》

【组成】

麻黄 6g　附子 6g　细辛 6g

【用法】

水煎服。

【主治】

少阴病,始得之,反发热,脉沉者。

【方义体会】

《伤寒论·辨少阴病脉证并治》云:"少阴病,始得之,反发热,脉沉者,麻黄细辛附子汤主之。"少阴病,是里虚寒证,发热属表证。素体阳虚,又感受风寒,里阳不能协应,故有脉沉发热之症。仅从表治之,阳气随汗外泄,必至亡阳;若仅从里治之,恐使表邪郁内,故以麻黄附子细辛,温阳而解表。方中麻黄辛散解表,使表邪由汗而解;附子兴阳温经,既助麻黄辛温之力,又解里寒之乘;细辛辛温走窜,为少阴表药,内助附子以兴阳,外助麻黄以解表,三药合用,于温阳中促进解表,于解表中不伤阳气。临证者若不解其理,"发热"之症,投治于寒凉,误人不浅。此方此症,正是"阳症阴脉"之范例,若用之得当,常可救治危难。

【临床应用】

一、感冒重症

例:杨某,男,40岁。于秋季五更下田劳动,上午十时余,阴雨大作,全身淋漓。返家后,寒战、发热,身痛腹胀,午饭未食。邀余诊之,见其发烧,静而不动,卧床轻吟,舌苔正常,其脉沉细,不迟不数。余踌躇数刻,确认为此症为少阴表证(或太少两感证),遂开具麻黄细辛附子汤一剂,并令其午夜前服药。家属照嘱而做,次日余自往复诊,患者宛若无病,余严令其勿过劳作,待三日后再为操劳,否则劳复难医矣!

二、小儿病毒性肺炎危症

例:王某,女,2岁。患儿高热、咳喘,时而抽搐,已十余日,住某医院诊断为小儿病毒性肺炎,曾大量用抗生素,并输血、输氧,体温一直在39.5℃~41℃,病情危重,邀余会诊。诊见:患儿高热,面色苍白,面微肿,印堂色青,口唇发绀,神识朦胧,咳喘急促,呼吸困难,身无汗,腹胀大,四肢厥冷,二便失禁。舌质淡,苔少,脉沉细,指纹青紫。此为寒邪闭郁于表而发热,寒邪闭肺而咳喘,入里而伤于阳。治以兴阳解表,温经发汗。方用麻黄细辛附子汤治之。处方:麻黄3g,细辛1g,附子3g,一剂,水煎服。二诊:药后手足转温,头身微汗出,热势退却,体温降至37℃,喘促渐平。此阳气已复,表邪已解,但肺气未复。再服以生脉散加芦根、黄芪、玉竹一剂,继以党参、白术、茯苓、甘草、黄芪一剂,病愈出院。

小儿形气未充,脏腑娇嫩,感受外邪,传变较快,寒邪由表及里,最易损伤真阳,故以兴阳祛寒,放胆治之,取效于顷刻。

二、四逆汤《伤寒论》

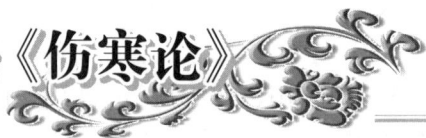

【组成】

附子 9g　干姜 9g　炙甘草 6g

【用法】

用水久煎温服。

【主治】

1. 少阴病　症见四肢厥逆、恶寒蜷卧、吐利腹痛、下利清谷、神衰欲寐、口不渴、脉沉微细。

2. 太阳病误汗亡阳。

【方义体会】

《素问·厥论》："阳气衰于下，则为寒厥。"病至寒邪深入少阴，肾之阳气衰微，阴阳不相顺接，故出现"肢厥"、"大汗"、"吐利"等阳气暴脱之证；"脉象微细"表明不仅肾阳衰微，心脾之阳也衰，此时非大剂辛热不足以回阳救逆。方以附子兴阳逐寒，通行表里；干姜温中祛寒，助附子伸发阳气；附子、干姜同用，其性峻烈，故以炙甘草益气温中，缓附、姜辛烈之性。诸药温中有补，暴散有制，是谓回阳救厥之代表方剂。

【临床应用】

一、急性肠胃炎

急性肠胃炎，古谓霍乱，不论真假霍乱，吐泻脱水、阳气暴脱、四肢厥逆、脉沉微者，服之即可转危为安。

例：韩氏老妇，70余岁，因暑热于冷地趁凉，加之多食瓜果，突患吐泻，状似霍乱，胀痛难忍，继则呕而不吐，泻而无物，身体微热，四肢厥冷，诊其脉象沉微，呼吸微弱，知真寒假热，阳气将暴脱，即施以四逆汤一剂。服后一时许，干呕虚泻停止，少进热食而安睡。次日复诊，患者神情自如，令其饮食调养而愈。

二、冠心病、心肌梗死

例：江某，男，56 岁，患冠心病多年。某上午突然胸部憋闷、刺痛，头晕目眩，冷汗淋漓。入院急诊，心电图示：急性冠状动脉供血不足，心肌缺血型改变。患者神疲欲寐，面容青紫，周身不温，四肢厥冷过肘膝，口唇及指端发青，冷汗渍渍，脉沉迟弱极，时隐时现，舌暗而见瘀斑，余当即辨为心阳衰微之证，并急予附子 10g(生、制各半)、干姜 10g、炙甘草 6g、葱白 9 根，令速煎取温灌之。会诊医师遵余意进行救治。药后三刻，视其眼神转活，面有表情，冷汗得止，询之已能言语，心痛减。此心阳复，故再予人参汤、瓜蒌薤白半夏汤兴阳行痹，两方交替轮服数剂，精神振作，胸痛基本消失，夜间已能安卧。饮食能进，六脉略和，小有结脉，继以炙甘草汤、枳实薤白桂枝汤两方各三剂，交替服用。一月以后，心电图已大有改善，遂出院。后遇小劳又心悸气短，舌质淡，脉沉细，又以兴阳行痹，活血化瘀方药调治月余而告愈。

胸痛一证，其重症称之为"真心痛"。发病急，常可导致猝死。本患者系由于痹阻瘀滞日久，导致心阳衰微，痹阻至极，阳气欲脱。治疗时若通心阳，理气血同用，则缓可济急。清·陈士铎云："人有真心痛者，法不在救，然用药得宜，亦未尝不可生也……"余以为在生理上，阳气是化生的主要方面；在病理上，较之阴精，阳气更易受损；治疗上，阳易骤生而阴难速长。故救治危逆之证，余常立于兴阳之法。几十年间，颇感得心应手。

三、肾萎缩

例：赵某，女，28 岁。患者婚后 8 年不孕，血压常持续于 190/120mmHg 左右。石家庄、北京等数家医院均先后诊断为"右肾动脉狭窄，右肾萎缩，右肾衰竭，肾性高血压"，并告知患者右肾摘除乃唯一治法。患者拒绝手术，后经人介绍来大同求治。诊见：颜面苍白，手足厥冷，不欲饮水，腰部酸困，下肢浮肿，头目眩晕，月经错后，量少色暗，舌淡苔白，脉象沉细。辨为：心肾阳衰、血脉痹阻之证。先以四逆汤、当归四逆汤，兴阳通痹，令其两方各两剂，交替服用。药后，四肢渐温，精神转好，查血压 150/90mmHg。患者夫妇见效大喜，遂来再诊，查见其症明显改善，然双脉仍沉细，处以附子汤、白术附子汤，令服两轮。又诊：血压已经正常，患者已经能自行来诊。再拟兴阳温经，益气养荣方药调治，先后服药八十余剂，诸症消失。后经石家庄、北京等几所医院复查，均认为：右肾功能恢复正常，右肾萎缩恢复 2/3，血压正常。两年后，信访得知该患者已经顺产一女婴,母女健康。

此证属中医"脏萎"、"虚劳"一类,临床往往以功能衰退,阳气不彰为主证,但也会出现所谓"逆"证。故治疗中,要精审全面,权衡标本,立足于调治功能。余大胆拟用四逆辈方药,兴阳温运治之,使其诸逆者为顺,足以说明,沉疴大症,也宜辨证,亦可取效矣。

四、慢性心功能不全

例:王某,女,40岁。患充血性心力衰竭,常有心慌、气短、胸闷、头晕。近来由于劳累过度,致使诸症加甚。诊见:呼吸短促,面容苍白,紫绀,四肢厥冷,四肢浮肿,脉细弱。诊为:心阳虚衰,肾阳不足。先进"四逆汤"两剂与治。三日后,诸症顿减。再拟附子汤、当归四逆汤各一剂,服后四肢渐温,呼吸渐平,又以八味地黄丸治疗半月,症状基本消失,患者已能工作。说明四逆汤有振奋心阳,促进循环之良好功用。

五、虚寒久泻

例:杜某,男,36岁。泄泻四年之久,查无病因。每日2～3次稀便,伴有腹痛,多方求治,效果不佳。诊见四肢清冷,舌润唇淡,脉象沉细。治与四逆汤,令服三剂,服后自觉腹中舒适,泄泻减少,然便仍稀薄,继与理中汤四剂。服后泄泻渐止,大便成形,遂令其改服理中丸,隔日一丸,两周后告愈。

六、大汗亡阳

例:刘某,男,53岁。患者素有结核病。春天劳累后复感风寒,致发热、烦躁不安。诊前一晚服药后,汗出过多,湿透衣被,致全身发冷,四肢厥逆,面色苍白,气短,时而欲寐,时而郑声,脉微欲绝,此乃大汗亡阳之危兆。急拟小红参9g,附子9g,干姜6g,炙甘草8g。两付,水煎服。一剂后,精神稍复,两剂后,转危为安。后以生脉散、参苓白术散等方药与西药抗痨药调治半年,体渐康复。

七、少 阴 病

例:杨某,男,70岁,农民。就诊时,面色苍白,嗜卧,四肢逆冷,食水不进,舌淡白,脉沉微。此乃少阴阳虚证,以小红参6g,附子9g,炙甘草9g,干姜6g。两剂后,患者复诊述:服药后,小便大增,夜尿三次,手足转温,精神、饮食渐好。余诊见其脉迟弱而和,遂与理中汤两剂,以善其后,药后恢复如常。

三、小柴胡汤《伤寒论》

【组成】

柴胡10g　黄芩12g　党参9g　炙甘草6g　半夏9g　生姜9g　红枣4枚

【用法】

水煎服。

【主治】

1. **少阳病**　症见口苦、咽干、目眩、往来寒热、胸胁苦满、嘿嘿不欲饮食、心烦喜呕、舌苔薄白、脉弦者。

2. 妇人伤寒，热入血室，以及疟疾、黄疸与内伤杂病见少阳证者。

【方义体会】

此方原为和解少阳而设。治疗以寒热往来、口苦咽干、胸胁苦满、舌苔薄白、脉弦为主的各种杂证。少阳为诸阳之枢，若邪气犯之，徘徊于半表半里之间，外与阳争而为寒，内与阴争而为热，故往来寒热；少阳为病，经气不利，少阳相火郁而为热，所以口苦、咽干、目眩、胸胁苦满；邪热犯胃，胃失和降，故见心烦喜呕、嘿嘿不欲食；少阳经气郁而不舒，故脉弦。本方以柴胡清解少阳、疏畅气机；黄芩清泄邪热、安胃除烦；配伍党参、甘草、生姜、大枣、半夏，意在补中扶正，和胃降逆。诸药合之，共为疏解少阳之剂，和解少阳之总方。

【临床应用】

一、疟疾初起，往来寒热有时有序者

例：史某，36岁，男性患者。已患疟一月余，每到下午，寒战一时，继而发热、汗出、大渴、口苦咽干、呕而不吐、脉弦。与服小柴胡汤加草果9g，一剂而愈。

二、肺结核初期

治疗肺结核初期，肺门淋巴结肿大，有干咳、午后低烧、晨起恶寒肢冷、面颊潮红者,可与小柴胡汤加元参 15g、川贝母 9g、牡蛎 15g、夏枯草 30g 治疗,皆多有效。

三、体 虚 感 冒

治疗体质较弱、偶感风寒,出现咳嗽、痰稀、干呕、有微热者,服之多效。其证见脉弦紧、咳喘、痰稀薄者,可加干姜、细辛、五味子各 3g 治之。

四、急性淋巴腺炎、腮腺炎、颌下腺炎

治疗急性淋巴腺炎、腮腺炎、颌下腺炎,其证见局部热痛、全身低热者,与本方加金银花 20g、川贝母 9g、连翘 10g、元参 15g、大青叶 12g、山甲珠 5g,往往可愈。

五、胸 膜 炎

胸膜炎属感染性疾患,若干性者,可于本方加金银花 15g,连翘 12g,枳壳 6g,天花粉 9g,牡蛎 12g,元参 15g,全瓜蒌 15g 治疗;若湿性者,本方加金银花 15g,蒲公英 15g,茯苓 12g,牡蛎 15g,川贝母 9g,葶苈子 6g,防风 10g,黄芩量加倍治疗。此类病例甚多,今举其之一。

例:杨某,男,48 岁。患干性胸膜炎。自觉胸痛、吸气时加重,稍有咳嗽,痰吐不利,经常感冒。已近三月不愈,经服异烟肼多日,略有小效,但胸痛不减,遇劳则加重。诊其脉弦细小数,询之咽干口燥,胸痛胁胀。拟小柴胡汤加味,令服五剂。服后胸痛解除,脉象略和,后与参苓白术散健脾益气,逐渐痊愈。

又例:李某,男,36 岁。胸痛,胸闷,呼吸困难。经医院检查,诊为湿性胸膜炎,一度住院治疗,疗效不显。遂请中医治之。余处方:柴胡 12g,黄芩 15g,党参 9g,半夏 9g,炙甘草 6g,牡蛎 15g,全瓜蒌 30g,葶苈子 9g,茯苓 12g,枳壳 6g,金银花 30g,蒲公英 15g,川贝母 6g,元胡 6g,生姜 9g,大枣 4 枚,水煎服。令服六剂。服后胸闷大减,胸痛解除。又令服五剂,基本获愈出院。

六、扁 桃 体 炎

本病用加减小柴胡汤,临证不论成人、儿童患者均可用之,其效颇佳。方药:柴胡 6～15g,黄芩 6～9g,半夏 6～9g,甘草 6～9g,生石膏 15～30g,牛蒡子 6～12g,元参 9～15g,当归 6～9g,连翘 3～9g,金银花 12～30g,水煎服。

例:张某,女,20 岁。患扁桃体炎,咽喉肿痛,饮食难咽,视其咽峡两侧红肿

欲封,颈部两侧发热,呼吸粗壮,头部闷痛。照上方服用两剂,症状减轻,继服三剂,红肿消失,后辅以挑刺疗法而痊愈。

七、中 耳 炎

例:郭某,男,37 岁。患双侧中耳炎四年。局部肿痛,外耳道常流黄脓水,内服、外用许多消炎药物,症状时轻时重,后与小柴胡汤加金银花 20g,蝉蜕 6g,元参 6g,防风 9g,服数剂而渐愈。

八、腺 体 肿 瘤

临床实验表明,肿瘤的发生与机体免疫监视功能有密切关系。临证多年,余体会到:小柴胡汤具有增强人体免疫功能的作用,尤其对于腺体病变,效果更好。基于此理,余常以小柴胡汤加味治疗腺体肿瘤,收效良好,此举一例。

例:余某,女,37 岁。数月前,颈前右侧发现一硬结,逐日增大,就诊时状如鸡卵,并有压痛。检查在颈前右侧有一单发局限性肿物,约 4.5cm×3.5cm,边缘清楚,胶样硬度,触之柔滑,随吞咽上下活动。经同位素扫描为:"甲状腺温结节",碘[131]吸收率及基础代谢正常,最后确诊为"甲状腺腺瘤"。患者形体消瘦,面色无华,性情暴躁,易怒,脉沉弦略紧,舌红苔少。辨为肝气郁滞、气血凝聚,治先以小柴胡汤加自拟消瘤丸。

处方:柴胡 15g,黄芩 9g,半夏 9g,党参 12g,夏枯草 30g,牡蛎 15g,元参 15g,川贝母 9g,三棱 3g,莪术 3g,当归 12g,海藻 12g,昆布 12g,生白芍 12g,生姜 9g,红枣 4 枚,水煎服。

服药十余剂,肿瘤缩小,再以此方加活血化瘀方药,令其制成丸剂,长期服用,肿瘤日趋缩小,三月后全部消失。

九、急性胆囊炎

例:芦某,女,58 岁。右上腹部疼痛拒按,口苦、恶心、呕吐苦酸水,往来寒热、体温 39℃,平时腹胀、背憋痛、便秘,脉弦数有力。B 超诊为"胆结石、急性胆囊炎"。此类病证,余常施以小柴胡汤加味,多有效验。

处方:柴胡 12g,黄芩 15g,半夏 9g,党参 9g,炙甘草 6g,香附 10g,郁金 12g,片姜黄 10g,金银花 30g,芒硝 6g,生姜 9g,红枣 4 枚。水煎服三剂。

服后诸证基本消失,唯心口疼痛、喜温喜按,再给予桂枝加芍药汤三剂,疼痛消失,食量渐增,后以自拟化石丹服用,数年来安然无恙。

四、大黄牡丹皮汤《金匮要略》

【组成】

川大黄 9g　牡丹皮 12g　桃仁 9g　冬瓜子 30g　芒硝 6g

【用法】

水煎服。

【主治】

肠痈初起，右少腹疼痛拒按，甚则局部有痞块，小便自调，时时发热，自汗出，复恶寒，或右足屈而不伸，脉滑数。

【方义体会】

本方证是因湿热郁积肠内，气血凝聚，以致瘀热郁结不散，故见少腹疼痛，局部肿痞，湿热内结，气机阻滞，荣卫稽留于内而不卫外使然。"实者散而泻之"，六腑以通为用，故治宜泻热破瘀，散结消肿。方中大黄泻肠中湿热瘀结之毒；芒硝软坚散结，助大黄荡涤瘀热；桃仁、丹皮凉血、散血，破血祛瘀；冬瓜子清湿热，排脓，散结消痈。

夫肠痈之病，皆由湿热聚郁，凝结而成。治其症，总宗苦寒泻下，清热除湿，破血散瘀。大黄牡丹汤确具解毒消痈，活血逐瘀之功。

【临床应用】

余多年来，在此方基础上又加金银花、蒲公英、败酱草，治疗诸多感染性疾患，效果很好。

一、局限性腹膜炎，兼有大便秘结者

二、男性急性尿道炎、前列腺炎、睾丸炎、附睾炎等

例：段某，男，40 岁。患前列腺炎，少腹及会阴深部隐隐作痛，痛连外生殖器及睾丸，小便不利，淋浊，大小便时疼痛加剧，令服大黄牡丹皮汤加金银花 15g、白果 9g，三剂水煎，饭前服。服后疼痛减轻，大便稀薄，便时已无痛感，再以上方加

石菖蒲 9g、车前草 6g、赤芍 9g 治之,小便利,淋浊止,诸痛基本消失,调理而愈。

三、肛门周围炎

若肛周脓肿者可加金银花 40g、败酱草 30g、生薏仁 20g、蒲公英 30g、山甲珠 9g 治疗。

四、急性阑尾炎

例:米某,女,32 岁。妊娠八月余,患急性阑尾炎,右下腹疼痛阵发性发作,并波及胎动,医院建议手术治疗,一并剖腹取胎,患者不从,家属急召余等会诊。见其身热面赤,脉滑而数,右下腹疼痛拒按,询其已三日未行大便。余大胆予川大黄 6g,牡丹皮 9g,桃仁 9g,冬瓜子 30g,芒硝 6g,金银花 40g,败酱草 30g,令速煎取服之。午间服药后,诸症未变,次日凌晨解出大便,症状减轻,按压阑尾部仍有痛感,体温已至 37℃,遂令其煎取金银花 60g、蒲公英 30g,日三服,三日后体温正常,诸症消失,腹胎平安。

此例孕妇所患,常理禁用下药,但"有故无殒,亦无殒也"。认证准确,放胆清下,确收捷效。

五、妇女子宫及附属器炎症

例:杨某,女,37 岁。少腹双侧抽痛,时轻时重,黄带黏稠,浸淫刺痒,少腹有压痛,四月不愈,口服多种抗生素及外阴洗涤,疗效不显。西医诊断为附件炎、盆腔炎。余先与大黄牡丹皮汤加金银花 20g、蒲公英 20g、元胡 9g 治之,服药六剂,黄带明显减少,腹痛亦减轻。后又以上方为基础方,将川大黄减至 6g,加生薏仁 30g,继服六剂后基本告愈。

六、子宫肌瘤初期

本病患者,可与此方酌减大黄,加夏枯草、三棱、莪术、土鳖虫制成丸剂,长期服用。

七、子宫宫腔脓肿

例:张某之母,61 岁。脐下腹胀大痛四日,高热烦满,腹痛剧烈,急住院诊治。西医与抗生素不效,准备剖腹探查。其子闻及心情焦急,当夜邀余会诊。诊见:少腹中央胀起,如孕胎儿,疼痛拒按,周身高热,面赤口渴,六脉洪大滑数。余料定此为湿热壅毒之重症,应急予救治,即以川大黄 9g,桃仁 10g,冬瓜子 30g,芒硝 6g,牡丹皮 12g,金银花 90g,令其当夜取药煎服。午夜时分,服下一大碗汤药,服后不足两小时,小腹胀痛加甚,愈来愈烈,坐卧不安,顷刻间痛势下坠,欲便,刚端及便盆,却从阴道内迸出一大堆脓血,秽臭难忍,之后诸证解除。以后数日,西医方确诊为官腔脓肿。众医实感惊叹,若施手术,后果不堪设想。

五、桂枝汤《伤寒论》

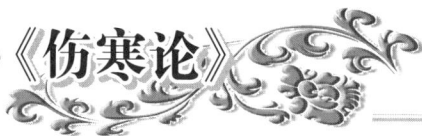

【组成】

桂枝 9g　生白芍 9g　甘草 6g　生姜 9g　大枣 4 枚

【用法】

水煎服，服后进少量热稀粥或开水，覆被取微汗。

【主治】

外感风寒表虚证。症见发热头痛、汗出恶风，或鼻鸣干呕、舌苔薄白、脉浮缓。

【方义体会】

本方为仲景群方之魁，冠太阳病众方之首。在《伤寒论》、《金匮要略》中，以桂枝汤为基础加减的方剂就有三十多则，可见此方在治疗内伤、外感的许多病证中，有着重要作用。

仲景设桂枝汤，原为治疗太阳中风表虚之证，有脉浮缓、恶风、自汗、发热、头痛、鼻鸣、干呕等征象者。结合前贤对桂枝汤的认识和自己的应用体会，余深感此方决不仅在治疗外感表虚证有较好的疗效，对许多杂证同样疗效很高。桂枝汤药味虽简，配伍十分精当，如能深思熟虑，细加玩味，其组成用意是很深的。方中桂枝辛温色赤，可入心经，温经通阳达表，以兴卫分之阳。白芍入肝，有滋阴养血、敛阴和营的作用。与桂枝相配，一面可奏调和营卫之功，一面又可救桂枝辛燥走散之弊。生姜之辛，助桂枝以达表；红枣之甘，辅白芍以和里。同时，生姜可直接健胃，间接助卫；红枣可直接健脾，间接助营。桂芍相须，姜枣相得，刚柔相济，其效益彰。甘草甘平，既调和诸药，又和解表里。妙在服药后进热稀粥，既能以谷气鼓动胃气，又能以热力增强药力，可起安内攘外之功。故将桂枝汤称为"调和营卫"之剂，真乃恰如其分。

【临床应用】

一、一切外感证久不愈者

例：患者姜某，男，41 岁。因感冒数次服平热散汗剂太多，遂至全身酸痛无力,动则汗出,食睡不佳,心悸短气。似此小恙,竟病休 50 余天。就诊时,脉象缓弱无力,舌淡苔白。虽时值严冬,尚自汗津津。证属营卫不和,令服桂枝汤两剂。服药后自汗大减,其觉体轻身爽,诸症若失。后以饮食调养几天而愈。此类病证,如予阿司匹林、索米痛片之类,一汗再汗,不符合治疗原则;如与银翘散、桑菊饮等辛凉解表剂,会使肌表更虚,同样不对证。余用桂枝汤治疗表虚外感久不愈者数百例,一般服一二剂,即获隔夜之效。

二、久逸突劳致营卫失调证

久逸突劳、出汗较多,致使全身疲劳、肌肉酸痛、口燥咽干症。本证常误认为感冒。如脉象柔软平和,寒热变化幅度不大者,亦属于暂时性的营卫失调,气血不和。服桂枝汤一剂,往往疲劳诸症很快消除。

例:韩某,男,21 岁。一冬未干重活,第二年春,因掘土平田,费力太过汗出较多,出现如上症状。与服桂枝汤一剂后,自觉全身轻快舒适,次日又参加平田整地,一直健康无病。

三、妊娠反应

妊娠反应之全身疲劳,困倦嗜睡,胃脘嘈杂不适,遇冷则寒栗,遇热则烦躁,情绪无定。此症往往是由于妊娠二三月,母体尚未完全适应,导致营卫、气血不和。如呕吐不太严重,脉象滑弱者,可服桂枝汤二三剂,既能缓解妊娠反应症状,又利于胎儿发育生长。

例:马某,女,29 岁。妊娠两月出现妊娠反应,上述症状悉备,疲惫不堪。因此不能上班,误事很多,服桂枝汤两剂后,痛苦减去大半,即日恢复。

四、慢性眼病

桂枝汤可促使慢性眼病得到恢复。

例:梁某,男,31 岁。自述眼不能睁大,干涩怕光,视物不清,眼科诸法治疗三月不效。见其颜面色黄,体质较差,白睛微红不肿,脉象偏弱等征象。确认为此非急性风火眼病,不能清热泻实,又不宜大补气血。乃属整体营卫失调,气血不和,影响到局部,使目失所养。令服桂枝汤三剂,时过一周,基本恢复正常。

五、慢性疮痍

慢性疮痍,创面薄浅,局部红、肿、热、痛症状均不明显,只有少量渗出液,缠绵日久不愈者。本证亦属全身营卫失调,抗病能力降低,疮灶失养,修复能力减退所致。以桂枝汤调和营卫,可促使创面早日愈合。

例:刘某,男,34岁。下肢患慢性疮痍九月不愈。虽服真人活命饮等清热解毒药多剂不效。余予桂枝汤数剂,十全大补汤数剂,半月而愈。

六、重病恢复期

对于重病恢复期的患者,桂枝汤可促其早日康复。例如:肝炎、肾炎、急性传染病的恢复期,或急性胃肠炎吐泻症状停止,仍感全身瘫软无力,饮食欠佳,精神不爽,自汗脉弱者。此时虽主要病痛已去,但机体气血、营卫尚未恢复,如能及时服桂枝汤数剂,可使身体早日康复。

七、神经官能症

桂枝汤对于一般神经衰弱疗效很好。现代医学所称的神经官能症,与中医的"心肾不交"、"脾胃虚弱"、"气血不和"相类似,都意味着一个"营卫失调"的机制。如有些患者体质衰弱,食欲不振,少眠多梦,心悸乏力,自汗脉弱,经查未发现器质性病变,最好以桂枝汤调和营卫,以促进其生理功能的恢复。多年来,余恒以此方治疗重病恢复期及各种原因引起的神经衰弱多例,兹不赘述。

【应用注意】

充血体质或有急性出血者慎用。

六、当归四逆汤《伤寒论》

【组成】

当归 12g　桂枝 9g　生白芍 9g　细辛 3g　炙甘草 6g　通草 6g　红枣 4 枚

【用法】

水煎服。

【主治】

血虚受寒,症见手足厥冷、舌淡苔白、脉沉细或脉细欲绝者。

【方义体会】

"四逆"者,有阳衰、气逆、血滞之别。四逆汤以回阳立治,四逆散以和解立治,当归四逆汤则以散寒通脉立治,故以桂枝汤去生姜加当归、细辛、通草而成。方中当归养血活血,桂枝、芍药调和营卫,细辛温经通末,通草通经通脉,更以大枣、甘草益中气,助营血。诸药配伍,温经散寒,养血通脉。临证凡见血虚寒滞,湿痹挛痛之证,皆可得治,故此方在临床应用十分广泛。

【临床应用】

一、阵发性掣痛不休头痛

例:梁某,男,32 岁。头项牵掣疼痛,时发时止,痛甚则四肢厥逆。多方求治不效。某医院诊为结核性脑膜炎,屡用链霉素及镇痛药,头痛无减。诊见:面容苍白,终夜失眠,怕声畏光,胸闷不适,舌淡,六脉俱细。处以当归四逆汤,令服五剂。服四剂后,头痛渐止,但有便秘,遂加麻仁 12g,继服六剂而痊愈。

头痛之证,种类颇多。此例头痛,属营血久虚,肝不藏血,风寒伤及厥阴所致。常有阵发性掣痛,精神萎顿,形寒肢冷,脉象沉细兼弦诸症,故多以当归四逆汤治之奏效。

二、痛 经

妇女痛经者,临证多见。其证大致分为两类,一为血实气滞,二为血虚寒凝。当归四逆汤养血驱寒,治疗血虚寒凝之痛经,疗效显著。症见面色苍白,口唇色淡,四肢不温,少腹冷痛,月经错后,经水初来色暗,继则色淡,腹痛牵及腰背,且有头晕、心悸、倦怠诸症,投之无误。

例:王某,女,37岁。痛经十余年,时重时轻。近年内,月经经常错后,经量较多,色黑,且有血块。月经前后,少腹抽痛难忍,触其四肢清冷,六脉皆细。治以当归四逆汤,令其月经前3至5日服2剂,连用3个月。服后,该患者痛经得止,经量适常。

三、虚寒腹痛及寒疝腹痛

无论男女,有四肢清冷、小腹抽痛、绵绵不已诸症,服止痛药不效者,服当归四逆汤治之定效。若寒疝腹痛已久,或少腹两侧,或一侧下坠抽痛,或睾丸坠痛,阴囊肿胀,当归四逆汤加吴茱萸6g、生姜9g,二三剂可收效。

四、肢 体 麻 木

素日气虚血虚,血行不畅,上肢或下肢麻木,证属血痹。若针灸不效者,可与当归四逆汤治之。

例:仝氏,女,87岁。四肢麻木,已半年不能下床活动。面黄肌瘦,四肢不温,触之皮肤不仁,其脉沉弦。处以当归四逆汤,令服三剂。服后,麻木有知,四肢温和,再以黄芪桂枝五物汤四剂,麻木基本消失,已能下床行走。

五、血栓闭塞性脉管炎

例:任某,男,48岁。患者右足趾发冷,疼痛,趾背红紫青肿,已四月之久,医院诊为血栓闭塞性脉管炎。治与当归四逆汤,令服五剂,疼痛减轻,下肢渐温。再与服四剂,疼痛基本消失,跌阳脉已触及。

血栓闭塞性脉管炎,初期多见患指(趾)红紫、麻木、冷痛等症。与当归四逆汤治之,既增强气化功能,促进循环,又通经活血,祛寒止痛。故此症用之,收效很好。余治此案病例甚多,兹不赘述。

六、末梢血管痉挛

李某,女,35 岁。患者双手指冷痛麻木一年余,受凉、生气后痛麻加重,遇冷则手指变白。面色萎黄、神疲懒言、纳差、脉细弱,先以当归四逆汤加黄芪30g、鸡血藤 20g,间断服用半个月而病愈。

此外,余临床治疗素日畏寒肢冷者,或由此而引起心悸、性冷淡诸症,服之数剂可愈。

七、越婢汤《金匮要略》

【组成】

麻黄 9g　石膏 12g　生姜 9g　大枣 4 枚　甘草 5g

【用法】

水煎服。

【主治】

风水恶风,一身悉肿,脉浮而渴,续自汗出,无大热。

【方义体会】

本方主治风水挟热之证。风水为病,来势较急,多因风致水,病位在表故恶风。风水相搏则水湿泛滥,故一身悉肿。脉浮而渴,则指表邪已有化热之象。风性开泄,故见自汗出,汗出则无大热。此风水相搏之证,虽汗出则表证不解,无大热则郁热仍存,故宜发越阳气,散水湿、清郁热。方中以麻黄、生姜辛温发汗,宣肺气而散郁热,有"火郁发之"之义;生石膏辛甘大寒,清泄肺胃之邪热,除口渴,与麻黄、生姜相伍,又可发散在表之郁热;甘草、大枣补益中气。若阳气虚可加附子温经复阳;若水湿过盛,再加白术健脾除湿,表里同治,相得益彰。

【临床应用】

一、急性肾小球肾炎

例:朱某,男,14 岁,农民。三日前恶寒发热,继则头面四肢皆肿,腹胀、食差,口渴,心烦。医院检查:尿蛋白(＋＋＋)、颗粒管型、红细胞 3～4 个,诊断为:急性肾小球肾炎。因其家贫而无力住院,找余治疗。见身面俱肿,舌淡胖,脉稍沉稍数。此乃风水郁热相搏,以"越婢加术汤",方用麻黄 6g,生石膏 15g,白术 10g,炙甘草 5g,生姜 6g,红枣 4 枚,水煎服三剂。二诊时,寒热去,浮肿消,尿蛋白仅有(＋),家人甚喜,余察其仍有食差、腹胀、微肿之症,嘱其继用前方与"胃苓汤"两方交替服用,六剂后,余症皆消,查尿常规正常。先后服药九剂,则安然无恙。

此类病例甚多,且不可让其现代诊断所困惑,如其对证施治,其效莫测。回忆1983年曾治一患者冯某,因下地劳动,被大雨浸淋,次日全身浮肿、高热不退,赴医院诊治。三日尿量共计600ml。诊见脉浮无汗,予麻黄10g,生石膏24g,炙甘草6g,生姜9g,大枣4枚,水煎服。服药当夜小便达2500ml,浮肿大消,身热退。后又以防己茯苓汤与上方各服两帖,服后,浮肿消失,化验已趋正常域。

二、荨 麻 疹

余常以越婢汤加蝉蜕9g、草薢12g、白鲜皮10g、僵蚕6g,治疗荨麻疹,取效甚多。

三、流行性红眼病

20世纪70年代初,我区部分地区发生流行性红眼病,尤其在小学皆多发生,余查其双目红肿,畏光流泪,疼痛难忍,一家一户相继而发,余两小儿亦未逃脱。余思之,目睛属肺,目赤肿痛,流泪易感则属风火郁闭。根据"火郁发之"之理,先以"越婢汤"加蝉蜕6g,用与吾儿,一剂轻,两剂愈,后以此方稍施增损,治于邻里者,皆多获效。

八、桂枝甘草汤《伤寒论》

【组成】

桂枝 12g　炙甘草 6g

【用法】

水煎服。

【主治】

发汗过多，其人叉手自冒心，心下悸，欲得按者。

【方义体会】

汗出过多，内伤心阳，心中阳气受损则心下悸动，喜得按捺，故叉手冒心。方中用桂枝入心，辛温助阳；甘草甘温益气，再助心中阳气复生。两药合用，辛甘化阳，阳复而阴济，使心得以安宁。

【临床应用】

一、失眠重症

例：郑某，男，46岁。初诊日期：1964年4月27日。

患者最近三月来持续失眠，屡治不效，收入院，诊见其面色青，双目布满血丝，彻夜不卧，烦躁，在病房四周行走不休，白日喜独自蜷卧，少言、少食，舌淡苔少，脉弦细。所服西药甚多，中药如磁朱丸、柏子养心丸、安神丸也屡服少效。盖失眠一证，无非邪正两端，寐本乎阴，神其所主，神安则寐。或邪袭，或营虚，阴阳失交，则神不安而不寐。此患者既已养阴精，又潜阳定志，缘何不效？细询之方知其患病前，曾因着雨外感，自己大剂服葱姜红糖汤，得大汗，风寒得解，而不寐旋起，知其气血失和，心气馁虚，予桂枝甘草汤一料试服：桂枝12g，炙甘草9g，睡前服一煎。

次日晨八时，余查房，见其患者正在酣睡，同室人谓其昨一夜安眠。九时半，患者找余问还可服否，遂嘱其再进两剂，以后经调理病愈而出院。

仲景桂枝甘草汤，为发汗过多，心下悸之阳伤证设。汗为心液，伤心气则虚,桂枝甘草,甘温相得,取法桂枝汤,但不用姜之辛散,枣之泥滞,芍之酸收,只用桂枝之温,甘草之甘,法在和阳,其效明显。此患者之烦躁,断非痰热,与心中烦,心下有水气而悸者迥异,需在辨证上注意鉴别。另曾忆1970年曾治陈某,患结核性胸膜炎,经抗痨治疗,其患大愈。只因体质日弱,动辄出汗,患不寐证,经治,屡不收效,后致每每入夜不瞑,坐以待旦,偶有小卧,双手冒心。证属心液受伤,心阳已弱,亦以桂枝甘草之小方,投石问路,三服而安。说明心液不足、荣卫失调,必然升降失常,欲求阳和,总宜温甘。

二、心律不齐

例:李某,女,29岁。心电图示:窦性心律不齐,房性期前收缩。自述:心悸气短,活动则更甚,头昏易惊,全身乏力。予服桂枝甘草汤:桂枝10g,炙甘草6g,水煎服。两剂后诸症大效,心电图示:窦性心律,又服两剂而无恙。

九、乌头桂枝汤《金匮要略》

【组成】

川乌 9g　桂枝 9g　生白芍 9g　炙甘草 6g　生姜 9g　大枣 4 枚　蜂蜜 20g

【用法】

蜜、药同入水煎服。

【主治】

寒疝兼有表证,症见腹中痛,逆冷,手足不仁,身疼痛。

【方义体会】

寒凝血滞、营卫不和是本方证的主要病机。寒气内结,阳气大衰,不能达于四肢,故手足逆冷、麻痹不仁。寒邪痹阻,气血瘀滞,故营卫不和、身体疼痛。此单以解表或温里及针刺之法是难以奏效的,故以乌头桂枝汤兴阳祛寒、温运气血、调和营卫。方中乌头大辛大热,兴阳温经,以驱寒凝;桂枝汤调和营卫,以助乌头温通血脉;蜂蜜与乌头同煎,一者可减其毒,缓其性,再者起温运中宫作用,助乌头以散里寒。诸药相伍,温中有和,通中有补,是治疗寒凝血滞、营卫不和的代表方剂。

【临床应用】

一、血栓闭塞性脉管炎(寒凝血滞型)

证见:患指(趾)温度降低,肢端怕冷,触之冰冷,遇冷则痛甚,夜间加剧。严重者出现坏疽,肢端手足指(趾)色黑、溃烂、脱落。凡患肢冰冷、疼痛剧烈,常夜不能寐者,则以乌头桂枝汤为主,兴阳,温经,通脉以驱散寒凝。若手足冷痛,上肢尤甚,皮肤苍白,常配合当归四逆汤为方组,兼通血脉;若兼见肢体麻木,常配合黄芪桂枝五物汤为方组,兼温经络;若四肢冷痛,下肢为甚者,常配合"白术附子汤"为方组,兼温下元;若兼有脾胃虚寒者,常配合《本事》温脾汤为方组,兼温中宫以暖四旁。

《素问·举痛论》:"寒气入经而稽迟,泣而不行,客于脉外则血少,客于脉中则气不通,故卒然而痛。"通过多年临床观察,余认为本病系素体阳虚,感受寒邪,或寒伤太甚,损伤阳气,局部寒凝,渐而出现气滞血瘀,日久则正虚邪陷,局部溃烂、坏死,肢节脱落。部分患者亦会出现阴虚化热或湿热蕴毒等变证。因此,余认为脉管炎的主要病因病机是以寒为本,以瘀为标,以热为变。故应拟以兴阳祛寒、温经通脉为主,活血化瘀、补益精血为辅的治则,采用联合方组的用药方案,整体治疗,临床上取得了满意的疗效。几十年来,治疗该病 1000余例,根据山西省卫生厅、山西医学院组织的追踪调查,统计出以寒凝血滞为主者,约占 75％以上,所以兴阳祛寒、温经通脉是治疗本病的基本治法。

例:王某,男,31 岁。四年前下肢受冻,始觉左右冷痛。今春冷痛加重,夜不能寐,呈间歇性跛行。患者面色萎黄,精神疲怠,左下肢肌肉萎缩,左足大趾干硬,趾端破溃,趾甲增厚变脆,局部颜色苍白,左跌阳脉极弱,太谿脉无,寸口脉沉弱,舌淡苔白。自述:食差、腹胀、便秘。举垂试验阳性(即白格氏试验)。辨为寒凝血滞,兼脾阳虚。法以兴阳祛寒、温经通脉、兼补脾阳,拟联合方组如下:

第一方:制川乌 10g,桂枝 9g,生白芍 9g,炙甘草 6g,蜂蜜 20g,生姜 9g,大枣 4 枚,水煎,饭前服。

第二方:厚朴 12g,干姜 9g,桂枝 10g,附子 10g,川大黄 6g,炙甘草 6g,水煎,饭前服。

第三方:当归 30g,丹参 30g,鸡血藤 30g,桃仁 10g,红花 10g,地龙 12g,水蛭 6g,山甲珠 9g,土鳖虫 6g(冲服),黄酒引,水煎,饭前服。

上方组按顺序交替轮服,每日一剂,反复四轮。再诊时,患者左下肢冷痛已减轻,夜已能寐,且食欲增加,腹胀便秘消除,精神好转,但左足大趾端仍硬,有溃破口未愈合。此虽阳气渐复,但气血尚虚,治宜温经通脉,补养气血,仍用第一方、第三方,又补入人参养荣汤,三方交替服十轮。服药一月余,疼痛消失,左足大趾硬皮脱掉,趾端破溃处基本愈合,已能参加劳动。

二、变应性亚败血症

例:马某,男,7 岁。患儿高热,体温持续 40.7℃左右,皮肤红疹,关节疼痛等,达十一个月之久。曾在某医院诊断为变应性亚败血症。使用各种抗生素、激素以及中药清热解毒方药,治疗未效。诊见:面色萎黄,形体消瘦,神色惨淡,食少纳呆,口不渴,无汗,关节疼痛,体温很高,二便正常,舌淡胖苔薄白,脉虚大、重按无力。初拟小柴胡汤加减,继以麻杏苡甘汤、桂枝芍药知母汤化裁,症状未见进退。复诊见诸方未效,原因何在? 细审病情:患儿体温虽高,反欲着衣;热势虽重,但不欲饮;关节疼痛,痛处不热;脉象虽大,重按不及;身热已久,舌无热象。再观病史,前医曾多以白虎汤、犀角地黄汤之类,亦未见效。余慎察前后,详审病机,大胆断言,患儿系内伏真寒,外浮假热之"真寒假热"证。宜以兴阳温经祛寒法,方用仲景乌头桂枝汤、乌头汤治之。

第一方:川乌片 6g,桂枝 6g,生白芍 12g,炙甘草 6g,生姜 3 片,大枣 4 枚,入蜂蜜 15g 与药同煎,水煎,饭前服。

第二方:生白芍 12g,麻黄 3g,黄芪 12g,川乌片 6g,入蜂蜜 15g 与药同煎,水煎,饭前服。

令其将上二方递服二轮。复诊:服用上两方两轮后,体温渐退,关节疼痛若失。继以上方化裁,加入补益元气的方药,调治月余,体温正常,热未再起。后长期随访,康复如常。

真热、实热往往来去迅速,难以久驻。此患者病程已达十一个月之久,当非真热。复诊时从细微处着眼,详审病情,始得知其热乃为阴盛于内,逼阳外越,而造成的阴盛格阳的真寒假热之证。故采用从者反治、热因热用之法。此例提示:高热临证不能陈陈相因,拘于以寒治热之法,亦不能粗观脉症,草率处方。余以为:辨证贵乎精细,治疗贵乎灵活,用药贵乎大胆,如此,方能奏效。

三、慢性前列腺炎

例:杨某,男,56 岁。患者曾患慢性前列腺炎半年之久。住院治疗,常以抗生素之类治之,其症有增无减。近已行动不便,出院后邀余诊治。诊见:面色萎黄,形体消瘦,苦闷异常,小腹及生殖器急痛难耐,排尿痛势加重,手足厥冷,溲时恶寒而栗,舌淡嫩、苔白,脉沉迟细紧。纵观脉症,余以为此患系下焦寒凝血滞,故以乌头桂枝汤大力温之。

处方:川乌片 6g,桂枝 9g,生白芍 9g,炙甘草 6g,生姜 3 片,大枣 4 枚,入蜂蜜 15g 与诸药同煎,水煎饭前服。三剂后,患者症状明显改善,急痛解除,已能自如活动,自觉小腹坠冷,继以温经汤,令服数剂后而逐渐痊愈。

四、类风湿性关节炎

例:杨某,女,16 岁。患类风湿性关节炎。全身肢节疼痛、强硬,活动则痛剧,关节无明显变形。就诊时,被人拥抬而至。诊见:神色暗淡,肢节疼痛,双手更甚,恶寒欲衣,口淡不渴,舌苔薄白,脉沉紧。先以桂枝附子汤、甘草附子汤治之,略有效果,但疼痛仍无大减。遂拟以乌头桂枝汤、附子汤两方,令其交替服三轮。自云:服药两轮后,疼痛顿减,已能动作。继以乌头桂枝汤、桂枝芍药知母汤、人参养荣汤组成方组,整体论治。仅治月余,诸痛消失,已能骑自行车往返就诊。后令其冲服五虫散半月,病基本获愈而复学。

五、恶性肿瘤疼痛不已

例:常某,男,39岁。右上臂患"滑膜肉瘤",手术一年后,肿瘤又发,且疼痛愈来愈烈。医院检查后确定为晚期癌变,遂以哌替啶之类药物予以镇痛。初用有效,但后来注射后仅能止痛一小时左右。患者痛苦万分,家属邀余治之。证见:疼痛冷汗出,神疲面色白,手足厥逆,脉沉紧,拟以乌头桂枝汤,处方:川乌片12g,桂枝12g,生白芍12g,炙甘草6g,生姜3片,红枣4枚,入蜂蜜30g与药同煎,水煎服。当晚服药后,疼痛减轻,渐渐入眠。次日复诊,令其每日服一剂,三日后,改为隔日一剂。至死疼痛未再大作。于此,余获得这一经验,后又遇此类痛症,用之皆效。

【应用注意】

乌头桂枝汤治验甚多,其功当以乌头为主。乌头为兴阳祛寒之圣药,且有大毒。临证中切不可不加辨证草率用之,亦不可单味独投之。若用之,必有两点遵循:其一,治疗范围不外乎寒凝血滞;其二,用乌头必加蜂蜜,且要文火久煎,时间宜在1小时以上。凡见实热、阴虚之证,禁用此药。

十、当归芍药散《金匮要略》

【组成】

当归 10g　生白芍 30g　川芎 6g　白术 12g　茯苓 12g　泽泻 12g

【用法】

水煎服,或为散入酒服。

【主治】

妇人妊娠,肝脾不和的腹痛。证见腹中拘急、绵绵作痛、小便不利、足跗浮肿等。

【方义体会】

肝脾者,化精藏血之脏。脾虚则运化失能,湿气纵生,肝虚则血无所藏,气失其疏。《金匮要略·妇人妊娠病篇》所云"妇人怀娠,腹中疞痛",是谓肝血不足,湿困脾土,肝气滞而不疏,脾湿郁而不化。故设"当归芍药散"调和肝脾,养血利湿。

血贵乎和,贵乎活,贵乎养;湿胜于燥,胜于利,胜于渗。所以本方用当归、芍药、川芎和血、养血、活血,以补肝虚;白术、茯苓、泽泻燥湿、渗湿、利湿,以健脾气。更以清酒引药入营,温运气血。故本方为养血利湿、调和肝脾的好方剂。

【临床应用】

一、习惯性流产

例:赵某,女,24 岁。曾流产两胎,第三胎怀孕后,又出现流产预兆,于是请余诊治。证见:下腹虚胀发冷,每晚少腹疼痛。此系血虚湿滞,久之胎儿受抑,影响发育,造成坠胎。治以当归芍药散汤加川椒 6g、阿胶 12g(烊化),嘱其产前五个月,每月服两剂;五个月后,每月服三剂。该患遵嘱服药,安然怀胎九月余,顺生一男孩,现已六岁。

二、妊娠妇女羊水过多

例：田某，女，34 岁。妊娠后，胎不满五月，腹大而沉重，下肢浮肿，行动不便，好似妊娠尽月一般，小腹隐隐作痛，胎动不安。妇科诊为：羊水过多症，令其注意营养，常服维生素。后找余诊治。触其全腹胀大而不硬，且有光滑之波动。此并非胎儿体大，确系羊水过多，于是处以当归芍药散汤剂。服药两剂后，小便量增，下肢浮肿减轻，饮食、睡眠亦好。略施加减，令再服两剂，后安然怀妊至顺产。

三、子　肿

妊娠怀孕七八月之后，下肢或全身浮肿，称为"子肿"。多以血虚、血瘀、湿滞而论，可与"当归芍药散"治疗。

四、痛　经

痛经是临床常见之证，其发生机制多为气血运行不畅、气滞血瘀、寒湿下注。余治疗此证甚多，不论久病痛经者、新病痛经者，多选用当归芍药散加丹皮 9g、元胡 9g、肉桂 3g 治之，疗效很好。

五、慢性肾炎

例：晋某，男，40 岁。五年前因患肾炎住某医院。患者浮肿、心口憋胀、小便不利，化验尿蛋白（＋＋＋），经治疗两月，诸症基本消失而出院。近来由于劳累过度，诸症复发，化验尿蛋白在（＋）或（＋＋）之间，医院建议中医治疗为好。患者找余与治。诊其脉不浮不沉，便处以当归芍药散令其长期以散服之。一年后，余下乡时遇见该患，其云：服药不到一月就见了大效，后又坚持服药一段时间，症状全部消失而自行停药，近日医院化验尿蛋白已为（－）。

六、无名全腹肿大症

例：周某，女，21 岁，未婚。全腹肿大四个月之久，曾赴医院妇科、内科及 X 光透视详细诊查，确定：无怀胎，无肝、肾病变。医院查无病因，故请中医诊治。余触之溶溶大腹，实感异常，询其无痛感，脉象略弦。如此全腹肿大竟无病证？余思时许，是瘀血？积气？虫疾？最后细思辨为肝脾不和，水湿内停，试与当归芍药散汤剂,茯苓倍量,一剂。岂知药后小便增多,腹肿大减,医患均为之赞叹。再拟当归芍药散汤加茯苓皮 12g、木香 9g、生姜 9g,令服三剂,肿胀消解,全腹柔软而告愈。

当归芍药散具有调养气血、和血利湿之功,余临证常基于此理灵活运用,曾治疗多类如上述病机之难症,此不赘述。

十一、大黄附子汤《金匮要略》

【组成】
大黄 9g　附子 9g　细辛 6g

【用法】
水煎服。

【主治】
寒积实证。症见腹痛便秘、胁下偏痛、发热、手足厥逆、脉紧弦。

【方义体会】
《金匮要略·腹满寒疝宿食篇》："胁下偏痛,发热,其脉紧弦,此寒也,以温药下之,宜大黄附子汤。"沉寒挟滞、阳气不运,故以温药通之;积滞肠胃,阻遏气机,故以泻药涤之。胁下偏痛可谓大肠寒积所致;阳气衰弱,肠胃输转呆滞,陈腐积也。所以附子发动阳气,温经散寒;细辛通闭散结,以祛寒凝;更以大黄,荡涤肠胃,泻下积滞。

仲景治寒邪深伏,常用附子与细辛相配,如治"少阴病,始得之,反发热",附子、细辛与麻黄同用,温阳解表。本方所治之寒积实证,非泻不能去,非温不能化,故以附子、细辛与大黄相配,温阳通下。

【临床应用】

一、急性肠梗阻

例:王某,男,19 岁。腹痛五天,面部一阵青一阵白,剧烈呕吐。诊时腹痛,大声叫喊、翻滚,吐出粪水,气力全无。西医诊为急性肠梗阻。触其手足冰冷,脉沉紧。证属沉寒积滞,并发寒厥,余急予川大黄 15g,制附子 15g、细辛 6g,药煎好即服。因其难以服下,嘱其与干饼之类并服。服后二时许,腹痛更剧,其状甚苦,少时欲便,未及端来便盆,已下一大滩水样便及干粪十余块,便后腹痛遂止,身如软瘫。调养数日,腹内渐适,而出院。

另例,余一学生在某县医院工作,来函述用大黄附子汤救治一位患肠梗阻的八十岁老翁,亦一剂而通。

宋·窦士材说:"保命之法,艾灸第一,丹药第二,附子第三。"余有同感。景岳云:"附子、大黄为药中之良将",余体验凡大症、危症,往往是此二味可收厥功。

二、肠 粘 连

例:于某,女,24岁。曾患化脓性阑尾炎,已经手术治疗。近来,时常便秘,右侧腹痛,医院诊为"肠粘连"。患者饮食不下,腑气不通。诊其六脉皆沉,与"大黄附子汤"轻剂,令服两剂。服后,腹痛减,下矢气。再与"温脾汤"调治数剂,病愈。

三、巨 结 肠 症

例:许某,男,52岁。因患肠梗阻两次手术治疗,西医诊为"巨结肠症"。患者腹满胀痛,每五六日大便一行。诊见:颜面萎黄,四肢逆冷,脉搏沉弦,横结肠部胀痛拒按,遂与"大黄附子汤"一剂。服后,肠鸣便下,诸症若失。后每隔数十日,凡此症一发,患者自服此方一剂即效。

四、寒 实 腹 痛

例:史某,男,50余岁。腹痛三年之久,遇寒即发。疼痛时自觉右侧脐旁上冲,撞及胁肋,难以忍耐,甚者连日而发,呕吐秽物,多处医治,未能奏效。诊见:胁下偏痛,脉象沉紧,询其大便三四日一行。治与大黄附子汤一剂,服后小息,下矢气,欲便,便后腹痛减。又用大黄附子汤轻剂加元胡 9g、生白芍 12g,一剂而愈。

十二、炙甘草汤《伤寒论》

【组成】

炙甘草 12g　人参 6g　生地 30g　桂枝 6g　阿胶 9g

麦门冬 10g　麻仁 12g　生姜 9g　大枣 10 枚

【用法】

水煎服。

【主治】

气虚血少。症见虚羸少气，心悸心慌，虚烦失眠，大便干结，舌质淡红少苔，脉结代或虚数。

【方义体会】

本方乃仲景在《伤寒论》中治疗"脉结代，心动悸"之证。是由阳虚不能宣通脉气，阴虚不能荣养心血所致。临床心烦、失眠、咽干舌燥、干咳、盗汗皆为阴血不足；形瘦气短、自汗、舌光色淡等为阳虚气虚；心阴、阳、气、血不足，则出现"脉结代，心动悸"诸证。治应益心气、补心血、养心阴、兴心阳。方中炙甘草、人参、大枣甘温补中，化生气血，益气养心；生地、阿胶、麦冬、麻仁甘润滋养心阴，补益心血；桂枝、生姜辛温兴阳通脉；煎时加酒以助药力而通血脉。诸药合用，补而不滞，温而不燥，共起益气复脉、滋阴补血之功，故又称"复脉汤"。

【临床应用】

一、风　心　病

例：谢某，女，43 岁。患者心悸、短气、心烦失眠、关节痛日久，近日因劳则病势日增，医院诊断为风心病、心律不齐。视其面色㿠白、神疲懒言、动则心悸短气更甚、口唇发紫、舌红少苔、脉沉涩而结。此为心阴、心气、心血、心阳皆衰之证，处方：炙甘草 9g，小红参 6g，生地 30g，麦冬 12g，阿胶 9g（烊化），麻仁 9g，桂枝 6g，生姜 9g，红枣 8 枚，水煎服。三剂后，不见其功，继以首法首方，连用十剂，心悸、短气、失眠渐消，精神日增，其脉已复平和，时仍有结，后以炙甘草汤与桂枝芍药知母汤反复交替服用,心律恢复正常,已能上班工作。

此类病例甚多,中医称"虚劳",其病损部位多在五脏,其病理性质皆为气、血、阴、阳亏损,且气血同源,阴阳互根,常会一损俱损,一荣俱荣,病情复杂,治疗困难。余常恒守此类方药,缓补其虚,调以甘药而取胜。治疗慢性劳损之证,不可操之过急,以体虚为本,治体虚胜于治病,临床多在补"体"之中,疾病得以康复。

二、脉管炎的恢复期

血栓闭塞性脉管炎,兴阳祛寒、温经通脉、活血化瘀治疗后,常诸症好转,但正气大虚。余据"心主血脉"之理,常用此方补气血调阴阳,以善其后。

三、再生障碍性不良性贫血

例:李某,女,31岁,1969年10月12日初诊。患者一年前自觉全身乏力,头晕耳鸣,心悸气促,失眠多梦,饮食日减,后因牙龈、鼻腔多次出血就诊,经某医院诊断为再生障碍性不良性贫血。经服用多种维生素、力勃隆及三磷酸腺苷等西药治疗四月余,血色素仍在6g左右,入院两月,输血四次,血象变化不显著,于10月12日邀中医会诊。

患者面色苍白、唇淡、齿龈糜烂,上肢及前胸紫癜满布,精神不振,舌胖嫩苔白,脉芤而软。诊前鼻衄三次,遂处十灰散:荷叶、川军、大小蓟、栀子、棕皮、茜草、茅根、侧柏叶、丹皮各10g,烧炭存性为粉,每日服3g,以淡醋汤送服。服三日后,鼻衄已止,遂改处方如下:

第一方:炙甘草10g,生地黄15g,麦门冬15g,阿胶12g,生白芍12g,牡蛎12g,麻仁10g,龟甲胶10g,鹿角胶12g,五味子3g,红枣10枚,水煎服。

第二方:人参6g(另煎兑入),炙黄芪15g,茯苓15g,全当归15g,白术12g,广木香6g,龙眼肉12g,白芍15g,陈皮9g,炙甘草10g,水煎服。

第三方:生、炒白术各15g,茯苓10g,党参30g,陈皮10g,炙甘草10g,山药24g,干姜6g,水煎服。

上三方交替服用,每周复诊一次,服三月余,中间偶因外感和输血反应停药数日,患者精神日见好转,纳谷亦香,复查血色素已达11g,嘱服上述三方再坚持三月,症状大部分消失、出院。嘱勿孕、勿过劳、慎饮食。

1972年12月6目复查,一般状况良好,血象接近正常,已恢复全日工作。

再生障碍性不良性贫血,是血液系统疾病中比较多见的一种,类属于中医的"血证"、"虚劳"。余治疗本病十三例,结合治疗其他虚劳病的体验,认为虚劳为病,大都由内伤而起,少有外邪,而且偏阴虚者多。治疗有三法:一补阴,即滋其阴而虚火自降,如"壮水之主,以制阳光",服药要大剂久服,因阴无速补也;二宜补中,"安谷则昌",精生于谷,饮食多自可生精化血,故曰调脾胃以安五脏,仲景治虚劳,惟用甘药,阴阳形气不足者,非甘不可;三宜调摄,虚劳之病,伤于酒色、郁怒者良多,犯于七情者,非针药可治,即使药而近愈,不慎调理,也极易复发,故临床须多嘱病家,消遣情志,随遇而安,宜静宜清,不劳形,无淫精,大命不倾。

是案先行凉血止血,血止之后,以复脉汤以益阴,师归脾汤以养血,后以异功散化裁以培土健中,不离三法,确有良效。

十三、真武汤《伤寒论》

【组成】

茯苓 9g 生白芍 9g 白术 6g 生姜 9g 附子 9g

【用法】

水煎服。

【主治】

1. 肾阳衰微,水气内停。症见小便不利、四肢沉重疼痛、恶寒腹痛、下利,或肢体浮肿、苔白不渴、脉沉者。

2. 太阳病,发汗,汗出不解,其人仍发热,心下悸,头眩,身瞤动,振振欲擗地者。

【方义体会】

"真武"者,有镇伏水泛之义。水湿为病,或聚而不化,溢于肌肤,则四肢沉重疼痛,甚则水肿;或以下注,则腹泻便溏;或以上冲,则呕逆喘满;清阳不得以升,浊阴不得以降,头眩短气,小便不利。故以助阳行水之法治之。方中附子大辛大热,温肾暖水,以助阳气;茯苓甘淡渗利,健脾渗湿,以利水邪;生姜辛温,既助附子温阳祛寒,又伍茯苓以温散水气,佐以白术健脾燥湿,以扶脾之运化;生白芍,一者,敛阴和血益肝,再者,缓急和营。诸药相伍,温中有散,利中有化,脾肾双补,阴水得制。临证中,若咳者,加五味子、细辛、干姜;若小便利者,去茯苓;若下利者,去芍药,加干姜;若呕者,去附子,倍生姜。

水之所制在脾,水之所主在肾。脾阳虚,则湿积而为水;肾阳虚,则聚水而从其类。古云:"治水责之于脾肾","益火之源以消阴翳",故真武汤是治疗脾肾阳虚、水气内停的主要方剂。

【临床应用】

一、小儿喘咳,水肿久不愈者

例:贺某,男,7岁。患百日咳七十余日,虽痉咳已减,但诸病缠身。诊见:

颜面黄而浮肿,腹大,下肢肿满,虽不痉咳,但频频喘息,时而咳嗽干呕,并有痰涎吐出,时而索食,与之则不纳。"喘""肿"为其主症,故先以小青龙汤轻剂治之。次日,呕止,咳喘大减,继以真武汤轻剂,只三剂而收全效。

二、慢性肾小球肾炎

例:李某,女,38岁。一年前因患慢性肾炎住院治疗,经治疗三月余,病情稳定,出院养息。近日由于体劳过度,面浮身肿,尿量减少。化验尿蛋白(+++)。患者不愿接受激素治疗,遂求余诊之。见:全身浮肿,下肢尤甚,腹胀,短气,小便不利,舌质淡胖,脉沉而细。治之真武汤、胃苓汤,二方各三剂,令其交替服用。二诊,患者上身浮肿消失,腹胀大减,小便量增,再以真武汤令服三剂。三诊,患者精神很好,饮食略增,仍腰酸困,四肢乏力,触之六脉皆沉。治以真武汤、济生肾气汤二方,令其交替服用。于后半月余,诸症解除,赴医院化验,尿蛋白消失。

三、胃下垂重症

例:杨某,男,50岁。患者在煤矿井下工作二十余年,五年前曾患气管炎,遇劳则咳喘加重。近一年来,时感腹部下坠疼痛,双腿沉重,浮肿。入院诊治,诊断为肺气肿、胃下垂,经治数月,诸症无减。患者情绪消沉,思想悲观,病情颇重。医院邀余会诊,诊见:面色苍白,精神不佳,喘息咳唾,腰以下浮肿明显,饮食甚少,小便不利。自述:每饭后则胃部重坠疼痛加重,甚者不能饮食。患者形体瘦弱,腹部胀大,畏寒肢冷,尺脉微弱。先以苓姜术甘汤两剂治之,服后,喘息减轻,余症无变。遂处以真武汤,令服四剂。三诊,小便增加,腹胀减,精神好转。再与真武汤、八味地黄汤两方各五剂,令其交替服用。两月后,浮肿消失,痛感已除,饮食如常,随后出院。后患者自学气功养息,至今健康无恙。

胃下垂是脾气下陷的常见症。祖国医学认为,此多由于素体虚弱,劳倦过度所致。一般多用升阳补脾方药治疗。脾阳是靠肾阳来温煦的,此例不仅脾阳虚,肾阳也虚,所见水肿胀满诸症,正是此因,故以真武汤为主与治得效。

十四、麦门冬汤《金匮要略》

【组成】

麦门冬 60g　半夏 9g　人参 9g　炙甘草 6g　粳米 15g　大枣 4 枚

【用法】

水煎服。

【主治】

肺痿。症见咳唾涎沫、气喘短气、咽干、口燥、舌干红少苔、脉虚数。

【方义体会】

《金匮要略》云："火逆上气，咽喉不利，止逆下气，麦门冬汤主之。"此为肺胃阴虚，虚火上炎证。其咽喉不利，一因肺胃阴伤，不得濡润；一因虚火上炎，灼津碍气之故。治宜滋养肺胃之阴，阴津得充，虚火自降。方中所用麦门冬，且用量大，可养胃生津，清肺润燥；人参、甘草、大枣、粳米，强脾胃，补营养，扶正气以助生津之功。何以选用粳米而不用糯米？ 小析此理，粳米、糯米都有扶养胃气，营养后天之功，然粳米偏寒，糯米偏温，所以养护胃阴，所选米类以粳米为宜，此既荣养胃气，又可抑其虚火，不伤阴液。上药相伍，胃得以养，阴得以生，肺得以润，则虚火自灭，正可谓"培土生金"之意。佐以半夏辛温之性，一者降逆化痰，利咽下气，再者味辛以开胃气，使诸药得功。此方药仅六味，主从有序，相使相须，对于虚热肺痿，咳唾涎沫者，是正治之方；对于胃阴不足，虚火上炎者，亦为惬当之剂。

【临床应用】

一、肺结核

若低热脉数，胸痛干咳，痰中带血，咽喉不利者，本方加阿胶 12g（烊化）、茜草 9g，可水煎服治之。

例：牛某，女，24 岁。患肺结核已三年，每遇秋冬之交，干咳不已，痰中带血。住医院治疗后渐渐好转。此次发病已半月余，肌注链霉素及口服中草药均未能控制症状，故找余诊治。诊见：颧赤体瘦，低热蒸蒸，干咳不已，痰中带血，时而作喘,触其脉象数而不弱。余以麦门冬汤加味:麦冬 60g,半夏 9g,党参 12g,炙甘草 6g,粳米 15g,大枣 4 枚,茜草 9g,贡阿胶 12g(烊化),秦艽 6g,令服四剂。一周后,患者出院。复诊云:咳嗽减轻,咽喉较以前舒适,且痰中已无血丝。又拟上方令服四剂,诸证渐息。后嘱其长期服用西药抗痨药"异烟肼"等巩固疗效。

二、慢性消化性溃疡

患此类病者,多以温燥渗湿方药治之,久而久之,则出现温燥伤阴之弊,证见:口干咽燥,烦热不宁,精神不爽,多饮少食等证。余常以"麦门冬汤"加乳香研末冲服,予以治之。既养胃气、护胃阴、生津润燥,又可清虚热、除烦止痛。

三、咽炎、喉炎

咽炎、喉炎干燥疼痛,咽食不爽者,服用"麦门冬汤"加川贝母 9g,一二剂可愈。

四、神经衰弱

此为神经官能症中最常见的一种,多由于心肾不交,虚火上炎所致。证见:心烦失眠,心神不定,精神不振,低热口渴等症。余多以麦门冬汤与山萸二枣汤(自拟方)治疗。令其交替服用一段时间,效果很好。

例:何某,男,42 岁。五年前因头痛住医院治疗,出院后又得失眠一症,继而出现精神不振、心烦意乱,加之工作不顺心,使其十分苦恼。西医诊为"神经衰弱"建议中医调治,因此患者找余治之。余见上证悉具,兼见小便短赤,先与导赤散汤两剂治之,服后心神略爽;又拟上方麦门冬汤、山萸二枣汤两方,令其交替服用一月,诸症大大改善。数月后,又有小恙,再以上方调治,取效。

五、胃　痛

例:曹某,女,16 岁。心口疼痛年余,停学四处求医,诸难取效。余诊其脉证皆和,后又详审其症,发现喜食稀饭,饮水则舒,遂按胃阴虚施方,予以麦门冬汤加味:麦冬 30g,半夏 4g,粳米 12g,党参 9g,炙甘草 6g,玉竹 15g,黄精 15g,红枣 4 枚,水煎,饭前温服。先后服九付药而愈,后有反复,服之则安。

十五、大承气汤《伤寒论》

【组成】

川大黄 12g　厚朴 15g　枳实 15g　芒硝 9g

【用法】

水煎服。

【主治】

1. 阳明腑实证　症见不恶寒、反恶热、潮热谵语、矢气频转、大便不通、手足濈然汗出、腹部按之鞕，或目中不了了、睛不和、舌苔焦黄起刺或焦黑燥裂、脉沉实。

2. 热结旁流，下利清水，色纯青，腹部疼痛，按之坚鞕有块，口舌干燥，脉滑实。

3. 热厥、痉病或发狂之属于里热实证者。

【方义体会】

本方为寒下的重要方剂，《伤寒论》凡例十九条，所治证候诸多，治疗范围广泛。如治实热积滞，浊气填塞，腹气不通之阳明腑实；邪热盛于里，上扰心神，谵语神昏之里热炽盛，实热闭阻，阳气受遏之热厥之证；热盛伤津，阴液大伤之拘挛痉急之证。此症状虽异，病机则同，皆由实热积滞，热盛伤津所致。故以大黄泻热通腑，荡涤肠胃；芒硝泻热通便，软坚润燥。两药相须，峻下热结。厚朴、枳实消痞散结，行气除满，助大黄、芒硝推荡积滞。

方证所言之"痞""满""燥""实"，其痞者，气郁不运也；满者，胃阻不降也；燥者，热炽失润也；实者，滞塞不通也。临证以此为解，区别运用三承气汤。

【临床应用】

一、热实痉厥

例：李某之妻，30 余岁。素日体壮无病，忽于某日上午拘急抽搐，龂齿握拳，不省人事，召余急诊，见：呼吸粗壮不匀，牙关紧闭，神志不清，触其腹硬而胀,脉实而大。急予"大承气汤"一帖,令立即煎服。余亲自给患者掀齿喂药,约二时许,患者渐渐苏醒,全身诸症消失,即可下床自如活动。

二、急性肠梗阻

例:仝某,男,40岁。正值劳动时突然腹痛,蜷屈俯卧,嚎叫不已,抬至公社医院,诊为"急性肠梗阻",因医院条件太差,不能施行手术救治。此时,余正在此地巡回医疗,应邀诊之。见:面赤身热,腹痛拒按,其脉洪大滑数,遂予"大承气汤"令速煎服。不足一小时,患者下床欲便,便后安然如常。

三、小儿急惊风(小儿急性脑炎)

例:韩某,男,6岁。睡前活泼如常,忽于夜间十一点突发高烧,时有抽搐,忽而头顶后倾,四肢强直痉挛,欲吐而吐不多,问之不语,家长急于救治,半夜叫门召余。诊时抽搐已减,双脉滑数有力。诊断为小儿急惊风,急与川大黄、芒硝、枳实、厚朴各3g、生石膏24g,令其赴本地一家"日夜药店"取药,速煎服之。次日余前去复诊,患儿始睡,其家长云:当夜把药煎好服之,约临晨四时半诸症缓解,渐渐入睡。触其脉象小滑,令其醒后服下二煎即可。几日后,患儿全家前来致谢,患儿已活泼如常。

四、顽固不愈湿疹

余以大承气汤加减化裁治疗数十例重度湿疹,效果甚好,具体方药如下:

川大黄9g,芒硝9g,枳实9g,厚朴6g,蝉蜕9g,赤芍9g,金银花15g,桃仁9g,麻黄5g,水煎温服。

例:魏某,男,42岁。自述患湿疹已七八年,时轻时重,经多方求治不愈。诊见前后胸背部血疹成片,面部紫红疹粒布满,双臂外侧(伸侧)湿疹皆是,瘙痒难忍,时常抓破,尤其食辛辣刺激物之后,其状更甚。诊其脉象沉实有力,即与上方治之,服药三剂后,面部湿疹明显减轻,且瘙痒大减。又令其隔日一剂服之,半月后湿疹痊愈。

此类病证系湿热郁滞犯及血分,症状往往较重,临床常以"热""滞""郁""实"为辨证要点予以施治。

【应用注意】

一、失血后,大汗后,大下后禁用。

二、妊娠期、产后、大病后慎用。

十六、吴茱萸汤《伤寒论》

【组成】

吴茱萸 6g　人参 9g　生姜 18g　红枣 4 枚

【用法】

水煎服。

【主治】

1. 胃中虚寒，食谷欲吐，或胃脘作痛，吞酸嘈杂。

2. 厥阴头痛，干呕吐涎沫。

3. 少阴吐利，手足厥冷，烦躁欲死者。

【方义体会】

吴茱萸汤所治之"胸膈满闷"、"厥阴头痛，干呕吐涎沫"、"少阴吐利，手足逆冷，烦躁欲死"之证，皆与胃中虚寒、浊阴上逆有关。吴茱萸味辛而苦，性热，既温里散寒、开郁化滞，又下气降浊；人参大补元气、益阴补虚；生姜温胃散寒，降逆止呕；大枣益气健脾、养胃和营。如此配伍，共奏温中补虚，降逆止呕之功。

【临床应用】

一、厥阴头痛

例：祁某，女，24 岁。头痛一年余，诸药不效。诊见：体质素虚，面色㿠白，痛时剧烈，自谓头脑欲裂。发作时伴干呕。触其两手冰冷，脉象沉弦。与服"吴茱萸汤"加半夏 9g、生赭石 12g 一剂，头痛、呕逆若失。继与服"小建中汤"两剂而愈。

二、脑肿瘤头痛

例：张某，女，20 岁。患者头痛加重两月余，每头痛发作，欲碰墙撞壁，服用镇痛剂多种无效，遂邀余治之。诊见：唇面苍白，四肢清冷，呕吐涎沫，脉象细弦。余与"吴茱萸汤"治之,头痛渐止,遂令其隔日服一剂,十余日而痛未再发。一月后,患者赴北京检查,诊为"脑瘤",经手术治疗而愈。

三、慢性胃炎

治疗慢性胃炎,饮食不下,胃中不适、时而呕吐、四肢不温、脉沉迟者,服之即效。

四、虚寒胃脘痛

例:阎某,男,44 岁。经常胃脘部疼痛,且喜温喜按。诊其脉沉细无力,服健脾和胃、缓急解痉之药均不效,更以"吴茱萸汤"治之,两剂而见其功。

五、内耳眩晕症

例:李某之母,52 岁。患内耳眩晕症数年之久。眩晕、耳鸣时常发作。近日由于多食瓜果,其症加重。证见:面色萎黄,精神不振,坐卧不适,自云:天旋地转,食则呕吐,反复发作,欲坐不能,欲卧不适,其病难耐。诊其脉象细小无力。治以"吴茱萸汤"加半夏 9g,令服两剂。服后眩晕轻、呕吐止、已能食。又以原方加泽泻 15g、白术 9g,三剂,嘱其隔日服一剂。服后诸症消失,已能工作。后此症每发,以此方服之则效。

头目眩晕,临证常多以中气虚弱、清阳不升、浊阴上泛所见。故以吴茱萸汤温中补虚、升阳降逆,治之有效。

十七、大柴胡汤《伤寒论》

【组成】

柴胡 10g　黄芩 12g　生白芍 9g　半夏 9g　枳实 9g　川大黄 6g　生姜 12g　大枣 4 枚

【用法】

用水久煎温服。

【主治】

少阳、阳明合病。症见往来寒热,胸胁苦满,呕不止,郁郁微烦,心下痞鞕或心下满痛,大便不解或协热下利,舌苔黄,脉弦有力。

【方义体会】

本方系小柴胡汤去补中之人参、甘草,加泻下之大黄、枳实、白芍而成。"小柴胡汤"是治疗少阳病的主方,加大黄、枳实、芍药以治疗阳明热结之证。之所以小柴胡汤去人参、甘草,是因少阳、阳明有郁,有郁不宜补。只用大黄、枳实、芍药,而不用"小承气"之厚朴,是因阳明之腑有实、有热,不宜温。汪昂说:"少阳固不可下,然兼阳明腑实则当下。"因此,本方配伍,既不悖于少阳禁下原则,又可表里同治,使少阳、阳明之邪得以双解。方中选用小柴胡汤之柴胡、黄芩清解少阳之邪;选用承气汤之大黄、枳实泻阳明之实热;配伍白芍、半夏平肝胆、降胃浊;重用生姜、大枣调营卫、益中宫。故此两方同用,双解两阳之病。

【临床应用】

本方为治少阳、阳明合病之方剂,以往来寒热,便秘腹痛,苔黄脉弦为辨证要点。多年来,余常用此方治疗诸多急腹症。

一、急性胆囊炎

例:田某,女,61 岁。患"胆石症"、"胆囊炎"。每遇劳累或生气均引起胆区剧烈疼痛,呕吐不止,往来寒热等症。近来胆囊炎又急性发作,召余诊之,见:

呕吐不止,寒热往来,胆区呈阵发性绞痛,并放射肩背部憋痛,头部冷汗涔涔,脉弦数。即以"大柴胡汤"加金银花60g两剂治之,服后,诸症渐平。

二、麻痹性肠梗阻

例:老妇文氏,70岁。一年前曾患化脓性胆囊炎,经手术治愈。术后体质一直虚弱,腹胀腹痛,大便二三日一行,近五六日,由于大便不行而腹痛加剧,赴医院诊治。西医诊为:"麻痹性肠梗阻",须手术治疗,家属不愿再施手术,遂邀余治之,见:腹胀如鼓,右侧腹部按之有硬块,询之晨起恶寒,午后潮热,且渴欲饮水,脉象弦紧。治与"大柴胡汤"加芒硝6g,令其晚饭前服之。不至午夜,患者腹痛欲下,便出燥屎稀便一堆,诸症解除,唯头晕、短气,次日又与"补中益气汤"加减治之而愈。

三、腹 膜 炎

此病以腹部胀满,压之痛甚,时而呕恶,大便不畅,体温时高、时低,口苦咽干为主症。治以"大柴胡汤"加金银花30g,水煎温服,效果甚捷。

例:赵某,女,23岁。患腹膜炎已月余,上述诸症悉具,余以"大柴胡汤"加金银花30g治之,诸症大减,后与活血化瘀方药交替服用,逐渐痊愈。

四、肠 梗 阻

例:龚某,女,48岁。曾患慢性肾炎、糖尿病,做过胆结石切除手术。一月前做右胸部结核瘤切除手术。术后低热、腹痛,已十一日不大便,近二日,日晡时常出现视物不清、寻衣摸床之症。患者面色萎黄、轻度浮肿、全身疲惫不堪、卧床不起,自觉心烦口苦、咽干,恶心呕吐、不能进食,喜冷饮,右侧腹胀痛拒按,脉弦而数,舌黄燥起芒刺。诊为"肠梗阻"。遂以柴胡6g、黄芩9g、党参9g、半夏9g、生白芍12g、川大黄6g、芒硝6g、枳实6g、生姜9g、红枣4枚,水煎服。令其服一煎,便通即止。服药后三小时,便出燥屎五六枚,腹胀痛顿消,即能下床,小息后,食米粥一碗。嘱其便后即服元参60g、小红参6g、麦冬15g、当归9g,一剂。后以饮食调养而康复。

十八、旋覆代赭汤《伤寒论》

【组成】

旋覆花 9g　　人参 6g　　半夏 9g　　代赭石 15g　　炙甘草 6g　　生姜 9g
红枣 4 枚

【用法】

水煎服。

【主治】

胃气虚弱、痰浊内阻,胃气上逆而致心下痞鞕、噫气不除、反胃呕吐、吐涎沫、舌苔白滑,脉弦而虚者。

【方义体会】

本方所治为胃虚痰阻,气逆不降之证。胃主纳谷,以降为顺。若中气虚,邪客于胃,气逆而上,复出于胃,故噫气频作,反胃呕吐;胃虚痰浊内阻,升降被遏,故胃脘痞硬,呕吐涎沫。治疗上,胃气宜补,痰浊宜化,气逆宜降,故以益气和胃、降逆化痰之法。方中旋覆花降气消痰,代赭石重镇逆气,以治胃气上逆,呃逆呕吐;人参补气益胃,以治其虚;半夏降逆祛痰,消痞散结;甘草、大枣助人参益气和中,生姜合半夏降逆止呕,以顺胃气。诸药合剂,补虚降逆,和顺胃气,益气健中,除噫消痞。

【临床应用】

一、胃虚痰阻诸证

治疗胃虚痰阻之胃肠神经官能症、胃扩张、幽门梗阻。

二、噎膈、反胃重症

治疗因胃气不足,津液亏乏,食管枯涩而致的噎膈反胃重症。先宜服大半夏汤一二剂,然后由此方收功。

三、嗳气、呕逆

治疗久患胃、肠溃疡病,嗳气、呕逆,脉迟者。

四、心下痞满、噫气

治疗重病恢复期,心下痞满,噫气者。

五、膈肌痉挛

例:雷某,男,60余岁。半月前因急性腹泻而住院。经输液使用抗生素及痢特灵等治疗,七天后,腹泻基本停止,止泻后第二天出现膈肌痉挛,呃逆不止,连声不断,持续十余天,服中西药多类,未见好转。之后,余一徒弟为其诊治,先后投以半夏厚朴汤、旋覆代赭汤、丁香柿蒂汤也未获疗效。邀余再诊,见此证确系久泻伤胃,中虚呃逆。按理用旋覆代赭汤适证无误,何以不效? 余审其处方,无需再加,只将其中党参12g,改为人参9g,令服一剂试之。服药当日呃逆即止。

此徒欲寻此理,余云:党参、人参性味虽相通,但主治确不相代,人参补虚之功,党参莫能及也,仲景所以治中虚者常用人参,是取其天地阴阳气血之全意,后人所用党参代之,若病无真虚则可,若真虚者莫及。今此老翁呃逆,系中虚为主。故汝之旋覆代赭汤治其不效,而吾之旋覆代赭汤示效当日。古云:精穷方术,必宗其原理;理法方药,必依其证而立。

十九、生化汤《傅青主女科》

【组成】

当归 24g　　川芎 9g　　桃仁 9g　　炮姜 6g　　炙甘草 6g

【用法】

水煎服,或酌加黄酒同煎。(原方用黄酒、童便各半煎服)。

【主治】

产后恶露不行,小腹冷痛。

【方义体会】

血虚,寒邪乘入,则寒凝血瘀。多见妇人产后血阻胞宫,恶露不行,小腹冷痛。故方以温经散寒,养血化瘀为主,使新血得生,瘀血得化,故名"生化"。方中重用当归补血活血,以生新血;川芎行气活血,桃仁化瘀活血,以逐瘀血;配以炮姜、黄酒、童便温通血脉,益阳化瘀,共奏化瘀生新之功。

【临床应用】

一、妇人产后病

1. 产后宫缩痛(儿枕痛)

疼痛轻者,只服失笑散可愈。如疼痛不止,可拟生化汤、失笑散两方合剂治之。若疼痛较重者,可加肉桂 3g、元胡 9g,此方必以童便为引,服之即效。

2. 产后血晕

妇人产后,下部出血不止,面白唇淡,气息微弱,头昏耳鸣,甚者昏迷不知,脉象细微无力者。以生化汤加阿胶(烊化)12g、人参 9g、童便为引,治之。若产后血晕,恶露不行,面红唇焦,气息较粗,身有低热,欲饮水,甚者便秘,昏迷不知,以生化汤加红花 6g、牛膝 9g、酒大黄 3g,童便为引,治之。

3. 胎盘残留

例:郭某,女,24 岁。妊娠三月,忽然小腹抽痛不止,起卧不安,痛时嘴唇发白,时感小腹下坠,腰部憋胀,直至下部点滴出血,终于胎坠而小产。小产后,头昏眼涩,气息不足,次日小腹阵阵抽痛,痛时下部少量出血,延至三四日,仍然如此,医院检查为"胎盘残留",动员做刮宫手术,患者要求中药治疗。余诊之脉仍有滑象,认为此乃小产后妇人气血俱虚,恶露存留未净,便以生化汤加五灵脂9g、蒲黄9g、枳壳9g、桂枝9g、元胡9g、草红花6g,令服三剂,药后疼痛止,恶露行。第四日下血稍多,且有血块和纤维状物数片,之后逐日康复。

二、妇人痛经

妇女在经前、经中、经后,少腹抽痛,连及腰部,有的疼痛难忍,经血色黑,或色淡,此多属血虚寒凝,瘀血阻滞,立生化汤加香附12g、祁艾9g、青皮6g、柴胡9g、元胡9g、五灵脂9g,化瘀行滞止痛,祛瘀生新和血。服药一般在经前三四日,服之二三剂,多可治愈。

三、外伤后遗证

重度跌扑,金刃、撞打所伤,往往预后伴后遗症,如疼痛、憋胀、瘀肿,或值阴雨遗证加甚。此多由伤及血脉,瘀血久滞为因,余常以生化汤与外科保元汤(自拟方)联合治之,促使新血生、瘀血化,气血和,元气复。

二十、桃核承气汤《伤寒论》

【组成】

桃核 12g　大黄 12g　桂枝 6g　炙甘草 6g　芒硝 6g

【用法】

水煎服。

【主治】

下焦蓄血。症见少腹急结、其人如狂、小便自利，甚或谵语烦渴、至夜发热，以及血瘀经闭、痛经、脉沉实或涩等。

【方义体会】

《伤寒论》原治邪在太阳不解，传入下焦，瘀热互结所致之下焦蓄血证。瘀热结于下焦，故少腹急结；因系下焦蓄血而非蓄水，故小便自利；热在血分，故至夜发热；瘀热上扰心神，故其人如狂、烦躁不安，甚至谵语昏狂。证属瘀热互结，治当逐瘀泄热。

方中桃核破血祛瘀，滑肠通结；大黄既入阳明之腑，通泻实热，又兼入血分，活血化瘀；芒硝软坚散结，可助大黄攻下积热；桂枝温通血脉，既可助桃仁活血化瘀，又可引硝黄入血脉发挥清热逐瘀之功，共起相辅相成之用；炙甘草调和诸药，使急中寓缓，并能兼顾中气。五药配伍精当，佐制严谨，共奏破瘀血、清积热之效。

【临床应用】

此方不仅是治疗下焦蓄血证的主方，临床还可用于多种疾病，尤其是稍事加减，对于治疗上部及皮肤等血热瘀阻经脉的病证，效果都比较满意，且易于掌握。临证应用时，关键在于抓住"瘀"、"热"这两个辨证要点。人体不论哪一个器官和部位，凡因瘀热互结，造成的气血运行受阻、脏腑功能失常，均可用此方活血化瘀，清热泻实以治疗。

一、狂躁型精神病

实热瘀滞，邪热上干，扰及心神者，使用本方有良效。

例1：李某，男，26岁，工人。发病已半月，身体壮实，呼吸气粗，面红口渴，语无伦次，哭笑无常，烦躁不安，狂跑登高，经常彻夜不眠，舌质红紫有瘀点、苔燥黄，脉洪大。先予滋阴潜阳、安神宁心之品未效。后以桃仁承气汤（桃仁12g、川军24g、芒硝9g、桂枝6g、炙甘草6g），两剂，水煎服。服药后大便略溏，奔走减少，可少卧片刻，躁动亦略平息，但仍有言语颠倒之时。上方川军减为9g、桂枝减为3g，又两剂，症状大减。继服《金匮要略》防己地黄汤三剂，滋阴抑阳、养血除热以善其后，症状消失而疾病痊愈，至今十余年未见再发。

例2：贺某，女，41岁，农民。其症披头散发，谩骂哭叫，有时赤身裸体，手舞足蹈，形体较瘦，面色红赤，口干唇燥，大便秘结，每于月经前诸症见剧。予桃核承气汤易桂枝为苏木10g，服药三剂后，症情日减，而后痊愈。

二、龋齿牙痛

此症多属阳明热实，兼有血瘀。桃核承气汤可起到止痛、消肿、缓解症状的作用。

例1：李某，男，46岁，炊事员。左下二臼齿腐蚀成黑洞，疼痛难忍，坐卧不安，面色红，大便干。方以桃核承气汤加味（桃仁10g、川军10g、桂枝6g、芒硝6g、炙甘草6g、银花12g、蝉蜕6g、生地10g、丹皮10g），仅服药两剂，牙痛消失。半年后小痛，自服上方一剂痛止。遂将上方常备，每痛时一服即效。

例2：郭某，男，9岁，学生。满口牙齿发黑色，有的牙根已腐蚀，常因牙痛哭闹，嚎叫不已。给予桃核承气汤原方，药量减半，加银花10g、蝉蜕3g、丹皮6g，一剂痛止。

三、头　痛

凡颜面潮红，喜冷恶热，便秘，脉沉实有力者，皆可使用此方。此种头痛多在前额部。

例：赵某，男，18岁，学生。常心烦、面赤、便秘、头部昏胀、前额跳痛，每于看书用脑或午后则昏痛加重，舌苔微黄，脉沉实有力。此属瘀热结于上，方以桃核承气汤加怀牛膝18g、生龙骨15g、菊花9g，一剂而愈。

四、闭经与倒经

例：王某，女，22岁，学生。经水一年未行，时面赤、心烦、口唇干燥、头昏头痛、大便秘结，舌黄、边有紫斑，脉沉。方以桃核承气汤加怀牛膝12g、红花10g，两剂。五日后经水来潮。后每月如期服此方一剂,又三月,月经按期而至,诸症自除。

余常以桃核承气汤,大黄减半加怀牛膝 15g,治疗倒经(代偿性月经),以此汤活血消瘀、引血下行,其治疗效果亦较为满意。

五、沥青中毒性皮炎

例:李某,女,32 岁,修路工人。接触沥青后,面部布满大小不等略突起的紫红色硬斑,局部瘙痒刺痛,头昏心烦,睡眠不安,大便略干,舌边红紫,脉象滑数。方以桃核承气汤大黄减半加入蝉蜕 10g、银花 10g、麻黄 6g、荆芥 9g、白蒺藜子 9g,隔日一剂。五剂后,痛痒明显减轻,全身症状好转,面部红斑变软,顶端皮肤有脱落之象。又以上方加丹参 15g、土茯苓 15g,五剂,隔三日服一剂。药后,全身症状消失,面部紫斑消退,但留有色素沉着,遂以丹栀逍遥散加蝉蜕 9g、白蒺藜子 12g、麻黄 6g,六剂,三日一服。两月后相遇时,观其面部色素沉着已全无痕迹。

六、其他疾病

余常以桃核承气汤原方加入萆薢、蝉蜕、银花、麻黄、土茯苓治疗急性湿疹;原方硝、黄减半,加入银花、连翘、蝉蜕、麻黄治疗痤疮、脂溢性皮炎、毛囊炎;以原方加入怀牛膝、红花、生石膏、麻黄治疗酒渣鼻;以原方加入薏仁、茜草、麻黄治疗风湿性结节性红斑;以原方加入苏术、土元、三七治疗跌打损伤、瘀血内积、身痛不能转侧等,效果均较满意。

对于内热偏盛,气血瘀滞的各种疾病,如高血压的肝火上炎型,结节性多动脉炎,红斑性狼疮,余往往以此方为前导(先用一剂),为下一步治疗扫除障碍,往往可缩短疗程。

此种应用方法,未必尽合习惯,然而在临证中,确有出人意料的效果。不仅是瘀热互结于阳明之证可用本方加减治疗,凡人体各部气血经脉瘀阻之症,均可用本方祛瘀生新。

应该注意的是,桃核承气汤多用于体质壮实的患者,气血虚弱者慎用,本方不宜久服,有外感证者不可用,服药期间,忌食辛辣、油腻食物。

二十一、防风通圣散《宣明论方》

【组成】

防风12g　荆芥10g　连翘9g　麻黄6g　薄荷6g　川芎6g　当归9g　白芍9g　黑山栀9g　大黄(酒)6g　芒硝6g　石膏10g　黄芩9g　桔梗6g　甘草6g　滑石9g　白术9g　生姜9g

【用法】

水煎服。或为丸、散服。

【主治】

风热壅盛,表里俱实。憎寒壮热,头目昏眩,目赤睛痛,口苦口干,咽喉不利,胸膈痞闷,咳呕喘满,涕唾稠黏,大便秘结,小便赤涩。并治疮疡肿毒,肠风痔漏,丹斑瘾疹等。

【方义体会】

此方为解表、清热、利下、通郁的好方剂。治疗外感风邪,内有蕴热,表里俱实之证。风邪郁表,实热壅盛,淫于上焦则咽喉不利,咳呕喘满,胸膈痞闷,涕唾稠黏;淫于下焦则口苦口干,便秘溺赤;淫于头目则目赤睛痛,昏眩耳鸣;淫于皮表,则疮疡肿毒,丹斑瘾疹。故"风热壅盛,表里三焦俱实也,此方主之"。方中防风、荆芥、麻黄、薄荷疏风解表,使风邪从汗而解;大黄、芒硝泄热通便,使实积从便而下;滑石、栀子清利三焦,使邪热从尿而利;石膏、桔梗凉散开窍,使蕴热从卫而清;连翘、黄芩清热解毒,使郁火从营而泄;更以当归、川芎、白芍养血活血;白术、甘草健脾益中。诸药汗不伤表,下不伤里,表里、气血、营卫、三焦皆治,可谓通解之圣剂。

【临床应用】

一、感　　冒

如表有无汗、发热、头痛,里有喘促烦热、便秘,宜服此方汤剂。

例:王某,男,47岁。感冒二日,诊见:面赤目红,呼吸粗壮,鼻塞无汗,发烧头痛,咳喘胸满,大便三日未行,小便赤黄而少,处以"防风通圣汤"两剂。服后便畅,诸症减,又稍减其量,令服两剂而愈。

二、暴发火眼

风热壅盛,前额头痛,鼻流浊涕,眼酸泪多,目赤肿痛者,即服防风通圣汤而愈。

三、小儿腮腺炎

凡以肿痛烧热为主症,可与防风通圣汤酌量,并加银花 15g、柴胡 6g、大青叶 15g 治之,几剂即愈。

例:王某,男,13 岁。患腮腺炎(痄腮)十余日,耳下腮部肿硬疼痛,局部色赤灼热,张口有碍,服磺胺等消炎药,有小效。家长向余索方治之,余即出具防风通圣汤加银花 15g、牛蒡子 6g、马勃 9g、柴胡 6g、大青叶 12g,令服三剂,五日后痊愈。

四、疮 痍

例:孙某,男,24 岁。左臂外侧疮疡数片,瘙痒难忍,常以手抓破,感染。半年余疮面愈来愈大,服中草药数十剂不效,肌注青霉素二十余日,亦无好转。余诊其脉象滑而小数,方以防风通圣汤两剂治之,服后病小解,再令服成药防风通圣丸半月,疮已长痂,约五六日,痂脱落,痊愈。

五、急性气管炎

此证多以感冒引起,咳嗽较甚,鼻塞不通,胸中烦满,颜面微赤,脉浮滑,可与"防风通圣汤"加银花 15g,治之。

六、跌打损伤疼痛

治疗因跌打损伤而致全身疼痛,体温偏高,头重而昏,面赤欲饮,尿赤而少,便秘而坚等。此多因外伤而使气血怫郁,营卫失和,表里不通所致。常以防风通圣汤治之,使其表里疏解,二便通畅,郁凝之气血通达,促进体质恢复。

七、鼻 渊

余常以轻剂防风通圣汤加辛夷 3g、细辛 2g 治疗此症,疗效很好。

八、银 屑 病

银屑病俗称牛皮癣,是一种反复发作的皮肤病。多年来,余以辨证与辨病相结合进行研究,提出以"通透宣发"为主的治则,并多选防风通圣汤为基础方加减化裁,治疗数百例此病患者,取得了满意的疗效。仅举一例。

患者王某,男,42 岁。证见:皮损积有厚厚一层脂斑,布满躯干、四肢,瘙痒难忍,搔之有点状出血,癞状怕人。每至夏暑此症加甚,长期不愈,患者十分痛苦,诊其舌苔黄而薄,脉无虚象,治以防风通圣汤加蝉蜕 12g、萆薢 9g、麦冬 6g、鳖甲 9g。服药三十余剂而愈,至今十四年未复发。

二十二、龙胆泻肝汤《医方集解》

【组成】

龙胆草 9g　黄芩 9g　栀子 9g　泽泻 9g　木通 6g　车前子 9g　当归 12g　生地 12g　柴胡 9g　甘草 6g

【用法】

水煎服。

【主治】

1. 肝胆实火上炎之胁痛、头痛、口苦目赤、耳聋耳肿等。

2. 肝经湿热下注之小便淋浊、阴痒阴肿、妇女带下等。

【方义体会】

本方主治之证,是由肝胆实火、肝经湿热循经上扰下注所致。上扰头巅,耳目作痛;旁及两胁则为痛且呕苦;下注则循足厥阴经脉所络阴器而为肿痛、阴痒;湿热下注膀胱则为淋痛。故方用龙胆草大苦大寒,上泻肝胆实火,下清下焦湿热;黄芩、栀子苦寒泻火;泽泻、木通、车前子清热利湿,使湿热从小便而利;肝经有热,易耗伤阴血,加之苦寒燥湿,再耗其阴,故用生地、当归滋阴养血,以护肝体;所用柴胡,是为引药入经;甘草调和诸药。各药合用,泻中有和,清中有养,俟火降、热清,湿浊分利,循经所发诸证乃可相应而愈。

【临床应用】

一、男女淋病

淋病即淋病双球菌所致尿道炎、膀胱炎,其症状多属中医湿热下注。20世纪 40 年代至建国初期,余用此方配车前草加银花 15g、粟壳 6g、甘草梢 9g,曾治愈多例。

二、感染性阴道炎

此为妇人常见病,证见:带下腥臭,热痒难忍,甚者黄带不止,阴部灼痛。

以本方去黄芩、栀子、甘草,加白果 9g、银花 15g 治之。若失眠、头闷、心烦、口干者,可加黄柏 9g 治之。

例:张某之姨,50 余岁。带下,腹胀,阴部刺痒难忍,头疼失眠,终日愁苦,患病三月余,身体渐瘦,诊其脉滑而小数。治以龙胆泻肝汤去黄芩、栀子、甘草,加白果 9g、黄柏 9g、银花 20g。服药七剂,诸症渐愈。

又例:王某,女,37 岁。患滴虫病两年之久。阴道内奇痒,每晚则甚,白带多而呈泡沫。余以龙胆泻肝汤去黄芩、栀子、甘草,加白果 9g、银花 15g,令服,并施百部 90g、苦参 90g 煎取药液阴道洗涤,两法合治一月余,痊愈。

三、男子阴囊湿热或下疳鱼口便毒等症

治疗男子阴囊湿热成毒,溃烂浸淫,或下疳鱼口便毒等症,用本方加土茯苓 30g、银花 20g、鳖甲 12g、石决明 15g、珍珠母 15g,治之有效。

四、中 耳 炎

凡有头热目胀,咽耳疼痛,脓液流溢者,以本方加银花 20g、防风 12g、蝉蜕 9g,治之即效。

五、阳 痿

例:周某,男,26 岁。患者来函求治,云:婚后四月余,某一日过淫房事,阳痿不勃。医院查之无病,服中药补肾壮阳类甚多,不效。余细加分析,该患正值血气方刚之年,怎见衰竭至痿,又服多种滋补之品,丝毫未效。说明此不为虚证,遂判断此为湿淫下焦,肾气不彰。寄以一方龙胆泻肝汤,另加开一方:山萸 15g、黄柏 6g、栀子 9g,令其两方交替服用,不足半月。患者来函,服药不逾一周,即可举阳行事。

六、皮 肤 疮 疖

湿热浸淫,疼痛瘙痒,搔之出血,非单纯性脓疱者,以龙胆泻肝汤加银花 15g、蝉蜕 12g、紫地丁 12g,数剂可愈。

七、红 翳 眼 痛

此类眼疾疼痛而不肿,自觉胀痛,有红翳布满,多因湿热上蒸所致。可以龙胆泻肝汤加菊花 12g、银花 12g、白蒺藜子 9g、蝉蜕 6g、防风 9g,水煎热服,

特效。

八、急性黄疸型肝炎

本病多因肝胆湿热内蕴而致,常以龙胆泻肝汤加茵陈 12g,治之有效。

九、胸 胁 疼 痛

凡以胁痛为主,痛引胸廓,甚者胸闷喘满,体温较高,脉滑而大者,此方加瓜蒌 20g、葶苈子 9g、银花 15g,治之即效。

余临床体会,本方虽治疗诸多下焦泌尿生殖器官疾患,但不能一概而论,必须病因为湿热,脉象滑数,症状较急,有灼热感者,方适用。若系寒症,脉沉细迟弱者,禁用此方。

二十三、附子汤《伤寒论》

【组成】

附子 12g　茯苓 9g　人参 6g　白术 12g　生白芍 9g

【用法】

水煎服。

【主治】

阳虚寒湿内侵,身体骨节疼痛,恶寒肢冷,苔白滑,脉沉微无力者。

【方义体会】

肾与心,同为少阴,犹如水火两极,互依互制,共为生命之本。若失其用,则诸脏无济。少阴为寒水之脏,故寒伤之重者,多入少阴,所以少阴一经,最多重证。余多年来运用附子汤效验此理。方中附子益火兴元阳,温经散寒;人参大补元气,生化气血;茯苓健脾利湿,兼益心气;白术益气健脾,祛寒除湿;芍药养营和血,以益肝阴。诸药配伍得当,全面顾及,是治疗整体阳虚寒湿的好方剂。

【临床应用】

一、虚寒型肝炎

例:毛某,男,38 岁。患者形体消瘦,颜面苍白无泽。自述周身无力,夜寐不安,头晕,腰腿疼痛,右胁胀痛,畏寒肢冷,晨起眼睑及足跗浮肿。其脉沉弱,舌淡苔白。经医院检查:脑磷脂胆固醇絮状试验(＋＋),麝香草酚絮状试验(＋＋),转氨酶 280U。西医诊断为"肝炎",经治三月余,未见疗效。再三辨证,余认为此以阳虚寒滞为主,便以附子汤投之。处方:附子 12g、茯苓 9g、党参 15g、白术 12g、生白芍 9g,水煎饭前服。

二诊:患者自述:服药后,腹鸣肠动,愈响愈适,待次日服两剂后,晨起胁痛大减,且八年之恶寒、身痛消失。触其双脉仍沉弱,令服附子汤一剂、"当归四逆汤"一剂。

三诊:患者云:服药后,全身舒适,双手温和,为八年罕有之感。诊其脉已滑活,遂令服归脾汤、逍遥散两方各三剂,交替服用。两月后赴医院复查,索得结果:双絮加号消失,转氨酶16U。医院惊叹不已,云:已为正常。

二、不 孕 症

例:班某之妻,32岁。曾于婚后第二年生一女,逾十三年不孕,多方求治,仍不效。经服"益肾""补肾"之方药,亦未能如愿。夫妇二人忧心不安,邀余诊治。妇云:四肢常冷,小腹痛胀,月经不至,全身困倦,嗜睡不眠,已年久。诊其脉沉而无力。处以附子汤令其隔日一剂,以一月为疗程,再视动向。服药月余,自谓周身活畅,诸痛消失,经期准,经色暗红,诊其六脉皆沉。令其再服一周。迫至翌月经夏,竟顺生一男婴。

有徒求教此理,余云:附子汤非能得子,此因妇人纯系下焦虚寒,全身阳气运化不足。治宜兴肾阳,促心阳,周运全身,使后天气血旺盛,自生化育之机,故阴阳搏,方能得子。

三、子宫脱垂

此症多因产后劳损伤及肾阳,引起脾气下陷。症见少腹隐痛,腰困肢软无力,阴部坠重,恶寒,心悸者,可以附子汤治之。

四、性功能衰退

治疗性功能衰退、肢冷,尺脉沉者。

五、血栓闭塞性脉管炎

治疗血栓闭塞性脉管炎,冷痛明显,患指(趾)局部缺血期,疗效很好。

六、肾 萎 缩

见四逆汤证例。

七、慢 性 肾 炎

治疗慢性肾炎,身痛肢冷、肿满、不欲饮,脉沉者。

八、风湿性关节炎

治疗风湿性关节炎,肢节疼痛、畏寒、心悸,脉沉者。

九、"口燥"症

例:张某,女,69岁,就诊时,口燥言语不利。曾服滋阴润燥之剂,此症有增无减。见:患者面色苍白,四肢厥冷,口燥而不欲饮,脉象沉细,舌干而色淡。此为命门火衰,无力蒸腾之故,处以附子汤三剂,治之而愈。

《素问·生气通天论》曰:"阳气者,若天与日,失其所则折寿而不彰,故天运当以日光明。"又曰:"阴阳之要,阳密乃固"。盖阳密,则邪不能外淫,而精不内亡矣,可见人生当以阳气运。

阳气为病,一则暴脱,再则虚衰。暴脱者,应急亟引火归源,仲景多以生附子,但必与干姜相伍;虚衰者,刚多以熟附子兴阳温运,缓缓补之。临证余以"脉象沉细,四肢厥冷,颜面苍白,不欲饮水",为辨阳虚的四大证。凡悉具上症,诸多沉疴,均以附子汤类,拟"兴阳之法"治疗,效验甚广。

二十四、半夏散(汤)《伤寒论》

【组成】

半夏,桂枝,炙甘草(各等分)

【用法】

上三味各 6g,水煎小冷后,少量缓缓频饮。

【主治】

少阴病,咽中痛。

【方义体会】

《伤寒论》中此条很简,仅提出"咽中痛"一证。从方药来看,半夏、桂枝、炙甘草均为辛温之品,"咽中痛"若无风寒郁闭则不可用桂枝,无痰湿阻滞亦不可用半夏,故此当属风寒客于少阴经脉,并兼痰湿阻络,以致阳气郁闭而不伸。章虚谷云:"少阴之脉,其直者上循喉咙,外邪入里,阳不得伸,郁而化火,上灼咽喉,仍用辛温开达,使邪外解,则内火散,此推本而治之。若见咽痛而投寒凉,则反闭其邪,必致更重,如温病咽痛,脉证不同,治法亦异,此邪之来源,所当辨也。"故此咽喉虽痛,必不红肿,故以半夏辛散涤痰散结,桂枝通阳散寒,炙甘草缓痛。客寒挟痰之咽喉,非此莫效。

【临床应用】

此方常用来治疗慢性咽喉炎及暗哑等证。但不可用于咽喉红肿疼痛的急性咽喉炎。

暗 哑 症

例1:赵某,女,56岁。自述,两年前的隆冬,嗓子肿痛,口干,咽燥,身微热,喜冷饮。食一冰凉罐头泻火,后疼痛减轻,却暗哑至今,时轻时重,诸药不效。诊其脉沉弱,故以半夏散及汤,三剂,令其缓缓咽之。服三剂后已能发音,后以苦酒汤三剂而愈。

例2:靳某,女,学生。咽喉疼痛三日,医院诊断为急性咽炎。给消炎药治疗过程中吃冰棍三个即嘶哑失音。余先与半夏散及汤一煎。服后半小时即可发音,后以麦门冬汤加银花 12g、元参 15g,三剂而愈。

此类暗哑症,初多系急性咽炎,实属燥热。过用寒凉药,或过量冷饮,使咽喉表皮为寒邪所束,气血凝滞,内热固结而不得出,使声门开合不利,故卒然声音不扬,出现暗哑。故以半夏散及汤解咽喉在表之寒凝,再以苦酒汤或麦门冬汤清热养阴祛痰。用之得法,例例皆效。

二十五、桂枝茯苓丸(汤)
《金匮要略》

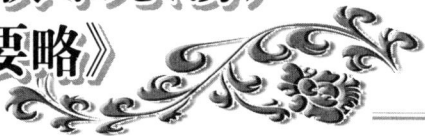

【组成】

桂枝 10g   茯苓 12g   丹皮 10g   芍药 12g   桃仁 10g

【用法】

水煎服,或和蜜为丸。

【主治】

瘀血留结胞宫,妊娠胎动不安,漏下不止,血色紫黑晦暗、腹痛拒按等。

【方义体会】

方用桂枝温经通脉,促进血液循环;茯苓上益心脾,下利湿浊;芍药滋阴柔肝,合丹皮凉血清瘀热;桃仁活血化瘀以破症瘕。诸药相伍,则血脉通,瘀血化,癥块消而诸症除。

【临床应用】

一、子宫肌瘤

例:唐某,女,45 岁。子宫体部有一 8cm×6cm 大小的肌瘤。每至月事行则下血不止,少则七八日,多则十几日,且色黑量多。患者面色苍白,唇白无华,神疲乏力,心慌气短,腰困腹痛,少腹拒按,小便频数,脉沉滑,舌淡苔白。予以桂枝茯苓丸汤,桂枝 10g、生白芍 12g、茯苓 12g、丹皮 10g、桃仁 10g,加土鳖虫 6g、山甲珠 12g。水煎饭前服三剂。一剂后,少腹痛甚,嘱其继服。三剂毕,从阴道流出黑色瘀血数块后疼痛大减。后又与桂枝茯苓丸合自拟夏枯消瘤丸,桂枝、生白芍、茯苓、丹皮、桃仁、三棱、莪术、甲珠、川贝母、元参、煅牡蛎、煅花蕊石、夏枯草等,共为丸剂。先后服用近两月,而下血止,腹痛除。经查:瘤体萎缩。

二、高血压病

例:朱某,女,34 岁。患高血压病近五年,血压常在 170/100mmHg 左右。

患者素体肥胖,颜面较红,口唇微紫,头痛如刺,心烦失眠,月经推迟,量少色暗,脉象弦滑,舌质暗,苔薄黄。予以桂枝茯苓丸汤加味,桂枝 9g、茯苓 12g,生白芍 12g、桃仁 9g、丹皮 10g、石决明 12g、当归 12g、川芎 9g、丹参 12g。水煎服,两剂后诸症大减,又令服三剂则诸症渐除,查血压 150/90mmHg。后血压偶有反复,但诸症不显,嘱其服用一些降压药结合体育锻炼,血压一直较为平稳。

三、妇女更年期综合征

例:康某,女,48 岁。近半年来,头痛头昏,性情暴躁,两肋憋胀,失眠健忘,目赤面青,有时耳鸣目眩,焦虑不安,月经一二月,或二三月一行不定,量时多时少,色黑有块,少腹胀痛,每至行经前诸症更甚。脉象弦滑,舌紫暗。诊为:更年期综合征。予"桂枝茯苓丸汤":桂枝 9g、生白芍 12g、茯苓 12g、桃仁 9g、丹皮 12g,加柴胡 10g、当归 12g、生地 15g。五剂,水煎饭前服,每日一剂。药毕,诸症见轻。后行月事,流出血水伴瘀血数块,后诸症逐渐消失,月经就此而终止。

二十六、瓜蒂散《伤寒论》

【组成】

瓜蒂 3g　赤小豆 2g

【用法】

上药捣为细末,每日清晨一次,以香豉 10g 煮作稀糜,取汁和散,温开水送服,得吐后停服。

【主治】

实热顽痰蒙蔽心窍,阻塞胸膈,发为癫狂、胸中痞满等。

【方义体会】

方中瓜蒂味苦至极,其性涌泄,有催吐作用;赤小豆味酸,香豉轻清宣泄,共助瓜蒂。本方体现了"酸苦涌泄为阴"之意。

【临床应用】

一、狂躁型精神病

例1:薛某,男,34 岁。患精神病,半年后发展成为"狂躁型"。患者时而狂躁妄言,登高弃衣,不避亲疏;时而吼叫怒骂,狂奔乱跑,哭笑无常。脉象滑数而无力,舌尖红苔黄腻。此为痰火上扰、蒙蔽心神。遂以"瓜蒂散"加减:甜瓜蒂 3g、赤小豆 2g,郁金 6g,捣为细末过筛,令其次日晨,温开水冲服。约服后两小时,患者烦满不适,涌出大量黏性很强的顽痰,吐后精神疲惫,狂躁顿减,安睡两日。余又以自拟活化汤、温胆汤加胆南星调治月余而告愈,至今已十五年未复发。

例2:贾某,男,40 岁。初患病时,思想涣散,神志痴呆,言不由衷,继而出现狂躁、失眠、两目怒视、骂詈号叫、逾垣上房,甚至毁物伤人。诊其脉数而有力,唯寸独滑,舌红而苔黄。此乃痰火上扰清窍,急当"引而越之",与瓜蒂散加郁金 6g。一服后吐出涎半盂,发狂止,诸症见轻,后又用越鞠丸汤、安神定志丸汤、血府逐瘀汤调治而愈,一直工作至今。

二、胸中痰痞

例：张某，女，32岁。自觉胸中满闷不舒，头昏目眩，心烦不安，同时欲呕则呕，脉滑疾，舌苔厚腻。此痰阻胸中，投以甜瓜蒂 3g、赤小豆 2g、郁金 3g、栀子 3g，捣为细末冲服。得吐后，诸症自除。

三、痰热头痛

一齐姓男子，28岁。近月余自觉头痛昏蒙，两目眩眩，胸膈痞闷，体乏纳呆，诊其脉弦滑，舌苔白腻。与服"瓜蒂散"加郁金(甜瓜蒂 3g，赤小豆 2g，郁金 8g)，捣为细末冲服。一剂则得吐，吐后诸症若失，唯身体疲惫，静息两日而解。

【运用体会】

本方立意在涌吐顽痰，清心解郁而开窍，故在仲景"瓜蒂散"的基础上又加入味苦性寒的郁金，以行气解郁，清心开窍，祛化痰浊，从而起到了助瓜蒂去除实热顽痰之功，使久蔽之心胸得以开阔而心神得宁，胸廓得畅，则癫狂、焦躁、痞满自除。

【使用注意】

本方苦寒有毒，易伤人体正气，若素体虚弱，实热之象不重，以及痰涎不在胸膈者，禁用。

二十七、增液汤《温病条辨》

【组成】

元参 50g　麦冬 30g　细生地 30g

【用法】

水煎服。

【主治】

阳明温病，津液不足。症见大便秘结，口渴，舌干红，脉细稍数或沉而无力。

【方义体会】

原方所治，热结阳明，阴亏液耗，所谓"液干多而热结少"者，实属热病耗损津液所致。故以滋养阴液为主。方以元参养阴生津，麦冬养阴润燥，生地养阴清热，三药均属质润之品，合用具有滋养阴液、清热润燥的作用。

热病耗损，津液重伤，以增液汤扶正育阴，非重剂不为功。

【临床应用】

一、高　　热

例：刘某，男，18 岁。高热，体温持续在 39.5℃左右已 21 天。虽经中西医救治，高热仍然不退，邀余会诊。

诊见：鼻干涕少，口唇红，身燥无汗，舌干少津，舌尖红，默然不语，食少纳呆，大便干，小便短赤，脉虚而数。前已用苦寒之品，不宜重蹈旧辙，宜养阴之法。

处方：元参 90g、生地 60g、麦冬 60g、当归 10g、甘草 6g，两剂水煎，空腹热服。药尽热退，转危为安。

《素问·至真要大论》曰："有病热者，寒之而热；有病寒者，热之而寒。二者皆在，所病后起，奈何治？岐伯曰：诸寒之而热者取之阴，热之而寒者取之阳，所谓求其属也"。结合前人"凉之不凉，是无水也"之经验，故用大剂量养阴之增液汤,滋少水以灭盛火。方中加用当归,意在活血化瘀,以提高退热之效。

二、慢性纤维空洞性肺结核继发感染

例:李某,男,34 岁。1955 年 4 月 4 日入某院。入院诊断:肺脓肿。

病史及一般资料:一周前感冒,继而发烧,逐日增高,并伴咳嗽、咯痰、胸痛,体温 38.5℃~39℃之间,白细胞 $16×10^9$/L,痰腥臭,脓状,并夹血块,每日痰量 1000ml 左右。经用大量抗生素治疗,体温持续不降,痰量不减,遂邀中医会诊。

辨证:患者体质纤弱,面色红而油亮,脉洪大滑数,舌红无苔。证系风温伤肺,邪热内蕴,以苇茎汤治之。芦根 50g,薏仁 24g,桃仁 10g,冬瓜仁 18g,水煎服。

二诊(4 月 19 日):服药三剂后,咳嗽胸痛有减,体温仍未正常,脓痰仍多。经透视检查,发现右上肺叶有结核性空洞,痰见脓细胞,红细胞满视野,抗酸杆菌阴性,确诊为慢性纤维空洞性肺结核继发感染,加用抗痨药物,拟:元参 90g、麦冬 60g、金银花 150g、当归 15g、芦根 30g、鱼腥草 15g、甘草 10g,水煎服,三剂。

三诊(4 月 22 日):患者精神好转,午后体温仍高,脉仍洪数,舌红而干,上方加生地 10g、川贝母 10g(研末冲服)。

四诊(5 月 2 日):服上方七剂后,精神转佳,症状大减,食欲稍增,每日可进食 3~4 两,痰量仍多而腥臭,脉仍偏于洪大,舌红略有薄苔,体温恢复正常,拟方:元参 30g、麦冬 30g、银花 90g、甘草 6g、桔梗 9g、枇杷叶 10g,水煎服。十余剂后,咳嗽减少,痰液清白,无腥臭,体温稳定,食欲欠佳,改拟香砂六君子汤,服三剂。服后精神萎顿,时有烦躁,口干欲饮,胸闷痰黄,体温 38℃,脉又洪起,舌红苔黄,此乃误用砂仁、木香之过,遂改以生地 15g、麦冬 30g、元参 30g、桑叶 10g、川贝母 10g、薄荷 3g(后下),水煎服,八剂。诸证悉退,嘱其继用抗痨药物,注意调养,出院。

此案初诊,治按肺痈,如《金匮要略》:"眩而胸满振寒,脉数,咽干,不渴,时出浊唾,腥臭,久久吐脓如米粥者为肺痈"。初投《备急千金要方》苇茎汤而无效,细辨其证,素体羸弱,固有肺痨,痰腥臭而带脓血,脉见洪数。邪热壅肺甚重,非大剂甘寒,难奏功效。元参清热滋阴,麦冬生津润燥,银花清血分热毒,鱼腥草清肺中热毒,配用当归意在引诸药入血分,又兼活血,以后加用桔梗,开提肺气,解风热之所壅。然余邪未退之时,急进补虚和胃之剂而阳证复萌,说明肺津耗伤日益,虽有中虚之象,不可早顾,香燥之品,触之即发,不可不慎,前人云："肺为娇脏，喜润恶燥"，正是此理。

三、绿脓杆菌性败血症

例：苏某，男，21岁。因患急性淋巴细胞白血病住北京某医院，治疗月余，病情不见好转，高烧不退，血痰培养均有绿脓杆菌生长，诊断为：急性淋巴细胞白血病合并绿脓杆菌性败血症，特来邀余赴京会诊。

诊见：高热灼手，阵眩、痰少。躁扰不安，胸闷心烦，面色萎黄、唇淡、腹胀纳呆、失眠、大便四日未行，尿短赤，舌淡苔黄干，脉滑数，证为热毒炽盛、充斥三焦，气阴两伤，治宜清热解毒，滋阴顾液，方用：

第一方：银花90g、芦根60g、冬瓜皮12g、薏仁30g、桃仁10g、鱼腥草12g、甘草9g，水煎服。

第二方：元参60g、麦冬60g、生地20g、银花40g、黄芪20g、太子参15g、桑叶12g、枇杷叶9g，水煎服。

上二方，各服一剂。

二诊：服上药后体温降至37.5℃，腹胀减轻，大便通，能少量进食，胸中仍觉烦闷，咳嗽未止，舌脉如前。证为余邪未尽，痰热之邪壅于胸中，仍主清化，方用：

第一方：黄连5g、半夏9g、瓜蒌20g、栀子9g、淡豆豉9g，水煎服。

第二方：麦冬30g、川贝12g、银花30g、元参20g、杏仁12g、冬瓜皮9g、紫菀9g、百部9g、桑叶12g、枇杷叶9g、芦根30g、甘草9g，水煎服。

上二方各服一剂。

三诊：体温正常，脉静身凉，诸证悉退，血、痰培养无绿脓杆菌生长。

本证系急性白血病伴感染性高烧，证已逾月，津伤液耗，邪热鸱张，治宜兼顾。治此热盛阴伤，惯用元参、麦冬，常达30～60g，甚至用至100g。二药，元参长于滋肾水，麦冬长于养肺阴；元参善清上焦无根浮游之火，麦冬气禀清肃，善清心肺之烦热。用于热病，滋少阴之水以灭厥阴盛火，亦多配生地，增液养阴，共奏佳效。

感染是白血病患者的并发症，临床死于败血症者，亦非鲜见。投治此症，非大剂养阴清热之剂而不得效。常云：存得一分津液，便有一分生机。对于热毒充盛，津液枯耗，必以大量清热解毒，增补阴液之剂救治，方有生机。然前医亦用清热解毒，滋阴润燥之剂而无效，此乃病重药轻，杯水不治盛火之故。

二十八、十枣汤《伤寒论》

【组成】

芫花　甘遂　大戟

【用法】

上三味等分为末，或以胶囊贮之，以大枣 10 枚煎汤，调服药末 1.5～3g，每日一次，清晨空腹服。

【主治】

1. 悬饮，胁下有水气，以致咳唾胸胁引痛、心下痞鞭，干呕短气、头痛目眩，或胸背掣痛不得息，舌苔滑、脉沉弦者。

2. 水肿腹胀属于实证者，亦可用之。

【方义体会】

水饮停聚之证，随其所在部位而各异。水停胸胁，气机受阻，则咳嗽喘满、胸胁作痛或胸背掣痛不得息；停于心下，则心下痞硬；水气犯胃，则见干呕；饮邪上扰清阳，则头痛目眩；留于脘腹，则水肿腹胀。此水饮壅盛，内外泛溢之证，已严重影响到各脏腑部位的功能，非一般利水化饮之剂所能治，当以峻剂攻逐。方中芫花、大戟、甘遂皆有毒，性味苦而泄，均为逐水之猛药，可达水饮隐僻之处。三药峻烈，各有专攻。甘遂峻泻经隧脉络之水饮，大戟主攻逐脏腑之水饮，芫花善逐胸胁之伏饮，三味合用，逐水饮，除积聚，消肿满之功更著。方中以大枣益气健脾护胃，又可甘缓诸药峻烈之毒。该方以"十枣汤"命名寓有深意。

【临床应用】

一、心包积液

例：一男性战士，心悸、短气、咳喘、胸痛、不能平卧、痛苦之极，X 线检查心影呈烧瓶状扩大，诊断为心包积液。施以大戟、芫花、甘遂为末，各等分共 1.5g，以红枣十枚煎汤清晨空腹送下，服后一小时许，腹痛难忍、起卧不安、先吐渐尿，后腹泻半日反复数次，午后方安，自感身体十分疲惫，心悸、短气明显好转,已能平卧。次日 X 光胸片示:心包积液已不存在,后以"己椒苈黄丸"维持一周,病情未见发展。

二、肝硬化腹水

例:席某,男,71 岁,农民。腹胀腹痛,便秘,尿少,视其腹部胀大,下肢肿硬,阴囊浮肿,医院诊断为肝硬化腹水。患者已 7 日无大便,遂以"十枣汤"0.6g,一日两次,以救其急。患者服后,便通溲增,三日后,腹水、阴囊及下肢肿胀消失。后以胃苓汤交替一贯煎调治,病渐好转,亦能干些轻活。

三、胸腔积液

例:樊某,女,35 岁。患者发热盗汗、咳嗽、倚息不得卧、胸痛、头晕短气、彻夜不寐、身体瘦削、面容憔悴、神疲懒言、脉细数、舌质淡红,胸部 X 线检查示:右肋上界呈弧形大片密度增高阴影。诊断为结核性胸膜炎胸腔积液。余先以"十枣汤"0.6g,日一次。两日后胸部 X 线见积液明显减少,已能平卧,食亦增加,睡眠渐好。后以一捻金每次 2 袋,日 3 次,结合抗痨药物治疗,证候日渐好转,半月后即出院回家抗痨治疗。

二十九、镇肝熄风汤
《医学衷中参西录》

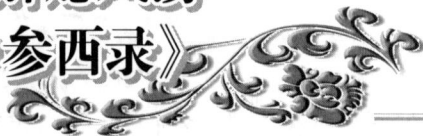

【组成】

怀牛膝 30g　生赭石 30g　生龙骨 15g　生牡蛎 15g　生龟甲 15g　生白芍 15g　元参 15g　天冬 15g　川楝子 6g　生麦芽 6g　茵陈 6g　甘草 4g

【用法】

水煎服。

【主治】

肝肾阴亏,肝阳上亢,气血逆乱。头目眩晕,目胀耳鸣,脑部热痛,心中烦热,面色如醉,或时常噫气,或肢体渐觉不利,口角渐形歪斜;甚或眩晕颠仆,昏不知人,移时始醒;或醒后不能复原,精神短少,脉长有力者。

【方义体会】

《素问·调经论》云:"血之与气,并走于上,则为大厥。"肝肾阴亏,肝阳上亢,则见肝风内动,气血逆乱并走于上。又曰:"气复反则生,不反则死。"故宜镇摄亢阳,滋养肝肾,以降其逆,方中重用牛膝引血下行折其阳亢,赭石、龙骨、牡蛎潜阳降逆,龟甲、元参、天冬、白芍滋养肝肾,茵陈、川楝子清舒肝气,甘草、麦芽制金石碍胃之弊,护胃调中。诸药配伍,降而不泄,潜而不坠,共为镇肝熄风之良剂。

本方以头目眩晕,面色如醉,脉弦长有力为辨证要点。若心中热甚者,可加生石膏 30g;头痛目眩者,可加夏枯草 30g、菊花 15g;痰多者可加川贝母 15g;尺脉重按虚者可加熟地 15g、山萸 15g。

【临床应用】

一、阳亢型高血压病

此方运用甚广,余多用此治疗阳亢型高血压病。

例1:王某,男,46 岁。身体肥胖,经常头晕发胀,夜不能眠,自觉行走时上重下轻,经医院检查:血压 200/100mmHg,诊为高血压病。曾服利血平等类药物,无显著疗效。经友人介绍,找余诊之,触其脉象沉而弦长,遂与服镇肝熄风汤加麦冬 18g、五味子 6g、钩藤 12g,水煎服三剂。服药两剂,自觉头昏顿减,已能睡眠。

例 2:李某之妻,59 岁,患高血压病十余年,终日心烦、心悸、头晕发胀,每遇生气或劳累,诸症加重。诊见:颜面赤红如醉,头昏目眩,心神烦扰,询其失眠尤甚,触其六脉皆弦。治与镇肝熄风汤加石决明 24g、麦冬 12g、钩藤 12g、夏枯草 15g、柏子仁 9g、炒枣仁 12g,水煎令服三剂。药后,自谓心神安定,头昏减轻。又令服三剂,症状稳定,血压 140/90mmHg,后以复方罗布麻维持至今,症未再发。

例 3:刘某之妻,50 余岁。突患左侧半身不遂。当夜请余急治。见:患者神志尚清,舌强难语,示意头胀欲裂,左肢活动无度,且不遂意,查血压 220/160mmHg,无呕吐,无舌偏,其脉弦大有力。辨此为肝阳重症,急予"镇肝息风汤"加羚羊角 6g、钩藤 15g,令速煎服之,并嘱其静心安卧。次日复诊,血压 180/140mmHg,头痛减轻,病情稳定,遂令立即住院,并继服上方四剂。中西医治疗十余日,诸症改善,左侧肢体已能渐渐自由活动。

二、头痛、头晕

余用此方中等量加天麻 6g、女贞子 12g、菊花 12g,治疗青年学生每于学习紧张及应试前的心烦、面赤、头痛、头晕等症,若有便秘者,可加熟大黄 6g。此亦属一时性的肝阳上浮、阴不潜阳之症。往往数剂可愈,屡用屡效。

三十、葛根芩连汤《伤寒论》

【组成】

葛根 24g　黄芩 9g　黄连 9g　炙甘草 6g

【用法】

水煎服。

【主治】

外感表证未解，热邪入里。症见身热下利、胸脘烦热、口干作渴、舌红苔黄脉数。

【方义体会】

《伤寒论》曰："太阳病桂枝证，医反下之，利遂不止，脉促者，表未解也。喘而汗出者，葛根黄芩黄连汤主之。"此为误下使邪热内陷于三阳经之里，阳明之腑也。阳明主阖，虽原系桂枝证，今则不可用桂枝汤，必须以芩连直接从里之腑而清泄之，尤虑残邪不能尽从里清，故以大量葛根透发邪热，仍由表而解。葛根与麻桂皆能辛散走表，而葛根辛而不热、不燥，既能升津液输于太阳，又可清解内陷之邪热。葛根与石膏共味辛而清凉，能生津止渴，而葛根是"出而清之"，石膏则"入而清之"。故本方证表邪未解，误下致邪陷阳明引起的热利，当以葛根为主，输津解热；配用苦寒之黄芩、黄连，清胃肠之热，燥胃肠之湿，如此表解里和，身热下痢诸证可愈。所用甘草，意在护胃缓中，协调诸味，共为解表清里之剂。

【临床应用】

此方可治疗各种痢疾，如细菌性痢疾、阿米巴痢疾等。见有发热腹痛，下痢浊秽，热灼肛门，里急后重者。下痢脓血，苔黄脉数，可加清热解毒之品治之。病例较多，仅举治疗噤口痢一例证之：

王氏，女，36 岁。发热腹痛，下痢脓血、里急后重已八日，病势日增，邀余诊治。家人述，近两日仍发热，便次频频，虽量少但皆有脓血，恶心呕吐，已水食不进。诊见：面色焦黄，两目深陷，神倦懒言，舌面干燥，脉微而数。余认为此乃噤口痢之危证。津液胃气大伤，且表邪不解，湿热毒邪内盛。余斟酌再三，遂出以清里解表生津的葛根芩连汤，方为葛根 24g、川黄连 6g、黄芩 12g、炙甘草 6g，急令水煎温呷服，幸好饮药未吐。一剂后，身热渐退，后重亦轻，便次明显减少，诊其脉象细略数，又给予仓廪汤以益气解表，败毒养胃。一剂后，诸证好转，已能少量进食。后继以仓廪汤冲服香连散数日，症状消失。调养月余而康复。

三十一、桂枝加芍药汤《伤寒论》

【组成】

桂枝 9g 芍药 18g 炙甘草 6g 生姜 9g 大枣 4 枚

【用法】

水煎服。

【主治】

太阳病误下所致的腹满时痛。

【方义体会】

本方即"桂枝汤"芍药量加倍而成,同时也是小建中汤去饴糖而成。桂枝汤调和营卫,芍药量自倍且亦倍于桂枝,故强于和里缓急止痛。小建中汤温中补虚,去掉饴糖,更强其通阳行滞之功。故方中以桂枝辛温通阳;炙甘草合姜枣,益气补脾和胃;芍药敛阴和营,缓急止痛,倍用之与甘草相伍,既酸甘益阴,又活血和络。故本方之用为通阳益脾、和里缓急、活血止痛。

【临床应用】

本方在桂枝汤调和营卫的基础上倍加芍药,突出了和里建中,缓急止痛的作用,临床常用来治疗各种消化系统疾患引起的胃脘痛诸症,效果比较满意。

例1:周某,男,52 岁。上腹部疼痛已两月余,午后疼痛较剧,伴恶心呕吐,不思饮食,靠输液维持。钡餐造影诊断为:胃小弯溃疡,伴有胃炎、胃痉挛。曾用解痉镇痛等西药稍缓解,后渐无效,又予中药补气、健脾、调胃等汤剂效果不太明显,病情日渐加重。诊时见:面色苍黄,形体羸瘦,心悸气短,冷汗自出,言微语颤,自觉上腹疼痛,痞胀不已,触之则濡软无块。脉象微弱,舌淡苔薄。此证为,体质虚弱已极,营卫失和,脾虚肝急。应以调营养卫,柔肝建中,缓急止痛而立法。令服桂枝加芍药汤(桂枝 9g、生白芍 20g、炙甘草 6g、生姜 9g、大枣 4 枚)一剂后,疼痛明显缓解,次日两剂服毕,疼痛基本消失,精神亦渐好,又令服四剂,诸症大见好转,也能少许进食。结合自拟和胃散、西药维生素类药物,治疗月余,逐渐恢复健康,一直工作至今。

例2：阎某，男，25岁，汽车司机。因饮食不节，外出受寒致胃脘疼痛二十余日，有时绞痛难忍，医院诊断为：胃炎、胃痉挛。经服各类制酸、健胃、止痛等中西药物效果不显。诊其脉象略有弦意，遂认为"中虚里急"。本应投小建中汤，恐其饴糖导致胃酸增加，故予以桂枝加芍药汤加全蝎6g研末，以汤药冲服，两剂而愈。

例3：邱某，女，33岁。自述脘腹胀满，胃纳大减，噫气不爽，近两月不愈。诊其脉柔缓无力，此乃肝急脾弱，胃气不和，与服桂枝加芍药汤（桂枝9g、生白芍18g、炙甘草6g、生姜9g、大枣4枚），三剂后诸症渐除。

例4：张某，女，32岁。某日突觉上腹剧痛，疼痛难忍，大汗淋漓，并伴有恶心呕吐等症，急去医院诊治，放射科报告：胃扭转，需施复位手术。患者不从，邀余治疗，与服仲景桂枝加芍药汤（生白芍18g、桂枝9g、炙甘草6g、生姜9g、大枣4枚）加全蝎6g（研冲），一剂后吐止痛减，两剂诸证消失，医院复查，扭转复原。

三十二、小青龙汤《伤寒论》

【组成】

麻黄 6g　生白芍 9g　细辛 3g　炙甘草 6g　桂枝 9g　半夏 9g　五味子 6g　干姜 6g

【用法】

水煎服。

【主治】

外感风寒,内停水饮。症见恶寒发热不渴,无汗,浮肿,身体疼重,胸痞,干呕,咳喘,脉浮等。

【方义体会】

本方系麻黄汤去杏仁,桂枝汤去生姜,加干姜、细辛、五味子、半夏而成。麻黄、桂枝解表发汗,干姜、细辛、半夏温中散寒,化饮降逆;麻桂姜辛,共奏温运表里之功。五味子敛肺固气,芍药、甘草以和营卫,半夏止咳化痰,降逆以利气道。八味药相配,辛散温化,宣降有权,使肺气复舒。

水饮为患,不外"喘""咳""呕""肿"之症。小青龙汤证之"喘满"、"咳嗽"、"短气"、"微肿"是属寒饮,故以寒饮为主症者,均可投之。

【临床应用】

一、外感风寒引起的喘满、冷胀、浮肿

若兼有热者加生石膏 24g,小便不利者加茯苓 15g。

二、感冒并发气管喘息

治疗感冒并发气管喘息,咳、嚏、干呕,痰多而稀薄者,其效甚捷。

三、风湿性关节炎,痛肿兼喘者

四、流行性感冒

治疗流行性感冒,喘咳明显,痰液清稀者。

五、小儿喘、满、呕、肿症

治疗此症，以该方原量酌减，用之极效。

例：贺某，男，7岁。患百日咳七十余日，虽痉咳已减，但诸病缠身。诊见：颜面黄而浮肿，腹胀，下肢肿，虽不痉咳，但频频喘息，时而咳嗽干呕，时有痰涎吐出，时而索食，与之则不入口。余断为痰饮犯肺，久病伤脾。"喘"、"肿"为其主症，故先用小青龙轻剂，次日呕止喘大减。二诊，与服香砂六君子汤数剂。时过一周，其父代述，患儿已愈。

六、支气管炎，肺气肿

支气管炎患者，肺气肿患者，若见轻微浮肿喘息者，可与小青龙汤治之。

例：王某，男，40岁。患气管炎八年之久，三年前又检查为肺气肿。长期住院治疗。近来咳喘频频，痰多而稀薄，不能平卧。诊见：胸腹胀满，食少，小便少，眼睑及下肢浮肿，面目暗淡，情志不畅，舌嫩苔淡，脉象沉弦。此为寒饮久蓄，急需辛散除饮之治。遂投以小青龙汤加茯苓18g，令服两剂。服后喘满大减，已能平卧，小便利。又继服一剂，第四日夜间已能睡眠。继服苓甘五味姜辛夏杏汤三剂而诸证基本消失，后养息半月出院。

三十三、小建中汤《伤寒论》

【组成】

生白芍 18g　　桂枝 9g　　炙甘草 6g　　生姜 9g　　大枣 4 枚(擘)　　饴糖 30g

【用法】

五味水煎两次,取汁,兑入饴糖,分两次温服。原方六味,以水七升,先煮五味,取三升,去滓,内饴,更上微火消解,温服一升,日三服。

【主治】

虚劳里急。腹中时痛,得按则痛减,舌淡苔白,脉细弦而缓;或心中悸动,虚烦不宁,面色无华;或四肢酸楚,手足烦热,咽干口燥。

【方义体会】

"虚劳里急"为体内阴精阳气俱不足。尤在泾说:"欲求阴阳之机者,必求于中气,求中气者,必以建中也。"此方为温建中脏而设,故名"建中"。方中以饴糖为君,味甘平,性温而滋润,益脾气,缓急痛;辅佐以炙甘草、红枣,增强其甘温益气健脾之用。与辛甘温的桂枝、生姜相伍,起辛温补阳之用;与白芍同用,有酸甘补阴缓急痛之效。且桂芍相伍,调和营卫,姜枣同用,调补脾胃。此方重用补以甘药之药,合补中宫、灌四旁之理,使中气建、化源充,则五脏有所养。且阴阳兼顾,营卫俱补,补而不闷,温而不燥,确系以阳生阴之法,确有以能促质之效,临床应用十分广泛。

【临床应用】

一、气血两虚贫血者

其症多有心悸气短,心烦意乱,食少中虚,兼见手足冷,脉弱无力。

二、孕妇贫血症

例:张某,女,29 岁。妊娠六月余,诊见头眩、心烦、心悸、夜眠不安,动则短气,食后腹中虚满,午后四肢酸楚,嗜睡。其面容苍白,脉滑而无力。投以小建中汤,令其频频少量服用。半月后,诸症若失,饮食有增。

三、再生障碍性贫血

例:魏某,女,33岁。患者头晕、乏力,食欲不振,消瘦,紫斑,牙龈出血,月经量很少。两年前,曾住某医院,诊断为再生障碍性贫血,经输血及激素治疗,病情有所稳定。出院后不久,诸症再现,检查:红细胞 $2.10×10^{12}$/L,白细胞 $3.5×10^9$/L,血色素7g,血小板 $45×10^9$/L,诊其脉象细弱,舌苔薄舌质淡。余与小建中汤炖服鹿角胶、龟甲胶调治月余,出血减少,诸症改善。再以小建中汤为底方加鹿角胶、龟甲胶、当归、五味子、黄花、黄鼠狼肉,令其制成丸剂服用。经治四月余,精神、饮食均很好,皮肤出血点已不明显,牙龈出血已止。遂化验检查,血色素10g,红细胞 $3.50×10^{12}$/L,白细胞 $6×10^9$/L,血小板 $90×10^9$/L,后长期随访,病情稳定。

四、慢性肝炎

例:患者张某,男,41岁。有肝炎病史。证见:右胁疼痛月余,每饭后发作,伴四肢乏力,纳差,失眠。触其六脉皆沉细无力,按其两胁隐隐作痛。治疗以小建中汤,令服三剂。服后疼痛缓解,再配以疏肝理气活血的方药与小建中汤交替服用,服药四轮,疼痛消失,饮食如常。

中焦为气血生化之源,肝病后期往往以中虚为病,故以仲景小建中汤,建中养营,补之以虚,使肝有所养,其痛自愈。

五、重病恢复期

治疗重病患者恢复期,全身倦怠不适,中虚烦闷,饮食不佳,或血虚者,服用此方最为适宜。

六、产后血虚症

例:刘某之妻,37岁。因产后失血过多,自觉头晕、头痛、心悸、失眠,同时有潮热自汗、不思饮食、疲倦无力等。迄今产后月余,诸症日渐发展,故邀余诊治,诊见:面色㿠白无泽,言语短气,脉沉细弱,舌淡红少苔。治以小建中汤加黄芪20g、当归12g,五剂。服后,自汗减,饮食增,再以"归脾汤"调治数日而愈。

七、虚寒性胃痛、头晕、脉细者

八、气血久虚，遗精、自汗者

九、小儿瘦弱、偏食者

十、消化性溃疡

例：周某，男，45 岁。患十二指肠球部溃疡五年，身体消瘦，面色黄白，食欲很差，饮食、劳累、心情稍不遂意，心口疼痛即刻加重，常常心口痛，夜不能寐。用西药解痉、止痛药后虽可暂缓疼痛，但病终不能愈。余诊其脉细弦，舌淡苔白，施以黄芪 30g、生白芍 18g、桂枝 9g、炙甘草 6g、饴糖 30g、生姜 9g、大枣 4 枚，水煎饭前服。令其反复服用，每日一剂。患者服用半月后，饮食精神均有好转，心口疼痛减轻。后又以上方隔日一剂，服用二十余日而痊愈。两年后病情稍有反复，自用其上方数剂而安。

三十四、五苓散《伤寒论》

【组成】

猪苓 9g　泽泻 15g　白术 9g　茯苓 12g　桂枝 6g

【用法】

水煎服。

【主治】

1. 外有表证,内停水湿。症见头痛发热,烦渴欲饮,或水入即吐,小便不利,舌苔白,脉浮。

2. 水湿内停的水肿、泄泻、小便不利,以及霍乱吐泻等证。

3. 痰饮　脐下动悸,吐涎沫而头眩,或短气而咳者。

【方义体会】

《伤寒论》原用本方治太阳表邪未解,内传太阳之腑,以致膀胱气化不利,遂成太阳经腑同病之蓄水证。

水蓄为患,阳气不化,阴气不利之故矣。水,非阳不化,故用茯苓、桂枝、白术强心促脾,化而行之,即合《内经》"阳化气"之理;水,非阴不停,故用猪苓、泽泻、茯苓以脾导肾,分而利之,即合《内经》"阴成形"之理。余以为:所以气化者,就是增强器官循环功能,促进全身水液运化的作用;所以燥湿、渗湿者,就是增强组织器官对水液的吸收作用;所以除湿利水者,就是增强组织器官对水液的排泄作用。故方中以白术、茯苓增强吸收,燥湿以渗之;泽泻、猪苓增强排泄,以清利之;桂枝促进循环,气化之。

本证见《伤寒论》诸多范例,均有"渴欲饮水",而《金匮要略》却有"吐涎沫"。余索其理:热截水分是故"渴欲饮水";水饮逆流,泛泛于上,是故"吐涎沫"。正如天气不和,旱涝不均之意也。五苓散之所以为利水宗方,即在于"阳化气,阴成形"之理,是以促进机体运化水气,整体调节为功的。

【临床应用】

本方治疗湿、水蓄病患甚多,此不附例。

一、霍乱及急性吐泻症

有"渴欲饮水者",宜服此方。

二、水　泻　症

下利稀便如水状,倾泻如注者,服此方能立止之。

三、肾病、心脏病之浮肿症

尤以下肢浮肿甚,疗效很好。

四、感冒浮肿症

感冒浮肿者,服此方一剂即可。

五苓散合平胃散名谓胃苓汤,临床多治疗腹胀,浮肿,消化功能虚弱之食少、便下水谷不化以及小便不利等诸多肠胃疾患。余每与胃苓汤加炮姜、枳壳用之,效果甚好。

三十五、厚朴七物汤《金匮要略》

【组成】

厚朴 15g　川大黄 6g　甘草 6g　桂枝 6g　枳实 9g　生姜 9g　红枣 4 枚

【用法】

水煎服。

【主治】

外感表证未罢,里实已成。腹满,发热,脉浮而数,大便不通。

【方义体会】

仲景所立"病腹满,发热十日,脉浮而数,饮食如故"是以"腹满"、"发热"为要点。"病腹满"是内有实热积郁,"发热"、"脉浮"系表证未解。故方以厚朴、枳实、大黄行气除满,泻下实热;以桂枝、甘草、姜枣调营卫,解除表邪。

厚朴七物汤与大柴胡汤均为治疗表里同病之候。但大柴胡汤证属少阳阳明合病,故以小柴胡汤与小承气汤化裁。厚朴七物汤证属太阳阳明合病,故以桂枝汤与小承气汤化裁相合。二者均以治疗里证为主之两阳病变。

【临床应用】

一、气郁腹胀症

例:李某,女,31 岁。几日前,与夫生气,致胁胀腹满,嗳气声声,夜间不寐,周身烦热,余以厚朴七物汤改枳实为枳壳,加紫苏 6g,两剂治之,获愈。

二、痢　疾

证见:腹部拘急而痛,便后有重坠之感,身有发热者,可加生白芍 12g,服之即效。

三、妊娠胎胀，胸胁胀满者

可与本方去大黄，加当归 12g，大腹皮 6g，紫苏 6g 治之。

四、小儿食积感冒

内有积食，复感风寒是小儿常见病，常以此方酌量，一二剂可愈。

三十六、麻杏甘石汤《伤寒论》

【组成】

麻黄 6g　杏仁 9g　炙甘草 6g　石膏 24g

【用法】

水煎服。

【主治】

外感风邪,身热不解,有汗或无汗,咳逆气急,甚或鼻煽,口渴,舌苔薄白或黄,脉浮滑而数者。

【方义体会】

本方证乃因表邪化热,壅闭于肺所致。外邪袭表,入里化热,故见身热不解;肺主皮毛,热塞于肺,蒸而汗出;肺因热闭,则见喘逆,甚则鼻煽;邪热灼伤津液,故见口渴。本方则以身热咳嗽为应用依据,以清宣肺气为治疗大法。

此方乃麻黄汤之变法,即以石膏易桂枝,变辛温为辛凉之法。"麻黄汤"具有发汗散寒,宣肺平喘之功。而本方则除去辛温散寒之桂枝,使"麻黄汤"发汗之功逊之,再加入大量辛寒清热之石膏,就使其成为一首辛凉宣肺、清热平喘的方剂。临床运用治疗因肺热所致的各种病症,均可获效。

【临床应用】

一、肺　炎

例:柴某,男,38 岁。素体强壮,已咳喘十余年,入冬则咳喘加重,今冬劳累后感受风寒,而咳喘病又发,初起恶寒发热,周身不适,左胸疼痛,咳嗽频作,继则高热不退,面赤气急,胸部憋闷,咳少喘重,口渴喜饮。体温 39℃,血象:白细胞 $22×10^9$/L、中性粒细胞 78%、淋巴细胞 21%,X 线报告:左下肺肺炎。诊其脉象滑数,舌红苔黄腻。证属表邪入里化热,壅遏于肺。治宜疏表清热,宣肺平喘。投以麻杏石甘汤加味:麻黄 6g,杏仁 9g,生石膏 24g,炙甘草 6g,银花 20g,桑叶 10g,水煎,饭前服四剂。药毕,体温降至 37.5℃,虽咳喘胸闷、口渴明显好转，但仍有微热、咳喘痰多之证，继用上方加减：麻黄 6g，生石膏 18g，杏仁 9g，炙甘草 6g，葶苈子 12g，苏子 10g，桑白皮 12g，水煎，饭前服。五剂后，症状渐除，诸恙不显，X 线检查：肺炎已愈。

二、慢性鼻窦炎（鼻渊）

例：杜某之子，十五岁。患儿自述：鼻窍经常阻塞不通，嗅觉不灵，常流黄涕，气味腥臭，前额闷痛。诊其脉象略滑，舌苔薄黄。投以麻黄 5g，杏仁 9g，生石膏 24g，炙甘草 6g，辛夷 12g，细辛 1g，水煎，饭前服。三剂后，诸症大减。随又处以：麻黄 3g，杏仁 6g，生石膏 15g，炙甘草 3g，辛夷 12g，地龙 9g，水煎，饭前服五剂，令其隔日服一剂，半月而愈。

三、荨 麻 疹

例：一老翁，患荨麻疹已十余载。常年皮肤瘙痒，每遇风或饮食辛辣刺激物则瘙痒更甚。近日出现大片红色疹块，蔓延周身，历经医治，时好时发，痛苦不堪。余与麻杏石甘汤（麻黄 6g，杏仁 6g，生石膏 18g，炙甘草 6g）加蝉蜕 12g，丹皮 9g，白蒺藜 12g，白鲜皮 12g，水煎，饭前服，三剂而告愈。后时有轻度复发。嘱其每月初服三剂，至今已五年病未再发。

三十七、羚角钩藤汤《通俗伤寒论》

【组成】

羚角片 6g　　钩藤 15g　　桑叶 10g　　生地 15g　　菊花 9g　　茯苓 12g　　生
白芍 30g　　竹茹 9g　　川贝母 9g　　甘草 6g

【用法】

水煎服。

【主治】

肝经热盛,热极动风。高热不退,烦闷躁扰,手足抽搐,发为痉厥,甚则神
昏,舌质绛而干,或舌焦起刺,脉弦而数。

【方义体会】

本方原为邪热传入厥阴,神昏搐搦而设。热极伤阴,风动痰生,痰热扰心,
甚则神昏。故用羚羊角、钩藤凉肝熄风,清热解痉;桑叶、菊花以助熄风之效。
风火相煽,易耗阴灼液,故用生白芍、生地黄养阴增液,柔肝舒筋,合羚羊角、钩
藤凉肝熄风,标本兼顾。邪热亢盛,灼津成痰,故用川贝母、竹茹清热化痰;热
扰心神,又以茯神木宁心安神;生甘草与生白芍相伍,酸甘化阴,缓急舒筋。

肝阳上亢与此病机一致,故常用此凉肝熄风,可酌加生龟甲、石决明等潜
镇肝阳。

【临床应用】

一、温　热　病

高热烦躁,手足抽搐,发为痉厥者,服之即效。

二、素体阳盛的头痛、头晕、震颤证

三、类中风(脑血管意外)

例:李某,男,59岁。患者卒然倒地,人事不省,四肢瘫软,急诊住某医院。

入院时,血压 180/140mmHg,诊为:高血压、脑出血? 内科抢救三日,病情仍不稳定,遂邀余会诊。

患者面色潮红,双目俱赤,神昏不语,呼吸声重,杂有鼾鸣,四肢全瘫,体温39℃,脉洪而数,舌绛而干。辨为素体阴虚阳亢,外感邪热,引动肝风,气血并行于上,风火相煽,热伤经络,痰扰心神,治宜滋阴清热,凉血熄风化痰,处方如下:

羚羊角(另炖)9g,钩藤 15g,桑叶 10g,生地 15g,菊花 9g,生白芍 30g,茯苓12g,竹茹 9g,生石膏 15g,生龟甲 15g,生甘草 6g,川大黄 6g,汉三七粉(冲服)6g,水煎服三剂。

复诊,患者灌服上药,逐日神志清醒,能少量进水,舌渐红润,脉趋平,四肢微有动意,继拟滋补肝肾,平肝熄风之剂,处方如下:

当归 12g,麦冬 15g,沙参 12g,枸杞子 12g,生地 12g,熟地 12g,川楝子10g,生白芍 20g,钩藤 20g,水煎饭前服,令隔日一剂,配合西医治疗。

一月后,四肢已能小动,血压 160/100mmHg,病情日趋稳定,遂配合针灸治疗,加强功能锻炼,出院养息。

三十八、猪苓汤《伤寒论》

【组成】

茯苓 15g　　猪苓 10g　　泽泻 10g　　阿胶 9g(烊化)　　滑石 9g

【用法】

用水久煎温服。

【主治】

水热互结,小便不利。症见发热,口渴欲饮,或见心烦不寐,或兼有咳嗽,呕恶,下利者。

【方义体会】

本方原治伤寒之邪,传入阳明或少阴,化而为热,与水相搏,遂成水热互结,邪热伤阴,小便不利之证。水热相搏,不得气化,阴津不布,加之热邪伤阴,故口渴欲饮;水热互结,气化不行,则小便不利;水湿下渗大肠,故而下利;水气上逆,则为咳逆;中阻于胃,则为呕逆;虚热上扰,则心烦不寐。此当利水、清热、养阴。方以茯苓、猪苓、泽泻,渗利水湿;滑石清热通淋;阿胶滋养营阴。诸药相合,利水不伤阴,滋阴不敛邪,使水气去,邪热清,阴液复,则诸症自除。

猪苓汤与五苓散在药物上均有二苓、泽泻,可谓共有利水之功。然猪苓汤以滑石、阿胶养阴清热通淋,而五苓散则以白术、桂枝温阳化气健脾。故猪苓汤是以养阴清热而利水,五苓散则以温阳化气而利水。两方各有所主,均为解除水患之良方。

【临床应用】

余多年来临证体会,此方治疗泌尿系疾患疗效甚佳,如泌尿系感染、泌尿系结石、尿血及肾小球肾炎等。

一、膀　胱　炎

例:于某,男,30 岁。小便点滴而出且涩痛,化验为血尿(尿中有大量红细胞)。医院诊断为膀胱炎、尿道炎。找余治疗,先与服"八正散"汤四剂,尿痛减轻,仍有血尿,后与"猪苓汤"十余剂,小便自利,血尿消失,化验尿中已无红细胞。

二、肾结核血尿症

例:兰某,男,45岁。因肾结核血尿症,住某医院治疗月余,仍时轻时重,效果不佳,常腰痛、精神不振。后找余治疗。经服用"猪苓汤"加生山药18g,白茅根10g,十余剂,血尿止。

三、输尿管结石

例1:贾某,男,44岁。右侧输尿管上中部有一约0.5cm大小结石,患者后腰肾区疼痛,经常发作。诊见:心烦低热,口渴能饮,脉细数。以猪苓汤煎汤送服自拟化石丹半月后,疼痛次数减少,后坚持服药三月余,诸证悉除。经某医院"B超"检查,结石已无。

例2:戈某,男,9岁。八四年春天腹痛,小便不利,食差,消瘦,手足心热。医院检查后诊断为尿路结石。病已数月,多方治疗不效。余以猪苓15g,泽泻12g,茯苓12g,滑石6g,阿胶9g(烊化),远志6g,白茅根15g,金钱草12g,生甘草3g,四剂,隔日一剂,水煎服。患儿服药期间,尿量大增,尿出大如小豆、小如米粒大小"石头"四五十块,其母很害怕,药未服完便带着"石头"前来详述其情况。余亦感惊!小儿用成人量,其效颇神,嘱其继用前方,同时又处以轻剂"归脾汤"与上方反复轮服三轮而告痊愈。患者现已上中学,病未复发。

三十九、理中丸《伤寒论》

【组成】

人参 6g　干姜 6g　炙甘草 6g　白术 9g

【用法】

丸剂每服 9～12g，开水送下；或水煎服，用量按原方比例酌减。

【主治】

1. 脾胃虚寒。症见自利不渴、呕吐腹痛、腹满不食以及霍乱等。

2. 阳虚失血。

3. 小儿慢惊，病后喜唾涎沫，及胸痹等证由中焦虚寒所致者。

【方义体会】

本方主证太阴脾胃虚寒证。脾胃属土，具有统血、运化，升降等功能。中焦虚寒，则运化失职，升降失常，是以吐利腹痛等为主症。病属虚寒，非温则寒湿不祛，非补则虚不得治。故以人参补气健脾，干姜温中祛寒，白术燥湿健脾，炙甘草益气和中，共成温中祛寒，补气健脾之剂。

阳之动始于温，温气得而谷精运，谷气升而中气赡。凡由中焦虚寒所致之各种杂证，均可治之。

若脐上筑者，是心阳虚肾水上逆筑动，故去术，加桂枝通心阳，化水气而降筑动；吐者，是胃气上逆，故去白术，加生姜止呕；心悸者，为水气凌心，故加茯苓利水养心气；腹痛喜温喜按，是内虚，故重用人参，补中益气；恶寒，肢冷者，为寒甚，故重用干姜，温中散寒；腹满，为阳虚寒积，故加附子，温阳散寒；呕吐酸水者，是湿郁上犯，故以黄连，燥湿降逆；咳喘者，是中焦久虚，痰饮内停，故加半夏、茯苓，燥湿化痰，健脾除饮。

【临床应用】

一、妇人白带过多症

若见妇人白带过多，少腹虚冷者，与本方加山药 20g 治之，有效。

221

二、久虚腹泻

此类腹泻,长期缠绵不愈,腹满、纳差、四肢倦怠,常以本方温补中宫而取效。

三、小儿口多涎,便秘者

此症系脾虚津液不布散。水津由脾而上,溢于口中。脾胃不运,津液逆冷于上,下焦肠中失润,故多便秘,常以本方酌量,治之即效。

四、宫寒不孕症

脾胃阳气不运,日久脾胃虚弱,气血不足,常导致少腹虚冷,宫寒不孕。与本方加桂枝 9g、吴茱萸 3g,治之有效。

五、虚寒胃病呕吐酸水者

素日面色苍白,四肢不温,胃中隐隐作痛,泛吐酸水者,与本方加黄连 6g,几剂可愈。余以为黄连与干姜配伍,一苦一辛,一寒一热,升降中焦,共为平胃制酸之上药,临床多年,用之即效。

六、寒　喘

余常以本方加茯苓 15g、桂枝 12g、半夏 9g,治疗脾胃虚弱喘息者,疗效很好。

七、冠　心　病

例:刘某,男,50 岁,每受凉、劳累后则恶寒、心悸、胸闷、气短、神疲、嗜卧,面色㿠白,脉迟弱且常有结象。医院诊断为"冠心病"、冠状动脉供血不足。常以小红参 6g,干姜 6g,白术 10g,炙甘草 6g,阿胶 10g(烊化),附子 6g 治之,屡用屡效。

四十、麻黄汤《伤寒论》

【组成】

麻黄 9g 桂枝 6g 杏仁 9g 甘草 3g

【用法】

水煎服,服后盖被取微汗。

【主治】

外感风寒表实证。症见恶寒发热,头痛身疼,无汗而喘,舌苔薄白,脉浮紧。

【方义体会】

麻黄汤为开表逐邪发汗之峻剂,凡见肺气不宣,毛窍闭塞,卫气不达,营气不畅之表寒实证,投之无误。

方中麻黄发表、开毛窍、利肺气,故能宣肺、平喘、发汗以散寒邪。桂枝通营达卫,入血脉增强血行,既助麻黄发汗之功,又调麻黄过汗之弊,且无损卫气。杏仁降肺气,助麻黄平喘,与麻黄配伍一表一里,一宣一降,互为平喘之要药。甘草调和诸药,并解杏仁之毒。

麻黄发越卫分之阳气,桂枝通达营分之血行,麻桂互助为功。杏仁降肺气,甘草和诸药,以缓麻桂过于辛散之弊。如此则体表气化增强,变阴邪为浊汗,表实寒邪即能解除。

【临床应用】

一、感冒重症,恶寒无汗者

例:章某,男,27 岁。患者因夜间受寒,次日咳喘频频,恶寒高热,头痛身酸。诊见:高热而无汗出,脉浮紧而数。投麻黄汤一剂,并令服药后盖被发汗,避风寒。次日高热退却,诸症亦随汗而解。

二、慢性气管炎急性发作

素患气管炎及咳喘者,若突感风寒,恶寒无汗,喘咳加重,脉象浮紧,该方一剂可解。

三、慢性关节炎,感寒痛甚者

用治慢性关节炎患者,因感风寒湿气而使症状加重,关节痛甚,诊见:发热无汗,脉浮弦者,可以麻黄汤一剂与治。

例:刘某,女,45 岁,患关节炎十余年。每逢冬春之交,疼痛加重。此次邀余诊治,是因近日感冒致使诸症加甚,见患者有喘象,虽发热但无汗出,脉浮兼弦,舌淡苔薄,令服麻黄汤一剂,关节疼痛大减,诸症若失。

【应用注意】

表虚、里虚、血虚者慎用。

四十一、温经汤《金匮要略》

【组成】

吴茱萸 9g　桂枝 6g　当归 9g　生白芍 6g　川芎 6g　人参 6g　阿胶 6g　牡丹皮 6g　甘草 6g　半夏 6g　麦冬 9g　生姜 9g

【用法】

水煎服。

【主治】

冲任虚寒,瘀血阻滞。漏下不止,月经不调,痛经,不孕。

【方义体会】

冲任虚寒,瘀血阻滞。血虚而瘀,非纯用祛瘀之法所宜,当以温经散寒与养血祛瘀并用,使血得温则行,血行瘀消,诸证可愈。方中吴茱萸、桂枝温经散寒,兼通血脉;当归、川芎活血化瘀,养血调经;阿胶、芍药、麦冬合当归,和肝血养肝阴;丹皮既可助桂枝、川芎祛瘀通经,并能退虚热;人参、甘草、生姜、半夏,益气和胃,以资生化之源。各药合剂,以奏温经通脉,养血祛瘀之功。

【临床应用】

一、慢性前列腺炎

例:阎某,男,62岁。1964年8月7日初诊。患者会阴部胀痛三月余,伴有排尿困难、尿频尿痛等症。入院治疗,经直肠指诊,前列腺充血增大、压痛,诊为前列腺炎。中西医治疗月余不效,邀余诊之。诊见:形体消瘦,情绪低沉,脉沉而细,舌淡苔白,自诉:会阴部隐痛不休,痛引少腹,腰酸重。每与热水坐浴,少得舒适。辨此为下焦虚寒,瘀血阻滞。拟吴茱萸 9g,当归 12g,生白芍 9g,川芎 6g,党参 15g,桂枝 9g,阿胶 10g(烊化),丹皮 6g,麦冬 9g,半夏 6g,生姜 9g,炙甘草 6g,水煎服。服用五剂,诸痛大减,精神好转,又拟上方与"当归生姜羊肉汤"两方各服五剂,此症渐愈。

慢性前列腺炎是男性生殖系统常见病,且以中老年居多。患此久病,下焦气血瘀阻,往往误用清热解毒及抗生素类,使其局部瘀滞加甚。临证需明此理:慢性感染系局部瘀血阻滞日久所致,其本乃属血滞寒凝,固多采用温经汤,温经散寒、养血祛瘀。曾治此类数例,皆取效。

二、痛　经

例:范某,女,24岁。痛经两年多,服药多剂,终不见愈。主诉:经期先后不定,经色暗红,并伴血块;每痛经时,手足厥冷,饮食不进,其状甚苦;触其六脉沉而细弦,手足不温。拟温经汤原方,嘱其每逢经前四五日,服之二三剂。当月服后即效,后自持此方,按嘱服药,痛经解除。

四十二、桂枝芍药知母汤
《金匮要略》

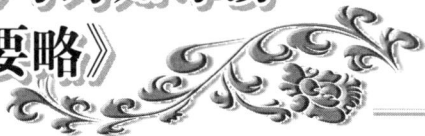

【组成】

桂枝 12g　生白芍 9g　知母 12g　防风 12g　附子 6g　麻黄 6g　白术 15g　甘草 6g　生姜 15g

【用法】

水煎服。

【主治】

风湿痹痛。

【方义体会】

风湿日久,正气日衰,身体尪羸,肢节疼痛;阳气久虚,湿邪上乘,头眩短气,温温欲吐。此类风寒湿邪痹阻为阳气不达,湿气不运,营卫不和。故以温阳驱寒,化湿祛风,健脾和营为治。方中附子、白术温阳健脾,驱寒除湿;麻黄、防风解表祛风;桂枝、芍药、生姜、甘草调和营卫,温运胃气;知母养阴佐燥。诸药配伍,温中有补,燥中有制,散而有和,通而有助,是治疗风寒湿痹日久,气血阻滞的好方剂。

【临床应用】

一、风湿性关节炎

"风湿性关节炎"属中医"痹证""历节病"。若为"行痹",肢体关节疼痛,腕、肘、膝、踝关节痛无定处,伸屈不利,伴有恶寒发热、苔薄白、脉浮,常以防风汤、桂枝芍药知母汤两方交替服用治之。若为"痛痹",肢体关节疼痛剧烈,遇寒加重,掣痛不得屈伸,舌嫩苔白,脉弦紧,常以乌头汤与乌头桂枝汤或甘草附子汤、桂枝附子汤与桂枝芍药知母汤联合治之。若为"着痹",肢节疼痛沉重,皮肤麻木,局部肿胀,舌苔白腻,脉濡缓,常以防己黄芪汤、麻杏薏甘汤与桂枝芍药知母汤交替服用治之。若为"热痹",关节疼痛局部红肿发热,关节不利,重者身热,口渴烦躁,舌红苔黄而燥,脉象滑大而数,常先以白虎桂枝汤、《备急千金要方》三黄汤清热通痹，然后再配合桂枝芍药知母汤治之。若风寒湿热相杂为"痹"，肢节疼痛不利，头晕短气，两足发肿，遇寒则痛，遇热不减，多与风寒、阴雨气候有关，局部时冷时热，舌苔黄，脉滑，当以"桂枝芍药知母汤"治之。上述证例很多，不胜枚举。

二、荨麻疹

久治不愈荨麻疹，多以寒湿内生，风邪骚扰，蕴积肌肤，营卫不和为病机。余以桂枝芍药知母汤加蝉蜕 9g，治之即效。

例：王某，男，30 岁。78 年 9 月初诊。患者每遇风寒，皮病突起，身体各部皮肤可见小如麻子，大似豆瓣，呈紫红色瘾疹，有时发痒，有时无痒无痛，常服"氯苯那敏"之类，一二日渐愈。近来，汗出当风，诸症又起，时已十余日，治之不愈，找余诊之。见其病机属上，处以桂枝芍药知母汤加蝉蜕 9g，服药两剂而愈，五年未犯。

三、坐骨神经痛

此病证型较多，但见疼痛较甚，遇寒加重，无明显阴虚症状者，均可投之。

例：马某之母，69 岁。坐骨神经痛多年。老妇终年不分寒暑，下穿棉裤，疼痛时轻时重，针灸数月有小效。日前因感冒过后，病痛加重，不能下地行走。其女亦为中医，多法与治，不效，找余索法。脉证：下肢微肿，掣痛不已，舌苔薄白，脉弦。遂出具桂枝芍药知母汤。其以此方治之，不逾一周，疼痛解除而能下地活动。

四、色素沉着

对于久治不愈，且面积较大的色素沉着，余常以"逍遥散"与"桂枝芍药知母汤"配合治疗，效果很好。

五、肾病综合征

此病主要为浮肿，胸腹积液，营养不良，贫血，肌肉萎缩，周围循环衰竭，畏寒肢冷，体温偏低，神情淡漠，血容量不足等症。临床以激素治疗时，减药或者停药，均可使上症再犯。余常以桂枝芍药知母汤、附子汤、济生肾气汤、当归芍药散等类联合方组与治，其效益彰，一者可减轻停、减激素的并发症，再者起治疗作用。

例：王某，男，19 岁。患肾病综合征，服激素"醋酸泼尼松"（60mg/d），半年之久，治疗效果很好。遵医嘱开始减药。减药一月后（减至 40mg/d）出现精神疲倦，食差腹胀，骨节疼痛，轻度浮肿诸症，医院建议中医治疗。余以桂枝芍药知母汤、济生肾气汤、当归芍药散之类联合方组与治两月余，激素按期减量（减至 20mg/d），诸症无恙。又以此法加减调治两月余，激素逾期停止，患者基本痊愈。

四十三、小半夏汤《金匮要略》

【组成】

半夏 12g　　生姜 12g

【用法】

水煎服。

【主治】

诸呕吐,谷不得下者;或心下有支饮,呕不渴者。

【方义体会】

小半夏汤为止呕之祖方。大凡呕吐,皆由胃气上逆所致。胃主受纳,以降为顺,胃失和降,气逆于上。"诸呕吐"系指各种原因引起的呕吐,由于小半夏汤所用半夏、生姜,善能降逆和胃,为治呕吐之要药,故本方随证化裁得当,即可治诸般呕吐。仲景设止呕方剂多类,然首列半夏、生姜为剂。

【临床应用】

一、中风呕逆证

例:田氏,女,59 岁,1981 年 12 月 30 日突因中风偏瘫入医院抢救。医院诊为脑血管意外,并采取急救措施。次日,患者神志渐清,欲饮水,少饮片刻,即呕吐。此后,呕逆频作,饮食不进。余以半夏 12g、生姜 15g 冷水煎后缓缓服下,嘱其服后少进米粥,未再犯呕。次日饭后又作呕逆,又以此方治效。后家属持此方药煎取数杯,每于饮食前服之几勺,直至病情稳定出院,呕逆未再发作。

二、肾病综合征呕逆

本病常因氮质等代谢物潴留,引起明显的胃肠系症状,呕吐、恶心严重。一般慢性肾衰竭,病机常属水气内停,肾阳虚衰。治疗原则是先降水逆,继化浊阴,待阳气得复,阴霾渐消,然后扶助肾阳,鼓动气血,缓缓图本。余治此类 20 余例,大都先以小半夏汤加茯苓、伏龙肝和胃止呕,以降水逆,投之即效。

是症呕恶,水气上逆。《金匮要略》云:"卒呕吐,心下痞,膈间有水,眩悸者,小半夏加茯苓汤主之。"故以小半夏加茯苓汤降逆安中,引水下行,配伍伏龙肝意在调中燥湿,止呕很好,余每用之。

四十四、半夏泻心汤《伤寒论》

【组成】

半夏10g　黄芩9g　干姜6g　人参6g　川黄连6g　炙甘草6g　大枣4枚

【用法】

水煎服。

【主治】

胃气不和，症见心下痞满不痛，或干呕、或呕吐，肠鸣下利，舌苔薄黄而腻，脉弦数。

【方义体会】

本方原治少阳证因误下而成的痞证。少阳证误下则使脾胃之气受损，邪气乘虚而入，使寒热互结于中焦，致使中焦脾胃升降失调，气机不畅，运化失职而见心下痞满，呕逆及肠鸣下利等证。方中半夏为君，辛苦入胃，以和胃消痞，降逆止呕；辅以干姜辛温散寒，增强其辛开散结之功；黄连、黄芩苦寒泄热，增强其苦降除逆之力；佐以人参、炙甘草、大枣补脾益气以和中。本方寒热、辛苦、补泻同施，配伍合理，用药巧当，从而使胃气得和，升降复常则痞满吐利诸症自除。

【临床应用】

本方因立法周全，配伍合理，用药巧当，临床上不仅仅是治少阳误下成痞。凡寒热互结成痞，以及湿热中阻，脾胃虚弱，升降失调所造成的痞证均可应用，且效果满意。

一、慢性胃炎

例：杨某，男，47岁。患慢性浅表性胃炎三年余，常自服各种健胃西药及中成药以调理，病情时好时坏。近日因进甜食量多，则病情加剧，症见：脘腹胀闷、嗳气、呕逆；有时酸水上泛，舌苔薄白，脉细弦。投以半夏泻心汤，半夏10g，川黄连6g，黄芩9g，干姜9g，炙甘草6g，党参12g，大枣4枚，水煎饭前服三剂。一剂后腹胀除，余症轻，两剂后诸症消然。

二、消化性溃疡

例:王某,男,67岁。患胃及十二指肠溃疡二十余年,曾多方求治,终未痊愈。见痛苦病容,形体消瘦。自述:心口隐隐作痛,或嘈杂烦乱,满闷不适,每饥饿时发作,常噫气吞酸、恶心欲吐、饮食不下、大便溏薄,诊其脉象细紧,舌尖略红。余先与半夏泻心汤,半夏9g,党参15g,川黄连6g,黄芩9g,干姜9g,炙甘草6g,大枣4枚,水煎,饭前服三剂。二诊:诸症见轻,精神亦好转,唯胃脘隐痛尤在。又予上方减芩连用量,令服两剂。三诊:药毕后,症状大见好转,胃脘虽偶有隐痛,但亦无嘈杂之苦。后余配以自拟活胃散调治两月余,诸症消除,身体逐渐康复,现已近八旬,仍未复发。

三、急性肠胃炎

例:赵某之女,7岁。因食不洁之物而腹痛,吐泻不止,大便溏薄,完谷不化,体温38.5℃,腹胀拒按。此乃小儿为稚阴稚阳之体,脾胃之气尚健,故饮食不适则脾胃运化受限。今食物不洁之,当损伤脾胃之气,且邪热结于胃肠,致升降失调,运化失职,而见腹胀痛,吐泻不止等证。急当投予半夏泻心汤以调和肠胃,降逆止泻。处方:半夏6g,党参6g,川黄连3g,黄芩9g,干姜3g,炙甘草3g,大枣2枚,水煎饭前服。一剂后热退,两剂后吐泻止。

四、慢性肝炎

例:白某,男,37岁。曾患慢性肝炎,每遇肝区疼痛时见:口苦咽干,食欲不振,胃脘憋胀不适,嗳腐吞酸,烦满失眠,溲黄便溏,脉弦,舌苔黄。予半夏泻心汤加枳壳6g,香附9g,服后疗效甚佳。后与半夏泻心汤、膈下逐瘀汤两方交替不间断地服用半月,症状消失。

五、痢疾初起

里急后重症状初见者,服半夏泻心汤一剂,可防止发展成脓血性痢疾。

六、素体虚弱而见消化不良者

尤其是胃酸过多,有嗳腐吞酸症状者,服之即效。

七、胃肠功能失调

因胃肠功能失调所见之呕恶、烦闷、虚痞、便溏等证,均可使用本方。

四十五、黄芩汤《伤寒论》

【组成】

黄芩 12g　芍药 12g　炙甘草 6g　大枣 4 枚

【用法】

水煎服。

【主治】

湿热下利,症见身热口苦,腹痛下利,或痢疾腹痛有热,舌质红,脉弦数。

【方义体会】

本方原治太阳与少阳合病自下利者,用以清里热。里热清则下利止,且在表之热可除。

方中黄芩苦寒入大肠,清湿热止下利;芍药酸寒和营,缓急止痛;炙甘草、大枣甘温益气,健脾和中。四味药配伍精当,组成合理,既可清热止利,又能和中止痛。

【临床应用】

余常以此方治疗急性肠炎和痢疾初起。若急性肠炎原方可加半夏 9g,生姜 9g,名黄芩加半夏生姜汤。多数剂取效,例不赘述。曾以此方加味,抢救一菌群失调综合征患儿,其例如下:

付某,男,6 个月。患儿发热十余日,体温 39.5℃,咳嗽、喘。住医院诊断为:支气管肺炎,菌群失调综合征。连续九天出现绿色稀水样便,进乳即吐,腹部胀满,昏睡不醒,呼吸浅促,经用多种抗生素、输液、给氧等病势日进,邀余会诊。

诊见:患儿高热,意识障碍,面色苍白,唇青发绀,鼻翼扇动,额头冷汗,脘腹胀满如鼓,水便自流,肛门发红,四肢厥逆,指纹淡紫直透三关,此证为热毒内陷,正气欲脱。急当扶正,兼以清解。

处方:红参 3g,黄芩 3g,生白芍 3g,半夏 2g,茯苓 6g,甘草 2g,生姜 3g,红枣一枚,两剂,每日一剂,日服三次。

二诊：神清热解，能少量进乳，下利稍歇，病势已安，但腹胀如故。治以健脾、祛湿、解毒，药用黄芩 3g、生姜 3g、红枣一枚，煎汤冲服参苓白术散 1.5g，日二服，夜一服，三剂。

三诊：体温恢复正常，利止胀消，乳食渐增，神色倦怠，宗前方减黄芩，调治数日，痊愈出院。

此患儿外感，邪热壅肺，失治而成下利。邪热上扰，则神昏嗜睡；热邪下迫，则自利不止；热邪燔炎日久，阴精阳气欲脱。此时，若纯用苦寒除热之剂，则邪未去而正先亡。故以参苓和黄芩加半夏生姜汤扭转其邪盛正衰之危局，故收良效。

四十六、当归补血汤
《内外伤辨惑论》

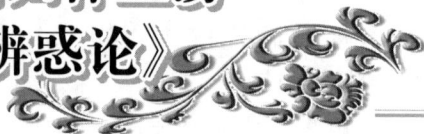

【组成】

黄芪 30g　当归 6g

【用法】

水煎服。

【主治】

劳倦内伤。症见肌热面赤,烦渴欲饮,脉洪大而虚、重按无力,以及妇人经期、产后血虚发热、头痛,或疮疡溃后,久不愈合者。

【方义体会】

劳倦内伤,气弱血虚。气弱则身冷,血虚则身热,阴血亏损浮阳外越,故见肌热烦渴,此类似白虎汤证,然其病机迥然不同,白虎汤证是以阳盛实热作症,其脉洪大有力,此方证是以阳浮虚热作症,其脉洪大无力,故用补气生血,以无形之气促生有形之血。方中重以黄芪大补脾肺之气,以裕生血之源;当归益血和营,以使阳生阴长,气旺血生。

【临床应用】

一、哺乳妇女缺乳症

此多由产后伤气亡血,冲任亏虚所致。可与当归补血汤倍量,即黄芪 60g、当归 30g,加入白芷 6g,通草 9g,水煎服,收效很好。

二、外科疮疡疾患

当归补血汤亦谓补气托毒,养血生肌之良方。余多年在此方基础上加银花 30g,甘草 9g,自命外科保元汤治疗诸多疮疡疾患,其效益彰。

1. 附骨疽

例:顾某,男,13 岁。患儿左肢胫骨,肌肉外露,溃破 3cm×7cm,疮口淡红、湿润、常流脓血水,有时伴有米泔样物质,多方求治,久不愈合。诊其形体较瘦,面色不泽,低热烦渴,脉大而虚。以自拟外科保元汤治之。

处方:黄芪 30g,当归 15g,银花 20g,甘草 9g,水煎服,十余剂。

半月后,疮口发痒,新肉长出,创面缩小,继以自拟外科保元汤与自拟归胶天灵丸两方治之,处方如下:

第一方:黄芪 30g,当归 15g,银花 15g,甘草 9g,水煎,饭前服。

第二方:当归 120g,鹿角胶 30g,天灵(煅)30g,川芎 20g,蜥蜴(焙)2 条,鼠妇(阴干)50 个,熟地 120g,川贝母 50g,肉桂 10g,元参 120g,牡蛎 60g,上药杵为细末以夏枯草 500g 煎汤去渣,取汁浓缩加蜜适当为丸,日服 12g。

上二方隔日服用,共服四月余,疮口愈合。

2. 血栓闭塞性脉管炎

例:李某,男,51 岁。患脉管炎五年。左足小趾及足背破溃两月余,局部微热,溃疡暗红,脓液稀薄,疼痛绵绵,见形体消瘦、自汗、懒言、面微赤、脉细弱。此乃正虚邪陷,给予扶正祛邪,托里解毒的自拟外科保元汤治之。

处方:黄芪 40g,当归 20g,银花 15g,甘草 12g,水煎服十剂。

服后,疼痛减,自汗止,继拟上方与阳和汤方交替服用半月后,溃疡处新肉长出,肌生皮长。又以自拟活化汤与上两方调治六十余剂,破口已愈,已能干轻活。

3. 小儿麻疹

其正虚麻毒不透,唇青面白,隐疹难出者,以自拟外科保元汤酌量一二剂内托、外清,疗效甚捷。

4. 肺痈(肺脓肿)恢复期

例:刘某,男,31 岁,农民。一月前患肺痈(肺脓肿),通过中西医治疗,诸症好转。但仍见咳喘短气、自汗,痰多、身热烦渴,诊其脉大而虚。余恒以自拟外科保元汤加川贝母 9g,元参 12g,牡蛎 15g,夏枯草 15g,鱼腥草 15g 治之,服药30 余剂,诸症逐渐消失。

5. 阴疽(结核性脓胸)

例:张某,女,9 岁,1971 年 7 月 10 日就诊。患儿 5 岁时患肺结核,经治疗,一直未痊愈。1970 年右侧胸壁发现一肿物,数月后,溃破流脓,经市立某医院检查,诊断为结核性脓胸,加大抗结核药物剂量并置导流管引流,住院七个月,仍流脓不止,遂出院来诊。

患儿形体消瘦,面色苍白,精神不振,体重仅 37 斤,呼吸较促,干咳,引流管时时溢脓,脓液不黏,午后低烧,脉细数无力,舌红而干。证属阴疽,气血已

虚,不可妄行清解,以消为贵,温补排脓。拟方:

第一方:柴胡 12g,当归 15g,白芍 12g,白术 9g,茯苓 12g,夏枯草 15g,川贝母 9g,煅牡蛎 15g,元参 15g,粉丹皮 9g,甘草 6g,水煎服。

第二方:黄芪 30g,当归 15g,金银花 30g,甘草 9g,水煎服。

第三方:党参 12g,白术 9g,茯苓 12g,当归 15g,炙甘草 6g,生白芍 12g,熟地 12g,麦冬 12g,黄芪 15g,远志 6g,五味子 6g,生姜 3 片,红枣 4 枚,水煎服。

上方次递轮服七轮共 21 剂,脓液减少,饮食增加。8 月 7 日二诊,仍守前两方,继服七轮。

9 月 1 日三诊:疮口周围发痒,余症大减,引流管中仅有少量黏液,嘱其去医院拔掉引流管,改服外科保元汤与阳和汤治之。

服上药 30 剂后,疮口逐渐愈合,精神渐旺,饮食倍增,体重增加 8.5 公斤,继续服药调理。

患儿于 1971 年年底复查,结核性脓胸已愈,次年复学。

余治外科疾患很多,认为痈疽两途,一轻一重,毒邪一浅一深,中医内治,疗效颇彰。痈宜清解,疽宜温补,切不可混淆。另外,脓汁清淡,气血已虚,脓汁黏厚,气血甚旺,不能概以清火败毒,尤其是温补气血,内托外清,开腠逐毒之法,临床辨证运用,应手而愈诚多。

四十七、泻心汤《金匮要略》

【组成】

川大黄 9g　　川黄连 6g　　黄芩 9g

【用法】

水煎服。

【主治】

心胃火炽,迫血妄行,以致吐衄便秘,或三焦积热,目赤口疮,或外科痈肿属于热毒炽盛者。

【方义体会】

本方为治疗实热火毒之基本方剂。火热为患,充斥三焦,故多见大热烦扰,血为热迫,上逆于肺窍,则为吐衄;热伤络脉,血溢肌肤,则为发斑;热壅肌肤,则为痈肿;热伤心神,则狂乱错语。故以川军泻热逐瘀,推陈出新,黄连、黄芩清实热,泻心火,祛湿热。诸药合用,苦寒直折,泻火解毒。

【临床应用】

临证中,凡见实热或急性上焦出血,如吐血、咯血、衄血,常以本方加味,其效颇捷。

一、急性衄血

例:何某,男,26 岁。偶患鼻腔大量出血,流之不止,其母予棉堵之,则满口流溢。邻人传一法,以凉毛巾敷前额,仍不止,急召余治,视其面部潮红,脉象洪大,急拟川军 9g,川连 6g,黄芩 12g,茜草 9g,令煎好听用,并以川连、川军、黄芩各 3g,令速炒为焦炭,研末,以前汤药一次送服之。服后一刻许,衄血停止,上床安卧,睡醒后未复流血,只觉头晕,遂令其停药养息。

二、肺结核咯血

例:吕某,男,30 岁。患空洞性肺结核五年之久。一月前突因咳嗽阵发,咯

239

出鲜血,经服西药维生素 C、白阿胶,肌注链霉素,咯血仍不止。诊见:面红身热,寸脉有力,即与服泻心汤加茜草 9g,阿胶 9g(烊化)。两剂后,咯血明显减少,面亦转为淡黄,精神略差,再拟归脾汤加味,令服十剂,咯血止,后嘱其长期服用异烟肼抗痨治疗。

又例:伊某,女,27 岁。因肺结核咯血,并伴高热而住院,数日血痰不止,西医建议中医治疗。余诊其脉滑而数,面颊潮红,咯吐血痰,色鲜红,体温38.5℃。此系邪热犯肺,火郁迫血。故以泻心汤加茜草 9g,阿胶 9g(烊化)、小蓟 9g 治之。次日痰中血少,胸痛干咳,又予"麦门冬汤"五剂,咳痰减少,未见有血。

三、高血压脑病

高血压病之脑充血或溢血之急发症状时,可急与本方救治,急发症已过,再不可施。

四、急性充血性眼病

余每遇此类疾患,常拟泻心汤加生石膏 18g、麻黄 3g,并嘱热服之,二三日即愈。

五、舌　炎

成人或小儿,舌赤而疼痛,状如火灼,流涎甚多,或舌赤肿,舌下又叠一舌,微痛流涎难忍者,服减量泻心汤加归尾,数剂可愈。

六、经行吐衄(倒经)

妇人月经来潮,周期性出现鼻出血或吐衄者,谓之"经行吐血",状如月经倒逆上行,故也称"倒经"、"逆经",现代称为"代偿性月经"。此多由冲脉气盛,邪热上逆所致,常以泻心汤加怀牛膝 15g、当归 9g 治之,效果很好。

七、湿疮、湿疹

余常以本方倍量,研末外敷,治疗湿疮、湿疹,疗效甚佳。

八、充血性头痛

证见:面红口干,心烦尿赤,头胀痛便秘者,以泻心汤加生石膏 18g,水煎服,有速效。

九、急性热痢

治疗急性热痢,热毒腹泻,脉数有力,痢赤而后重者,可与泻心汤加生白芍 12g,水煎温服。

十、火毒疮疖

此证疼多于痒者,可与泻心汤加银花 15g、蝉蜕 9g、赤芍 9g,水煎温服治之。

十一、肝郁化火证

治疗肝气郁甚,郁怒无常,头晕发胀,面红唇焦者,可与泻心汤加龙胆草 6g、栀子 6g、柴胡 9g、滑石 6g,水煎温服。

此方为治疗实热火毒之急症、重症,临证往往只投一二剂则效,切不可久服之。

四十八、逍遥散
《太平惠民和剂局方》

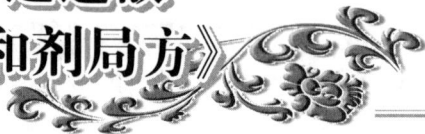

【组成】

柴胡 9g　当归 12g　生白芍 9g　白术 9g　茯苓 9g　甘草 6g　薄荷 6g　炮姜 3g

【用法】

共为散，每服 6～9g，生姜、薄荷少许，水煎汤冲服，日三次。亦可水煎服，用量按原方比例酌减。

【主治】

肝郁血虚所致的两胁作痛，头痛目眩，口燥咽干，神疲食少，或见往来寒热，或月经不调，乳房作胀，舌淡红，脉弦而虚者。

【方义体会】

肝郁血虚，脾土不和；气机不疏，往来寒热，胁肋痛胀；肝脾失调，神疲食少，气血失和。故以柴胡疏肝解郁，当归、芍药补血养肝，白术、茯苓健脾理中，薄荷、生姜疏散条达，甘草和中健脾，诸药合之，肝郁得解，血虚得补，脾虚得补。

肝脾之治，贵于疏解调和，气血之治亦贵于斯。见肝之病当先实脾；见脾之病当以疏肝；脾气健，则营血有源，肝有所藏；肝气舒，则气机条达，脾有所主。两者互依互存，有生有制，是维系后天气血之脏。所以治疗肝脾、气血之病，莫过于疏解、调养，使其"和"之。常云：肝脾调则气血和，人逍遥。故逍遥散是调和肝脾，调养气血的代表方剂。临证若兼血虚发热，小便涩痛者，可加丹皮、栀子，名为丹栀逍遥散（《内科摘要》）。若兼精血不足，脉弦虚者，可加熟地黄，名为"黑逍遥散"（《医略六书·女科指要》）。

【临床应用】

一、妇人杂证

凡妇人头晕身困，面赤手热，周身酥软，少腹胀满，性情易怒，经水涩少或过多者,宜服此方。

二、慢性眼目疾患

肝开窍于目,肝血久虚,肝火上炎,常可导致眼目疾患,治疗以逍遥散加菊花 15g、石决明 15g、白蒺藜子 9g、车前子 6g,清肝明目,理气和血。

三、色素沉着

色素沉着多发于妇人面部,或慢性皮肤病病灶,多因肝脾不调所致,临床以逍遥散加白蒺藜 9g、蝉蜕 9g 治疗,坚持服药可愈。

四、早期肝硬化

余以逍遥散加枳实 12g、通草 9g、三七粉 6g(冲服)、桃仁 9g,治疗肝硬化初期患者多例,疗效很好。

五、慢性肝炎

慢性肝炎患者,多以胁痛不适,腹胀满闷为主症。以逍遥散加枳实 9g、桃仁 9g、红花 6g、元胡 9g、五灵脂 9g,理血行气、调和肝脾,可使其早日恢复。

六、肺结核

久患肺痨者,均有阴血不足,潮热盗汗,干咳烦躁,食少懒倦等症,治与丹栀逍遥散加地骨皮 9g、秦艽 9g、黄芩 9g、元参 15g、川贝母 6g、夏枯草 15g,清肺热,调肝脾,理气血,养营阴。

四十九、白虎汤《伤寒论》

【组成】

生石膏 24g 知母 9g 炙甘草 6g 粳米 15g

【用法】

水煎至米熟汤成,去渣温服。

【主治】

阳明经热盛。症见壮热,烦渴,口干舌燥,面赤恶热,大汗出,脉洪大有力。

【方义体会】

本方所治乃外感寒邪,入里化热,或温邪传入气分的实热证。气分实热,热邪炽盛,故壮热面赤,反不恶寒;内热熏蒸,迫津外泄,故大汗出;热灼胃津,故烦渴,口干舌燥;邪热盛于经,故脉洪大有力。此虽阳明气分实热,但未见阳明腑实,故不宜攻下。热盛必伤津,若用苦寒直折,又恐化燥伤津。以甘寒之品泻胃火、生津液则最宜。所以方以石膏辛甘大寒,制内盛之热,以知母苦寒质润,养阴清热,两药相须,清泻肺胃而除烦热。更以甘草、粳米益胃生津,养护中气。四药共用,具有清热生津之功。

若燥渴不止,汗多而脉浮大无力,属气津两虚者,与本方加人参,名"白虎加人参汤"(《伤寒论》)。

若关节肿痛,骨节烦痛,脉弦数者,属风湿热痹,与本方加桂枝,名"白虎加桂枝汤"(《金匮要略》)。

【临床应用】

一、风湿性关节炎

例:范某,男,25岁。患风湿性关节炎一年,近十余日加重。症见:关节疼痛,局部红肿、灼热,兼有全身发热、口渴、脉数。辨为热痹,即以白虎加桂枝汤加薏仁 15g 治之。连服三剂后,热势退,局部肿消,其脉略缓,再拟以白虎加桂枝汤、桂枝芍药知母汤两方各三剂,令其交替服,一周后疼痛大减,已能活动。

此类热痹,属活动性风湿关节炎,病发较急、较重,多以寒湿郁久化热,热痹伤津所致。故治宜因势利导,解热通痹。

二、产后高热

例:王某,女,28 岁。产后五日,病发高热,始有恶寒、身痛,就诊时见其高热、汗出、烦渴、脉浮大而无力。其夫述其症状:饮水数碗,仍不解其渴。余再细诊之,诸症无疑。遂辨此为阳明热盛、气津两虚之证,立以白虎加人参汤治之,仅一剂药,高热解除,后又拟竹叶石膏汤半夏量减半,令服两剂而愈。

三、小 儿 脑 炎

症见高热、项强、头痛、抽搐者,可与本方如金银花 15g,连翘 6g,钩藤 15g,羚羊角 4g,地龙 6g,配合西药治之,多可控制病势。

五十、参苓白术散
《太平惠民和剂局方》

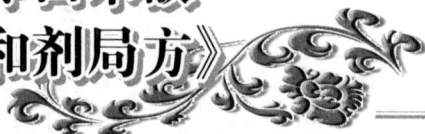

【组成】

莲子肉 12g　薏苡仁 9g　砂仁 6g　桔梗 6g　白扁豆 12g　甘草 9g
白术 15g　山药 15g　茯苓 12g　党参 12g（或人参 5g）

【用法】

为细末，每服 6g，枣汤调下，小儿剂量按岁数加减服之。或为丸剂吞服。也可水煎服，用量按原方比例酌减。

【主治】

脾胃气虚挟湿。症见四肢无力，形体虚羸，饮食不化，或吐或泻，胸脘痞塞，面色萎黄，苔白腻，脉虚缓者。

【方义体会】

脾胃，土也，为后天之本。诸脏腑百骸受气于脾胃而后强。脾胃若亏，则众体皆无以受气，日见羸弱。然脾喜燥恶湿，喜甘恶苦，喜香恶臭，喜利恶滞。治脾者，补其虚，除其湿，行其滞，调其气而已。是方以人参、扁豆、甘草甘补脾胃；白术、茯苓、山药、莲肉燥渗利湿；砂仁辛香醒脾；桔梗宣肺，以利脾气通达。诸药合剂，为益中气健脾胃之良方。临证凡以脾胃虚弱旁及诸症皆宜此方。

【临床应用】

一、营养不良

偏食是小儿营养不良主要原因。其表现有二，一者偏食一类，二者偏食零食。此多由食伤脾胃所致，余常以参苓白术散治之取效。

例：郑某之子，7 岁。该童家庭条件较好，常随欲所食冷饮点心之类，而正食不食。长期以来，家长顺其性，使其偏食成弊。时值学龄期，该童面黄消瘦，发育不良，与健康儿童差异明显。家长苦于其中，找余与治。余献两法：其一，教育家长正确爱子。若从其弊往往"爱"而"害"之，嘱其零食有度，正食五谷。其二，令其服用参苓白术散每日一袋，入蔗糖少许，以开水溶服。以月为期。

246

家长遵余训,两法治之,不日小儿饮食正常,面色红润,形体渐丰。

二、肠　结　核

例:魏某,男,33岁。患者婚前有肺结核病史,婚后一时期常便秘、腹痛,渐而腹痛腹泻不止,多法治疗,均开始见效,渐渐无效。西医诊为肠结核。诊见:面容萎黄,身体消瘦,饮食无味,大便溏泻,一日二三行,脐周腹痛,便后不减,触其六脉细而缓,舌淡白、苔白。以参苓白术散加味治之,处方如下:

党参 15g,甘草 6g,薏仁 15g,砂仁 6g,桔梗 6g,扁豆 12g,莲子肉 15g,茯苓 15g,白术 15g,山药 15g,川贝母 9g,煅牡蛎 15g,夏枯草 30g,五剂,水煎服。

药后便溏明显减少,精神渐好。继服五剂临床症状消失。嘱其继续服用参苓白术散,每日两次,每次 6g,服半月。并嘱其长期服用异烟肼半年,以巩固疗效。

三、五　更　泻

五更泄泻是脾气不运,肾阳不足所致。余常以参苓白术散加肉豆蔻 9g,吴茱萸 6g,附子 3g 治之即效。

四、肺　气　虚　弱

大病渐愈,常有短气、肢软、恶风自汗、食少纳呆,以参苓白术散加玉屏风散治之,既能促进体质恢复,又可防止感冒。

肺结核初起、低热、自汗、体倦纳差、时有咳嗽、脉细者,可以参苓白术散加泻白散治之,疗效很好。

五、疾病的恢复期

肾病、结核病、溃疡病、肝炎等病,经治疗病已大安,唯食欲欠佳,神疲体倦,常以参苓白术散益气健脾,培补后天之本,可使体质尽快恢复,促使该病早日痊愈。

五十一、膈下逐瘀汤《医林改错》

【组成】

当归 10g 川芎 6g 桃仁 9g 赤芍 6g 五灵脂 9g 乌药 6g 丹皮 9g 元胡 6g 香附 9g 红花 9g 枳壳 6g 甘草 6g

【用法】

水煎服。

【主治】

瘀在膈下,形成积块;或小儿痞块;或肚腹疼痛,痛处不移;或卧则腹坠似有物者。

【方义体会】

膈下成瘀,肝气不疏,横犯腹中,上犯胁肋。气郁血瘀,作痛不已,故治以行气活血,化瘀止痛之法。方中当归、川芎、芍药养血活血;桃仁、红花、灵脂、丹皮在养血的基础上活血破瘀;香附、元胡、乌药、枳壳疏肝引气止痛,乌药、枳壳强于行气止痛,元胡、香附疏肝活血,行气止痛;甘草护中,调和诸药。各药相伍,共起活血化瘀,行气止痛之功。

【临床应用】

一、肝 硬 化

例:陈某,女,9 岁。因腹胀、恶心、呕吐两月余,住某县医院检查。肝脾触诊肿大,质地硬,腹壁静脉明显,肝功示:麝香草酚浊度试验 10U,麝香草酚絮状试验(＋＋),谷丙转氨酶 400U。1975 年 10 月 7 日初诊,1976 年 11 月 22 日复查,肝功能正常,健康复学。

初诊日期:1975 年 10 月 7 日。面色晦暗无华,时鼻衄,下肢浮肿,胁痛,纳呆,腹胀痛得矢气则松,尿赤黄,大便不畅,舌质紫暗,脉弦而沉。证属肝郁气滞,症瘕内结。先予以膈下逐瘀汤加味:当归 9g,川芎 3g,红花 6g,桃仁 6g,赤芍 6g,生白芍 6g,元胡 3g,柴胡 6g,枳壳 3g,乌药 3g,五灵脂 6g,甘草 3g,水煎

服,五剂。服后,腹胀痛、胁痛渐减,还时有鼻衄,大便不畅。余予以联合方组整体调治,方组如下:

第一方:当归 9g,川芎 3g,桃仁 6g,红花 6g,生白芍 6g,赤芍 6g,元胡 3g,枳壳 3g,柴胡 6g,乌药 3g,五灵脂 6g,甘草 3g,水煎服。

第二方:白术 6g,茯苓 9g,党参 9g,炙甘草 3g,陈皮 3g,半夏 3g,木香 3g,砂仁 3g,生姜 6g,大枣 4 枚,水煎服。

第三方:麦冬 12g,生地 10g,枸杞子 9g,当归 9g,沙参 6g,川楝子 5g,水煎服。

上三方依次轮服。服药四轮后,胁痛消失,鼻衄止,食欲渐好。又以上法加减,调治四月余,诸症若失。嘱其注意身体锻炼和饮食调理,后于 1976 年 11 月经省医院检查,肝功能正常,患儿健康复学。

肝硬化属祖国医学"癥瘕"的范畴,治疗初以行气祛瘀,破其癥消其瘕,继以攻补兼施,即攻攻补补,放放收收。故先与膈下逐瘀汤祛瘀行血,继以香砂六君子汤调肝和脾,以一贯煎养益肝阴。此案先攻后养,既本着攻实,又着眼脏器的生理,故攻补兼施,调和并用,而病渐愈。

二、痛　经

不论经前、经中、经后痛经,凡属气滞血瘀,正气不太虚弱,无明显寒证者,均可用本方治疗。

三、慢　性　肝　炎

证见胁肋胀痛、脉弦者,疗效很好。

五十二、桂枝人参新加汤《伤寒论》

【组成】

桂枝 9g　　生白芍 12g　　炙甘草 6g　　人参 6g　　生姜 12g　　大枣 4 枚

【用法】

水煎服。

【主治】

发汗后,身疼痛,脉沉迟者。

【方义体会】

太阳病,身疼痛,多随汗而解。此发汗后,身疼痛,则为发汗过多,损伤气血,致经脉失养之故,且脉沉亦为正气不足之象。故以桂枝汤调和营卫,重芍药以增养血和营之力,重生姜以强兴阳助卫之功,配以人参补元气,益营血,调阴阳,共起调卫益营的作用。

【临床应用】

本方临床验证,尤对于年老体弱,病后邪去正伤,气血虚损的营卫失调,有调整机体功能,促进身体康复的作用。

例 1:庞姓老翁,80 余岁。初冬外出感寒,回家后自觉疲惫不堪,饮食不下。见面色苍白,蜷卧欲睡,目闭不严,言语绵绵,声低气弱,时断时续,脉弱无力,舌淡苔薄白。此为体虚复感风寒,以致营卫不和,虚阳更衰。予桂枝人参新加汤:桂枝 9g,生白芍 12g,小红参 6g,炙甘草 6g,生姜 12g,水煎服。一剂后见效,老人精神好转,饮食少许,又拟六君子汤加味,三剂后,恢复正常。

例 2:李某,男,26 岁。患者体弱乏力,饮食无味,全身不适日久。经常感冒,但体温不高,多次查验血象,白细胞总数仅 2.4×10^9/L。五个月来,遍治不效。见其面淡无泽,脉弱而缓,与服桂枝人参新加汤(桂枝 9g,生白芍 12g,炙甘草 6g,小红参 6g,生姜 12g,大枣 5 枚)。服药四剂,精神明显好转,又与上方服六剂后,白细胞增至 4.6×10^9/L,且饮食增加,食欲很好。后以人参养荣汤加鹿角胶 9g(烊化)、鸡血藤 30g,先后与桂枝人参新加汤交替服用三十余剂。两月后,经两次查验,白细胞均在 6×10^9/L 左右,诸症消失,已能正常参加生产劳动。

五十三、补中益气汤《脾胃论》

【组成】

黄芪 10g　人参 9g　甘草 6g　当归 6g　橘皮 6g　升麻 6g　柴胡 6g　白术 9g

【用法】

水煎服。或作丸剂,每服 10～15g,每日 2～3 次,温开水送服。

【主治】

脾胃气虚。症见身热有汗、头痛恶寒、渴喜热饮、少气懒言,或饮食无味、四肢乏力、舌质淡苔白、脉虚软无力,及脱肛、子宫下垂、胃下垂、久泻久痢等证属中气虚陷者。

【方义体会】

内伤脾胃,乃伤其气。脾胃虚弱,谷气不盛;中气不足,摄纳不力,升举无能。中宫内伤,累及四旁,上则少气懒言,虚热自汗;下则脱肛、泄泻、脏器下垂;旁则肢软体倦,神疲少力。此为内伤不足,惟当甘温之剂,补其中,益其气。方以黄芪益气为君;人参、白术、甘草健脾补中为臣,共收补中益气之功;配陈皮理气,当归和血,均为其佐,升麻、柴胡升举清阳,为补气之使。

《内经》曰:"劳者温之"、"损者益之"。盖内伤中虚诸症,多以补中益气汤立治,临证确有裨益。

【临床应用】

一、遗　尿

例:王某,男,74 岁,遗尿一年余。始患此症多于夜晚睡寐遗尿,入冬白日屡有自遗发生,下裤终日湿潮不堪。自行排尿时,哩哩啦啦,尿不成束。西医诊断为前列腺肥大。诊见:面容不华,短气、少言,四肢不温,口干而不欲饮,纳差,舌淡苔白,按其全腹柔软,无结聚,触其六脉沉弱。余认为此乃脾肾阳气虚衰,不能封藏之故。治疗先以附子汤两剂温其阳。

服药后,四肢转温,精神渐佳,但尿遗如故,拟补中益气汤加附子,与肾气丸汤加味,处方:

第一方:黄芪 10g,炙甘草 6g,小红参 6g,当归 9g,陈皮 6g,升麻 3g,柴胡3g,白术 12g,附子 6g。水煎,饭前服。

第二方:熟地 20g,山萸 12g,山药 15g,丹皮 9g,泽泻 6g,茯苓 9g,附子 6g,肉桂 3g,益智仁 5g,桑螵蛸 5g。水煎,饭前服。

上两方交替服用四轮,精神很好,自云:小便已能自摄,排尿有度。继令其改服补中益气丸、金匮肾气丸半月余,以资巩固。

二、脱肛或久泻不止

治此两症,可与补中益气汤加附子 6~9g 治之。

三、胃 下 垂

此证若见脉缓者,可与补中益气汤加附子 9g、枳实 30g,疗效尚可。

四、子 宫 脱 垂

子宫脱垂,诸法不收者,可与补中益气汤加五味子 6g,附子 6g,赤石脂 9g,车前子 6g,治之有效。

五、气不摄血所致的各种出血症

例:阎某,女,17 岁。月经淋漓不断,面色萎黄,神疲懒言,心烦,失眠,脉虚而缓,余以归脾汤加味调治,数剂而痊愈。两月后,因劳体伤气,经至淋漓不止,再犯诸症,再服归脾汤加味已不收效。诊其脉弱无力,且自汗不止,周身困倦,拟补中益气汤加阿胶 6g(烊化)、茜草 12g,三剂。服后取效。又令服四剂而愈。

六、久病气虚,大便秘结

例:田某,女,59 岁。半身瘫痪卧床一年余。常有便秘、腹胀,大便数日一次,且赖灌肠行之。口服多类泻下药均有效,但每泻下后,头晕、短气、不思饮食,腹胀加甚,几日后又结便秘。采用灌肠维持行便,也不为意。诊见:口唇色淡,神疲少言,动则自汗,其脉虚大,询其三日未便,腹胀无痛处,夜里烦热。此为脾胃虚衰,乏津少气无力行便之故。余以补中益气汤加枳壳 6g 补中气,推陈积,处方如下：

黄芪 15g,炙甘草 6g,党参 12g,当归 9g,陈皮 6g,升麻 3g,柴胡 3g,白术 9g,枳壳 6g,水煎饭前服,两剂。

服药一剂,自便许多,腹中舒适。

后嘱改服补中益气丸、麻子仁丸,隔日一丸,不日症愈。

此例提示,便秘也有虚实之分,实者泻之,多以苦寒;虚者补之,多以甘温。若虚实皆杂,亦可攻补兼施。此例便秘,乃中气虚弱诸症一斑,故以"塞因塞用"使其"通"然。

【应用注意】

临证凡见实证,或上盛下虚,阳亢阴虚,心肾不交者均禁用此方。

五十四、桂枝加葛根汤《伤寒论》

【组成】

桂枝 9g　葛根 24g　生白芍 9g　炙甘草 6g　生姜 9g　红枣 4 枚

【用法】

水煎服。

【主治】

太阳病,项背强几几,反汗出恶风者。

【方义体会】

《伤寒论》立此主治"太阳病,项背强几几,反汗出恶风者"。为营卫不和,太阳经输机不利,使津液不能敷布,经脉失去濡养。故以桂枝汤调和营卫,增强太阳经气化,葛根生津润燥,能从多血多气之阳明经,输布津液于太阳经。

【临床应用】

一、痉挛搐搦症

例:刘某,女,30 岁。患手足抽搐已四年。每次发作均出现手足挛缩,环口发紧,背直项强。患者神志清楚,遇劳则发作。春季妊娠期病情加重,注射葡萄糖酸钙可缓解,停药后又复发。经与桂枝加葛根汤加白芷子 9g、钩藤 15g 调治数日,搐搦一直未发。

此类病症常因缺钙所致,此方通过调和营卫,输布周身津液,可增强机体摄取、保留血钙的功能。余用此方治疗该类患者三十余例,无不见效。

二、落枕风

治疗落枕风之项强不能转动,其症针药不效者,本方加天花粉 9g、羌活 9g,服之常有效。

例:任某,男,37 岁。自述:夜间睡眠项背感受风寒,晨起一侧项部强直,疼痛不能转侧。用散风缓痉止痛药治疗二十余天不效。后与服上方三剂，该患痊愈。

三、动脉硬化肢体震颤者

例：贾某，男，62岁。素患高血压动脉硬化症。每逢体劳过度或情志不舒，则出现肢体震颤，轻者颤动有时，重者身不由己，尤以上肢为重。经服用镇静安定之类药物均不见效。诊见：情志淡漠，头及上肢颤动无度，项背素日发强，脉缓而细弦。遂以桂枝加葛根汤加钩藤15g，全蝎3g，令服三剂。服后震颤大减，自觉周身活畅，再以桂枝加葛根汤倍加芍药，令服三剂，其症若失。

五十五、当归散《金匮要略》

【组成】

当归 川芎 生白芍 白术 黄芩(各等分)

【用法】

上五味,杵为散,酒饮服方寸匕,日再服。

【主治】

妊娠保胎,临盆而产,产后百病。

【方义体会】

妇人妊娠最应重视肝脾。肝主藏血,血以养胎;脾主健运,为气血生化之源。若肝血虚而生内热,脾不运而生湿,湿热内阻,则血不养胎,常出现胎动不安。故以当归、芍药补肝养血,与活血之川芎相伍,以舒气血之源。白术健脾除湿,黄芩坚阴清热,合而用之,使血虚得补,湿热可除,而奏养血安胎之效。妇人以血为本,然此方妊娠可养胎,产后可健身。

【临床应用】

余常以此方保胎,治疗习惯性流产,收验甚多,凡血虚稍有热者,皆可用之。遵仲景:"妇人妊娠,宜常服当归散主之"之理,应少量"常服"方能奏效。

例1:周某,31岁。婚后八年,连续堕胎五次,皆于怀孕三至六月之间,出现腰腹坠痛,阴道下血,胎块或胎而堕下。近日其经医院检查,确认已妊娠两月余,身感乍冷乍热,头晕恶心,腰困神疲,不思饮食,心神不安,找吾保胎。见其发育一般,中等身材,面色淡白,舌淡,脉细弱,乃采用补血养胎之法,以当归散治之,处方:当归、生白芍、川芎、白术各200g,黄芩100g,上药共为细末,每日6g开水送服。令其服半月,停半月,直至临产。患者盼子心切,恒守其法,又慎于养护,终于足月顺产一男婴,母子健康,合家欢喜。

例2:常某,34岁,农民。28岁结婚,曾怀孕三次,分别于妊娠五、七、八月时胎死腹中,皆住院取胎,术后见胎瘦小。近已怀孕三月,惧怕胎死腹中,四处求医。余察其面色萎黄,身体瘦弱,且心烦易怒,舌淡尖红,脉细弱滑数。此乃为血虚火旺,不能生气化胎而伤精之故。即以当归、生白芍、川芎、白术、黄芩各300g,共为细末,令按妊娠几个月,每日即服几克,逐月增长。坚持服至九个月时,自感一切正常,唯下肢稍浮肿,血压升高(150/100mmHg)。为谨防不测,住院观察。足月临产时,骨盆狭窄,为保母子安全,采取剖腹产术,生一3.25斤重女婴,母子安康。

附

门纯德自拟方

一、活化汤（自拟方）

【组成】

当归30g　丹参30g　鸡血藤40g　桃仁10g　红花12g　土鳖6g(研末冲服)　山甲珠10g　地龙12g　水蛭6g　黄芪20g　桂枝12g

【用法】

水煎服,以酒为引。

【主治】

血脉运行不畅,瘀滞凝聚,或血脉闭阻不通,气滞血瘀所致周围血管及其他血管类疾患。

【方义体会】

本方以当归、丹参、鸡血藤行血活血,养心血,补肝血;山甲珠、水蛭、地龙活血逐瘀,通经络,破瘀积;红花、桃仁活血化瘀,通利气血;配伍黄芪、桂枝温通行痹,温运活血。诸药以酒为引,入血脉,达病所,共奏"活化"之功。

【随证加减】

治疗周围血管疾患,若患肢局部热甚,感染较重者可加银花30g,公英20g,丹皮15g;患肢冷痛者可加附子6g,细辛3g;患肢肿胀明显者可加薏仁30g,益母草20g,川牛膝12g,赤芍9g。治疗胸中瘀痹,胸痛日久,心血管疾患,本方去水蛭,加柴胡12g,枳壳12g,薤白9g。治疗脑血管疾患,瘀血内阻,肢体不遂,本方加川芎12g,丹皮9g。

【临床应用】

一、大隐静脉血栓性静脉炎

例:梁某,男,38岁。1980年7月21日初诊。患者右下肢内侧时发疼痛,两月前因体劳过多,疼痛加重,不能动作。医院诊为大隐静脉血栓性静脉炎。见面色无华,低热烦闷,舌暗红,脉弦而数。右下肢大腿内侧皮色微红,触之脉管呈硬索条状,压痛明显。治以活化汤加夏枯草 30g,令服六剂。

二诊,患肢疼痛减轻,肿胀明显。又以活化汤加益母草 20g,薏仁 30g,防己 15g,令服十剂。8 月 14 日,患者已能自行来诊,诊见:患肢肿胀基本消失,皮色正常,触之脉管索条较软,嘱其遵上方隔日服一剂。调治月余,已参加生产劳动。

二、急性浅静脉血栓性静脉炎

例:张某,男,21 岁。1977 年 5 月 11 日就诊。一年前,双下肢呈小面积紫红色索条,不痛不痒。近一月,双腿肿胀热甚,多数红色索条隆起曲张,疼痛剧按。诊为急性浅静脉血栓性静脉炎。患者形体消瘦,面色潮红,舌胖嫩,脉滑小数。治以麻杏薏甘汤、自拟保元汤加味。

第一方:麻黄 6g,杏仁 9g,薏仁 30g,甘草 6g,水煎服。

第二方:银花 30g,当归 15g,黄芪 15g,益母草 20g,败酱草 20g,甘草 3g,水煎服。

上方交替服用,各三剂。

5 月 16 日二诊,患肢热势已退,肿胀减轻,治以活化汤加银花 15g,防己 12g,薏仁 15g,令服八剂。药后,疼痛基本消失,诸证见效。继服上方五剂。

6 月 3 日复诊,患者喜形于色,抬腿示诊,诊见:双腿索条柔软平滑,诸病消除,皮表稍有色素沉着,遂令停药。

三、血栓闭塞性脉管炎

例:赵某,男,45 岁。1978 年 2 月 19 日初诊。该患者 1968 年患血栓闭塞性脉管炎,十年来,辗转多方求治,疗效不显。诊见:左足紫暗瘀肿、冷痛,内踝后侧破溃,常流稀水。触其寸口脉沉而紧,趺阳脉消失。诊为阳虚寒凝,气血瘀阻型脉管炎。处方:

第一方:附子 12g,白术 12g,党参 15g,生白芍 12g,茯苓 9g,水煎服。

第二方:当归 30g,丹参 30g,鸡血藤 40g,地龙 12g,山甲珠 6g,土鳖 6g(冲服),桃仁 10g,红花 10g,黄芪 20g,桂枝 12g,水煎服,酒引。

上二方各五剂,令交替轮服。

复诊,药后疼痛减轻,余症如前。继以第二方加附子 12g,细辛 5g,四剂。

三诊,患者自述:服药后,周身活畅,疼痛大减,且破口流水增多,发痒。以上方去附子,细辛减至 3g,与阳和汤两方,各十剂,令交替服用。

一月后,患肢局部肿胀消除,内踝破口已有新肉芽长出。触之跌阳脉可及,皮温略低。治疗仍以上两方,嘱其隔日一剂,巩固疗效。1978 年 10 月随访,患者左足破口早已愈合,且行走自如,恢复日常工作。

四、小腿深静脉血栓形成

例:兰某,女,68 岁。1981 年 4 月诊。一年前,患子宫肌瘤,手术治愈。术后下肢麻木,轻度浮肿。近两月右下肢小腿(腓肠肌)肿胀疼痛,足背肿胀明显。医院诊断为:小腿深静脉血栓形成。诊见:局部压痛明显,屈伸则痛剧。拟活化汤加防己 15g,薏仁 20g,八剂。服后肿痛减轻,继遵上方加减治之,服药三十余剂,疼痛消失,生活亦能自理。

五、慢性肺源性心脏病

例:崔某,男,64 岁。患肺气肿八年,肺源性心脏病两年。长年哮喘。时值冬季气候寒冷,气急加重,呼吸困难。诊见:颜面浮肿,色泽晦暗,口唇青紫,呼吸短促。患者自述:每逢冬季此证加甚,且多伴心悸,胸闷烦满。诊其脉象弦而小数,寸脉略大,舌质瘀紫,舌胖大,舌苔少而不匀。处方以活化汤加减:

处方:当归 30g,丹参 30g,鸡血藤 40g,黄芪 20g,桂枝 12g,枳壳 15g,山甲珠 10g,红花 12g,杏仁 6g,桃仁 10g,薤白 9g,水煎服,酒引。

嘱其按此方先服两剂,若见效可继续服用。

二诊,患者自持上方,先后服用十余剂,症状逐日减轻,浮肿消失,胸闷心悸大减。又令服上方三剂,并嘱其晚饭少食,自身调养。

翌年初夏,偶遇该患者,其云:此症一冬未再大作。

慢性肺源性心脏病,系指肺、胸肺动脉的慢性病变引起肺循环阻力增高,造成右心室肥大,最后发生心力衰竭的一类疾病。肺气肿,肺循环阻力增加,是导致本病的主要原因。中医认为,此症多属心胸气血瘀痹,血行不畅,久瘀成患。此若单以宣肺、平喘、通痹之法,恐难治本。余多年来,辨证辨病相结合,立活血化瘀为主,随证加减,治疗此病,颇有良效。

六、脊椎管狭窄并发症

例:蔺某,男,58 岁。1982 年 3 月初诊。患腰腿疼痛六年余,痛甚时不能行走,腰不能转侧,住院诊治。经查:脊椎未发现肿瘤、感染病患。后转至北京某医院,诊为:椎管狭窄。中西医治疗三月余,诸症未愈。诊见:形体较胖,面部潮红,精神疲惫。苦思病痛,询其发病诱发原因不明。每作腰部按摩,疼痛似减。结合西医诊断,余以为此乃器质改变之病症,恐难治愈。然而,其"狭窄"也必有其因,虽西医未作出明确诊断,进一步分析病因,但毕竟有所提示。

试以活血化瘀，通经、养经之血，拟活化汤、芍药钩藤木耳汤两方，令其交替服之，试服。患者服之即效，先后共服二十余剂，诸痛消失。不日恢复工作，已能参加一般体力劳动。

久瘀为患，血脉运行不畅，经脉痹阻、失养。此例椎管狭窄诸症，正寓此理。故以活血化瘀，通痹养经，标本兼治，收效。此例提示：治"痹"必解其"瘀"，治"痛"必通其"经"。如此理论，或可成立。

七、中风后遗症

例：郭某，男，60岁。三年前，因突然眩晕、昏厥，入院诊治。经抢救脱离危险，继而出现半身麻木，口眼歪斜，半身不遂，语言不清等症状。西医诊为：脑血栓形成。中西医治疗从未间断，奏效不明显。诊见：患者神色呆滞，肌肉消瘦，口唇紫暗，语言不清。家人代诉，自患此症，感情脆弱，常因小事哭哭笑笑。触其脉象弦细而缓，四肢不温。查血压正常。先予当归四逆汤通经活血，温运气血。

处方：当归 12g，生白芍 10g，细辛 6g，桂枝 12g，通草 12g，炙甘草 6g，红枣 4 枚，水煎服，六剂。

二诊，脉象略和，肢身麻木，自感瘫身有痛，下肢尤为明显。拟黄芪桂枝五物汤、活化汤两方，令交替服用，各十剂。并嘱加强锻炼。

一月后复诊，患者形若两人，精神很好，虽语言尚不太清，但谈吐不断，自云：服药后大有疗效，已能借杖行步五六米。高兴之余，家属搀扶就地行步、演习，让余亲眼目睹。见收此效，医患双方皆感高兴，遂与之讲解此病机及治疗道理，鼓励患者坚持服药，坚持锻炼。后继以活化汤加减，令其长服此方。经治半年后，已能借杖行走，并能外出旅游。

【体会】

周围血管及其他血管疾患，以其特有的病理变化和临床表现，分属为多类病证。然而，从其发生、发展、变化的过程来看，总是与血脉运行不畅或血脉闭阻不通紧密相关。气血的盛衰、血脉的通畅与否，直接影响着该类疾病的转归。临证中，根据此类疾患的临床特征，余采用辨证与辨病相结合的办法，逐步确立了以"养"、"通"、"活"、"化"为主的治法，并且多选用虫类药物进行治疗，疗效十分显著。

二、芍药钩藤木耳汤（自拟方）

【组成】

生白芍 30g　　钩藤 30g　　炙甘草 9g　　郁李仁 6g　　全蝎 6g（研末冲服）

天麻 6g　僵蚕 9g　白苣子 10g　黑木耳 15g

【用法】

水煎服。禁忌辛辣刺激性食物。

【主治】

阴亏津伤,筋脉拘急、疼痛、痉挛等神经系统疾患。

【方义体会】

方中以芍药、钩藤为主。两药均入肝经,芍药和肝血、养肝阴,柔肝解痉;钩藤疏肝风、调肝气,解痉止痛;白苣子、郁李仁,一苦一甘,甘苦相须、利五脏、疗伤损、破瘀血、润燥结,以通经脉;木耳、天麻,一柔一刚,刚柔相济,益精气、濡经络,祛风化瘀止痛;僵蚕、全蝎,一缓一急,缓急相得,祛风邪、缓拘挛,以定痛;甘草调和诸药,延长药效,同芍药配伍,酸甘化阴,养阴益血,可治挛急。九味药主辅和谐,标本同治,共同起着濡润筋脉,通经活络,解痉止痛的作用。

【随证加减】

治疗三叉神经痛、神经性头痛、面神经麻痹、坐骨神经痛,加柴胡 10g、没药 10g;治疗拔牙后引起的神经痛,加生石膏 20g;治疗癫痫小发作,加二丑 5g、琥珀 6g(研末冲服);治疗多发性神经炎、末梢血管痉挛,加桑枝 15g、乳香 9g;治疗癔症,加百合 30g、麦冬 15g、红枣 4 枚。

【临床应用】

一、三叉神经痛

治愈三叉神经痛患者 39 例,其中 11 例复发两次,3 例复发一次,后经继续服药均痊愈。

例:林某,女,58 岁。于 1966 年秋左侧颜面部疼痛而就诊。患者主诉之疼痛部位,系三叉神经分布区,尤以第 2、3 支疼痛剧烈。阵发性疼痛明显,如刀割、火灼样剧痛。疼时少者数秒钟,多者 2～3 分钟。初患病时,每天发作 1、2 次,后来疼痛发作日渐频繁。就诊时,每天剧烈疼痛二十余次。患者随身携带索米痛片,最多一日内服三十余片,效果日减一日,且胃口不适。病程四年之久,诸治不愈,患者十分苦恼。治以上述基本方剂加柴胡 10g、没药 10g、荆芥 6g,令服三剂,结果仅服两剂即告痊愈,走访三次,十余年未再复发。

二、神经性头痛

治疗神经性头痛 47 例,其中病程长者达五年之久,短者九个月,均经多方治疗,效果不甚明显。经服用芍药钩藤木耳汤均治愈。

例:李某,男,34岁,干部。1967年春就诊。主诉头痛一年余,前六月时重时轻,尚能坚持工作,后因病重休息。头部持续性钝痛,昏胀明显,顶部有紧压感,晨轻暮重,尤其用脑时,或情绪波动时加重。入睡困难,有时早醒,全身困倦,精神萎靡,无呕恶。脑电图正常。经附近医院诊断为:神经衰弱,神经性头痛。予服竹叶石膏汤,四物汤加菊花、白芷、生石膏及归脾汤、小建中汤,均无明显疗效。后服芍药钩藤木耳汤,加柴胡10g,白芷6g,怀牛膝12g,六剂后痊愈。1981年偶遇该患者,述及1967年头痛愈后,已14年未复发。

三、拔牙后引起的神经痛

例:马某,女,62岁。1975年就诊。二十天前,因龋齿拔牙两枚(左臼齿),次日左颜面肿胀,疼痛加重,五六日后疼痛增剧,阵阵发作,局部仍有肿胀及灼热感。每因说话、饮水、吃饭而骤发疼痛。剧烈发作时,如刀割火烫,痛苦万状。近十日,每天肌注青链霉素,肿势消退,然剧痛丝毫未减。注射哌替啶后,疼痛稍减片刻,旋即发作。其疼痛相当于三叉神经第2、3支的部位。症系局部损伤,气血阻滞,经脉失养而致挛急疼痛。始按牙痛治,与服清胃散、玉女煎等方剂,加清热解毒之银花、连翘,疼痛有加无已。后以濡养经脉、熄风止痛之芍药钩藤木耳汤加柴胡9g、麦冬12g、生石膏20g、怀牛膝12g,两剂后疼痛能以忍受,夜间可睡四小时。继服七剂,疼痛日渐减轻,言语、饮食无碍,十余日后痛止而愈。

四、面神经麻痹

治疗面神经麻痹5例,1例无效,4例痊愈。

例:张某,男,35岁。颜面瘫痪,口眼向左歪斜,右眼不能完全闭合,右额皱纹消失,右侧鼻唇沟变浅,发笑不自然,舌右侧味觉不灵。患病七天,曾针灸数次无效。自述:初因回家探亲,夜晚敞窗而卧,次日起床后患此症。初诊时,给予牵正散,效果不明显。遂即改服芍药钩藤木耳汤加柴胡10g、白附子5g、制川乌片3g,半月后痊愈。

五、坐骨神经痛

坐骨神经痛,病在筋脉,根在腰俞,不红不肿,疼痛难忍。不得其要,奈难治疗。余曾治疗此病27例,除其中1例后确诊为股骨头缺血坏死,治疗无效外,其他均痊愈。26例中服药最多者36剂,疗程40余日,服药最少者9剂,疗程10余日。

例:燕某,女,43岁。1979年1月20日初诊。一年来,右下肢自腰骶经过臀部,向下至大腿后部、小腿后外侧至足部放射性疼痛。近三月来,疼痛阵作,日渐频繁,喜热畏寒。弯腰、喷嚏、咳嗽,甚至大小便时,常引起疼痛。脉象沉而略紧,舌质淡苔薄白。就诊前经某医院诊断为根性坐骨神痛,腰椎间盘脱出,口服、肌注维生素类和烟酸等药物,治疗半月,无明显效果。予服芍药钩藤木耳汤原方三剂。二诊,自述服药后疼痛减轻,仍反复发作,但间歇时间延长。继而原方加木瓜 10g、柴胡 10g、白芷 9g,又三剂。服后右患肢剧痛顿挫,仍发僵,脉象虽沉,但紧象变缓。再与上方四剂,药后休息一周,患肢已无疼痛及不适感。1981 年冬走访,无恙。

六、多发性神经炎

例:魏某,女,52 岁。1971 年就诊。主诉:于三月前患淋证(泌尿系感染),尿急、尿频、尿道刺痛。该矿卫生所予服西药呋喃西林。七天后,上述泌尿系症状基本消失。五六日后,自觉手指、脚趾疼痛不止,难以忍受。尤其不能触动,触之则痛甚。后即感觉减弱。某医院诊为"呋喃西林中毒性多发性神经炎"。经口服维生素 B_1、地巴唑,肌注维生素 B_{12},近两周,未见效果。近一月来,停止治疗,每日疼痛不休,时有阵发性剧痛,患者痛苦不堪,子女为之心急,遂来就诊。初诊予服"当归拈痛汤"三剂,无效。遂予芍药钩藤木耳汤加桑枝 15g、乳香 9g,嘱其服五剂。两剂后,疼痛顿减,手指脚趾触之亦不觉疼痛。五剂药服后,疼痛消失而告愈。

七、癫痫小发作

例:赵某,男,8 岁。1975 年 10 月 26 日就诊。其父代诉:1973 年秋患病,至今已两年之久,自清晨起床至傍晚八时,连续不断地发出"呔""呔"声,其声可高可低,间隔有长有短。每于身闲无事时,则声音高昂,学习时则声音低沉。经北京某医院诊断为癫痫小发作。治疗数月,未见疗效。开始余予服旋覆代赭汤、半夏厚朴汤、丁香柿蒂汤等类化裁,未效。想到小儿患这种病多为习惯性,类似"口吃"、"眨眼"一类的毛病,恐难以药物治愈。无奈与服芍药钩藤木耳汤加琥珀 5g(研末冲服)两剂。不料,服药后发作次数明显减少,其母信心很大,继服此方十余剂,症状逐日消失,至今未发。回顾治疗此症,实出余意料。

八、癔症

例:刘某,女,20 岁。1970 年 8 月 13 日就诊。其父伴随并代诉:自 1969 年春,心烦不安,不爱说话,性情日渐孤僻,喜怒无定,哭笑无常。生活兴趣减低,悲观厌世,自卑,失眠,心悸怕凉,饮食无定,时有轻度抽搐,意识清楚。切其脉象略数而无力,舌淡苔薄。各医院诊断为癔症,中西药治疗八个月,未见效果。有时半个月不服药,也能自行减轻。反反复复,总不见好。予服芍药钩藤木耳汤加百合 24g,麦冬 20g,炒枣仁 15g,红枣 6 枚,服六剂。

8月21日二诊:自诉服药后,上述症状减轻大半,情绪稍有安定,夜间睡眠良好,显示出乐观表情。复以本方去郁李仁,百合加至30g,炒枣仁仍15g,麦冬减至15g,加龙骨15g,琥珀6g(研末冲服),再进六剂。

9月10日三诊:自诉服药后,情绪稳定,精神很好,厌世等悲观症状基本消失。即停服此方,嘱服归脾汤半月,以理心脾,养血安神,巩固疗效。1978年8月24日其胞姊来看病时云,其妹之癔症痊愈后,至今已9年,健康如常。

九、肢端动脉痉挛症(雷诺氏病)

例:任某,女,35岁。1974年10月20日就诊。主诉:九个月来,手足尤其指端间歇疼痛,后六个月双足疼痛自行缓解,突出地表现为手指对称性疼痛,遇冷则皮色苍白,遇热则变为紫红,指尖部刺痛严重,遇冷热或情绪波动时,均可诱发疼痛。缓解后,麻木不仁。诊其脉略弦紧。初服当归四逆汤三剂,痛有所缓和,又服原方七剂,未见进一步疗效。改用芍药钩藤木耳汤,加川乌3g,没药9g。三剂后,疼痛基本消失。为巩固疗效,复继服六剂,隔日服一剂。服毕,痊愈。

【体会】

此类型疾病,虽系西医病名,表面看重在辨病,但在中医治疗时,必须强调辨证。此方此证的共性均属于阴亏津伤,肝燥筋急,经脉失养所致,其主证表现为疼痛或拘挛。为此,方剂组成,采取了具有养阴润燥,柔肝缓痉的药物。方中诸药注意配伍,互制互利。各药之间,滋润而不滞腻,疏通而不辛燥,养阴不显寒凉,通络不过分疏泄。总以酸甘化阴,生津润燥为主,以扶其正;疏肝化滞,祛风通络为辅,以祛其邪,而达通则不痛,缓以解急的目的。临床应用时,可根据所属经络、部位的不同稍事加减,取效甚捷。

三、夏枯消瘤丸(自拟方)

【组成】

夏枯草1500g　生白芍100g　元参150g　川贝母150g　两头尖40g
露蜂房60g　三棱60g　花蕊石60g　山甲珠30g　莪术60g　煅牡蛎150g
三七40g　白花蛇舌草100g

【用法】

将夏枯草一味,水煎浸膏。其余十二味捣为细末,以夏枯草浸膏共为丸剂,每丸重12~15g,早晚各服一丸。

【主治】

多类良性肿瘤,如垂体腺瘤、血管纤维瘤、甲状腺瘤、乳腺纤维瘤等,证见咽干,舌红,脉弦滑者。

【方义体会】

本方所治,由于肝肾阴亏,肝火郁结,灼津为痰,痰火凝聚,导致气滞血瘀,久而痰瘀互结,内结坚癖。方中以夏枯草为主清肝火,散结郁;生白芍养肝阴,缓急痛;元参、牡蛎、川贝母清热化痰,软坚散结;三棱、莪术、两头尖、山甲珠,破血通络,活血化瘀;配伍三七既有活血之用,又有止血消肿之功,使瘀血破散,而不致妄行;花蕊石、露蜂房、白花蛇舌草软坚散结,消癖化滞。诸药合用,养阴清热,活血破瘀,软坚散结,消痰除癖。

【随证加减】

治疗乳腺瘤加瓜蒌、柴胡;甲状腺病加海藻、昆布;脑瘤加葛根;若瘤体坚硬者加芒硝。

【临床应用】

一、脑垂体腺瘤

例:乔某,男,44岁。1974年10月4日诊。主述头眩目胀,额顶作痛,日趋加重,并行走不稳,需人搀扶。经首都医院、日坛医院检查,视力减退,视野缺损,最后根据脑血管造影确诊为"脑垂体腺瘤"。患者就诊时体质尚佳,而情绪低落,脉象沉而涩,舌边瘀紫而干。余考虑此患素日心情隐曲,久而肝气郁结,气滞则血瘀,致清阳不升,浊阴不降。治宜行气活血,通络化痰,软坚散结。

先拟活络效灵丹加味以除脏腑之积聚,经络之瘀阻。处方如下:

当归9g,丹参24g,生乳香9g,生没药9g,桃仁9g,山甲珠9g,三七6g,莪术6g,甘草6g,水煎服,五剂。

再以半夏白术天麻汤,化痰熄风,以制风痰上扰。处方如下:

白术12g,半夏9g,茯苓15g,橘红6g,甘草6g,天麻9g,生姜9g,红枣4枚,水煎服,五剂。

最后长期服用夏枯消瘤丸,软坚消癖,活血破瘀,清热化痰。处方见上。

服药十三个月后,精神好转,行走自如,头痛目眩之症若失。经复查瘤体已缩小。

在上方基础上加入当归60g、丹参100g,并令再制夏枯消瘤丸长期服用。

1976年复查诸症俱失,瘤体造影检查消失。1977年、1980年、1983年、1987年,至今随访十余次,健康如常,已参加日常工作。

二、多发性脂肪瘤

例:樊某,男,30岁。1973年11月8日初诊。患者近几月来胸部、右季肋部出现大小不等七枚硬结节，按之疼痛，时有惊悸，恐惧异常，经某医院检查诊断为"多发性脂肪瘤"。患者不愿手术，故来诊。

诊见舌、脉无甚明显异常，以结节部位测之，在肝经所属，拟小柴胡汤化裁：

柴胡15g，生白芍15g，半夏10g，黄芩10g，丹皮10g，党参20g，甘草6g，夏枯草30g，川贝母15g，煅牡蛎15g，水煎饭前服，每日一剂，连服十剂。

11月20日二诊：患者见结节不再发展，又听说中医确实可治本病，信心很足，感觉压痛减轻。拟方夏枯消瘤丸加减：

夏枯草500g，生白芍40g，元参40g，川贝母40g，柴胡25g，煅牡蛎40g，山甲珠15g，麻黄10g，三七15g，莪术15g，露蜂房20g。

上方以夏枯草一味，水煎浸膏，其余均捣为细末，以夏枯草浸膏共为丸剂，丸重12g，早晚各服一丸。

服药不足四个月，胸、胁流痰结节消失。

此例所患属中医"流痰"，多由气血失和，痰浊凝聚，溃者称"疮痨"，本案为初期。临证中，大凡虚实寒热皆不明显者，多以经络辨证而着手施治。夏枯消瘤丸解郁散结，消痰软坚力量甚强，凡肿结、瘤阻者，余多套用此方治之，效果尚称满意。

三、乳腺纤维瘤

例：王某，女，42岁。1976年4月3日初诊。主诉自1974年起右乳房部发现一硬核，逐日增大，至1976年大如核桃，推之可移，经某院诊断为"乳腺纤维瘤"，拟进行手术。因患者畏惧，出院请余与治。见：脉象沉涩，表情抑郁，证属肝郁不舒，气滞血瘀，乳癖为病，治法先宜疏散，拟方如下：

柴胡12g，夏枯草24g，元参18g，川贝母10g，当归12g，白术9g，生白芍10g，茯苓9g，莪术3g，瓜蒌20g，山甲珠12g，水煎饭前服，每日一剂。

二诊：（1976年6月28日）服上药二十七剂，肿块明显变软，又以夏枯消瘤丸加柴胡，令制成丸剂，日服二丸，每丸重12g。

1977年11月因其他疾病来诊，诉乳房肿块已全部消失。

乳证，临床较为常见，多由七情所伤，气滞痰凝。辨治此证，多责郁、痰。郁闷所遏，愤怒所逆，以致厥阴之气不行，气为滞阻，痰随气凝，发为斯病。故治疗多用疏肝解郁，化痰消癖两法。习用方药，常遵逍遥散与自拟夏枯消瘤丸化裁。

四、纤维血管瘤

例：宋某，男，16岁。1974年9月4日初诊。患者右鼻渐进性阻塞，右面部肿胀伴右眼球明显突出一年半。经北京某医院检查,颈外动脉造影及病理活检,确诊为"右上颌青春期血管纤维瘤"。因手术困难很大,恐造成大出血,故建议中医治之。就诊时,患者右鼻闭,左鼻半阻塞,右眼视力下降,右耳失听,右颧弓部隆起,右侧硬软腭交界处膨隆,有触痛,压之有弹性感。面色萎黄,精神忧郁,脉沉而弦。辨为气血郁结,败血阻滞,治宜活络解毒,软坚化滞。拟夏枯消瘤丸加减,改服汤剂。

处方:夏枯草 20g,煅牡蛎 15g,川贝母 10g,当归 12g,丹参 12g,丹皮 9g,两头尖 6g,辛夷 9g,花蕊石 6g,莪术 5g,山甲珠 12g,三七参 10g(为细末,分两次冲服),麻黄 5g,水煎饭前服。

上药服三十余剂后,右眼突出较前好转,视力、听力逐渐恢复。遂拟夏枯消瘤丸加当归、丹参、辛夷、葛根、川芎,令服汤剂。

经服上药 80 余剂,自觉症状消失,仅面部略有隆起。双鼻通气如常,右眼视力、右耳听力恢复正常。经医院复查肿瘤明显缩小,已局限于右上颌窦,破坏之骨质有所恢复。继以上方,令自制为丸,日服 12g,巩固疗效。

1977 年、1980 年、1982 年,三次随访,该患精神饱满,身体健康,已参加体力劳动。

五、上唇肿物

例:郭某,男,8 岁。1966 年 6 月 15 日就诊。该患上唇正中长一肿瘤,状如黑枣,坚硬而干,呈暗褐色,说话进食不能自如,经北京某医院诊断为上唇肿物(唇癌待除外)。

诊见患儿舌脉正常。唇为脾之外候,多由脾胃伏火,气血久郁而成。治先宜清泻脾胃伏火,解毒活络,拟方:银花 15g,藿香 9g,生石膏 18g,栀子9g,莪术 3g,川贝母 9g,防风 9g,蝉蜕 9g,牛蒡子 6g,甘草 3g,水煎饭前服,六剂。

6 月 25 日二诊:药后患处稍有松软,时有黑色干皮剥落,遂拟夏枯消瘤丸加减治之。

处方:夏枯草 20g,生白芍 12g,川贝母 12g,煅牡蛎 15g,蝉蜕 9g,莪术 2g,山甲珠 6g,露蜂房 6g,川芎 9g,丹参 9g,水煎饭前服。

服药十六剂后,黑色硬皮层层剥落,肿物渐平,上唇渐软,说话、进食皆自如。1978 年随访,未见复发。

唇应脾,脾胃为多气多血之脏,伏热蕴毒,则唇燥而干,日久则积,是以清热泻火,破瘀化积之法而取效。

四、二陈通利汤（自拟方）

【组成】

茯苓 12g　陈皮 6g　半夏 9g　炙甘草 3g　枳实 9g　苏子 6g　苏叶 9g　川大黄 6g　生姜 9g

【用法】

水煎饭前服。

【主治】

内有痰湿食滞，外感风寒所致恶寒发热，咳嗽气喘，胸满便秘，舌苔腻，脉沉实兼滑者。

【方义体会】

本方主治痰湿食滞，外感风寒所致的诸证。多由饮食不节、脾失健运、食积内停、痰湿凝聚，上贮于肺，气机阻滞。若遇风寒，内外合邪，使肺气不能宣、腑气不得通，故出现恶寒发热、咳喘、胸满、便秘等证。治宜解表通里，理气化痰。苏叶解表散寒、开宣肺气，苏子降肺气消痰、止咳平喘，两药合用，一宣一降，通利肺气。配以"二陈汤"（半夏、茯苓、陈皮、甘草、生姜）燥湿化痰，理气和中。以枳实、大黄消痞行滞，通便泻实。腑气通则肺气利，故以二陈通利汤名之。

【临床应用】

凡内有痰湿食积，外感风寒者，皆可用之。余以此方常用于小儿。因小儿脏腑娇嫩，形气未充，寒温不能自调，饮食不能自节，最易外为六淫所侵，内为饮食所伤，造成内外合邪，气血怫郁，表里俱实之证。若初病二陈通利最宜，原方酌量即可，用之多效。

例1：张某之子，7岁。食后旷野处玩耍，傍晚回家则言身体不适，睡到午夜后全身发冷发热（体温39℃），呼吸气粗，肌注解热镇痛针剂后身热暂退，继则复至当初。次日前又现咳嗽声重，面赤口干，胸腹胀满，矢气恶臭。其父邀余前往。触其身体烘热灼手，细触寸口脉沉实而滑，此乃食积内阻，外邪束表。急予自拟二陈通利汤（茯苓5g，陈皮4g，半夏4g，炙甘草3g，苏子6g，苏叶6g，枳实6g，川大黄4g，生姜2片，水煎服）。一剂后身热渐退，矢气频频，两剂后便出恶臭燥屎数枚，而咳嗽、胸腹满闷除。

例2：一5岁患儿，咳嗽数周，鼻涕黄稠，气急呕恶，饮食不下，大便数日一行，初头坚硬，舌苔厚腻。与自拟二陈通利汤：茯苓6g，陈皮3g，半夏3g，

炙甘草 2g,枳实 3g,苏子 3g,苏叶 2g,川大黄 2g,生姜 1 片,水煎服,两剂
而愈。

五、山萸二枣汤(自拟方)

【组成】

山茱萸 60g　生枣仁 15g　炒枣仁 15g　生龙骨 15g　煅牡蛎 15g　当
归 9g　炙甘草 6g

【用法】

水煎,饭前服。

【主治】

心肝血虚,神魂不宁。证见:心烦意乱,失眠健忘,心悸怔忡,神魂恍惚,怵
惕不安等,舌红,脉虚而散或细微。

【方义体会】

本方常用于素体心肝血虚,再受惊恐等情志刺激,致使气血逆乱,血不养
心,神不守舍,魂不安居。《素问·举痛论》:"惊则心无所倚,神无所归。"《灵
枢·本神》云:"随神往来者,谓之魂。"故出现心烦意乱,失眠健忘,心悸怔忡,
神魂恍惚,怵惕不安等证。此时宜养精血,敛神魂。主以山萸益精血,敛肝魂;
辅以生、炒枣仁,养心阴、补肝血、安心神;生龙骨、煅牡蛎平肝敛魂,镇心安神;
当归养血活血,佐上药之收涩;炙甘草调和诸药,与山萸、枣仁有甘酸补阴之
用。诸药共起养血安神、敛魂的作用。

【临床应用】

例 1:顾某,男,35 岁。头晕、心烦、心悸、健忘、遗精近半年。一月前家人
出车祸后,心神恍惚、彻夜不寐、怵惕不安。视其面色㿠白,脉虚而散,即出山
萸二枣汤原方三剂,服后心身渐安,即可入睡。唯头晕、遗精不减,后以桂枝加
龙骨牡蛎汤与归脾汤交替服用半月而渐愈。

例 2:王某,女,23 岁。产后一月余。近日生气后,出现心烦心悸,失眠,动
则汗出,手足心热,神魂恍惚,卧寐不安等症,常疑心有人要害自己。视其面色
虚浮,舌红,脉细数,寸脉独大。此乃心肝血虚,神魂失养,遂出山萸二枣汤原
方加生地 30g。两剂后,诸证消失,其病若失。后调以"秘方补心汤"数剂,养
阴、补血、安神而收全功。

例 3:赵某,女,11 岁。患儿体瘦气弱,一日放学途中遇狗惊吓后,神智恍
惚,欲寐不安,悲哭无常,惧怕生人,形不离母,常被恶梦惊醒。察其面色正常,

舌淡红,脉弱而浮。此乃心血虚,神不守舍之证。处方:山萸 30g,当归 6g,生枣仁 10g,炒枣仁 10g,生龙骨 10g,煅牡蛎 10g,炙甘草 3g,胆南星 1g,水煎服。一剂安,两剂愈。两月后,病复发作,其母与服上方两剂即愈。

【体会】

心为神之所居,肝为魂之所处,故"心藏神"、"肝藏魂"。魂乃神之变,"随神往来谓之魂",是神所派生的。神和魂均为血所藏,精血充实,神魂安守其位。若肝血不足,心血亏损则神魂最易不守其舍。再受情志刺激,即"愁忧恐惧则伤心"(《灵枢·邪气脏腑病形》),使血随气动,神魂升浮,则出现心悸、怔忡、失眠,甚至神魂恍惚、怵惕不安,好似丢了主宰。此时应重用补阴血、镇心敛神魂的山萸、枣仁、龙牡,且性均平和,有敛正不敛邪之说。生炒同用,亦取其调和阴阳,使神魂入阴血之义。佐以当归补血,使血有所归、神有所藏,炙甘草调诸药和阴阳。此乃余制方之用意也。

临床用之皆多取效。若兼阴虚火旺者,可加生地 30~60g、知母 9g;兼心气虚者,可与"甘麦大枣汤"交替服之;有痰热者,可酌加胆南星 3~6g。但若脾运不济时,诸药皆应慎用。

六、归胶天灵丸(自拟方)

【组成】

当归 30g 鹿角胶 60g 天灵(煅)60g 川芎 12g 鼠妇(阴干)100 个熟地 60g 川贝母 30g 桂枝 15g 元参 50g 夏枯草 30g 蜥蜴(焙干)4条 牡蛎(煅)30g (此为成人一月量)

【用法】

上药捣为细末,以蜂蜜 500g 和为丸剂,每丸重 9g,日服两丸。或原方酌量水煎服。

【主治】

流痰、流注、附骨疽及脱疽破溃久不愈合者。

【方义体会】

本方以当归、鹿角胶、天灵、熟地为主药补养精血,固本扶正;川贝、牡蛎、蜥蜴、元参、夏枯草消痰除溃,清热散结;桂枝、鼠妇、川芎行气活血,化瘀消积。诸药合之,共奏补精、化痰、消痰之功。

【随证加减】

若患处局部热甚,感染较重者加银花 50g、公英 30g、连翘 15g;若患处紫暗瘀肿者加桃仁 12g、红花 12g、地龙 15g；患处凹陷、色泽暗淡可加黄芪 40g、丹参 20g。

【临床应用】

例 1：张某，女，70 岁。1978 年 9 月初诊。二年前，因腰背疼痛住院治疗，诊为胸椎结核、第十二胸椎骨质破坏。患者病情逐日加重，久卧病床不能动作。诊其脉证，见：面色无华，食少纳呆，低热烦闷，舌红少津，脉沉兼弦。处方：以小柴胡汤加味，令服三剂。再诊，患者饮食略增，烦热减。治疗以归胶天灵丸，令服三月，并嘱其长期服用异烟肼。三诊，患者疼痛基本消失，已能立坐。又令服三月，已能下地行走，生活自理。

例 2：张某，男，24 岁。1979 年 1 月初诊。患者右膝关节结核已十五年之久，疮口久不愈合。曾多方求治，不效。近来局部发热，肿痛加甚，疮口常流米泔样物质。诊见：颜面潮红，低热，患处肿大，疮口突起，流脓不止，脉细数，舌红苔少。治疗以归胶天灵丸加银花 30g、公英 20g、连翘 15g、益母草 20g，令服一月。二诊，患者诸症大减，患处肿胀渐消，流脓明显减少。治疗以归胶天灵丸加鸡骨 20g、蜈蚣 4 条，令服三月。该患于两月后复诊，疮口已愈合，左右关节基本对称，现已参加劳动。

例 3：刘某，男，36 岁。1982 年 12 月初诊。该患左足曾患"血栓闭塞性脉管炎"，已高位截肢。右足外侧、大趾、小趾背均溃烂，中趾呈干性坏死，无名趾已脱落。诊见：局部肿痛溃疡，脓液稀薄。治疗先以活血利湿方药，调治月余。复诊，肿痛明显减轻，溃脓减少，疮口仍不愈合。治以归胶天灵丸加桃仁 12g、红花 12g、益母草 20g、地龙 15g、丹参 20g，令服三月。服药两月余，疮口逐渐愈合，中趾死骨脱落，患者前来复诊。见诸症基本痊愈，又令其服药一月，以巩固疗效。

【体会】

外科疮疡疾患，以其临床表现分属为多类病症。然而，从其发生、发展、变化的过程来看，总是与气血、脏腑、经络有着密切的联系。精血的盈亏、气血的盛衰，直接关系着疮疡疾患的起发、破溃、收口。临床实践中，对于久病疮疡的患者，我们结合"补"、"托"、"消"的疗法，确立了以"补精、化瘀、消痰"为主的治则，并且多选用动物类药物进行治疗，取得了显著的疗效。

编 辑 推 荐

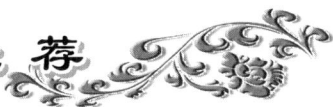

（xihusanren@163.com）

《中医临证五十年心得录》（全国第二批名老中医朱进忠先生作品，2006年7月第1版）——一位真正的中医耕耘者留给我们的最后一部厚重之著作；一位可敬的中医临床家献身岐黄的最后一首动人之绝唱。

《中医临证求实》（江苏省名中医王少华先生作品，2007年1月第1版）——笔法细腻，亮点频现。三世传承的临床经验宝贵而真切，百年活人的大医情怀精诚且朴实。

《冠心病中医辨治求真》（全国第二批名老中医李士懋先生作品，2007年11月第1版）——方无定方，法无定法；脉诊为重，经方是崇。忧心中医学术之异化；竭虑岐黄真义之弘扬。

《妇科证治经方心裁》（全国第三批名老中医马大正先生作品，2007年12月第1版）——疗疾岂能仅持《金匮》妇人三篇；求效重在精究医圣经方妙理。206首仲景方之亲验；59种妇科病之广用。

《中医临证一得集》（全国第二批名老中医李士懋教授、全国第三批名老中医田淑霄教授作品，2008年12月第1版）——独辟蹊径，迥异时流，从容于法度之中，求索于规矩之外，谦称一得，实蕴深意。

《张志远临证七十年碎金录》（山东省著名老中医张志远先生作品，2009年3月第1版）——寝馈岐黄七十年，著书只为存真言，碎金片玉弥足贵，敢效晚霞红满天。

《〈中医杂志〉"专题笔谈"文萃》（《中医杂志》编辑部整理，2009年8月第1版）——源自临床多妙趣，当代神农本草经。